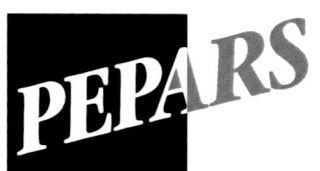

【ペパーズ】
編集企画にあたって…

　美容外科手術の中で重瞼術をはじめ眼瞼の手術は最もポピュラーなもののひとつです．しかし学会の発表を見ても，論文で読んでもなかなか手術のポイントを把握するのは難しいものです．例えば同じ手術にしてもアプローチの仕方はいくつもあり，どの方法がよいのか，どのように違うのかを知るのは更に難しくなります．いちばんよいのはその先生の手術を見に行くことでしょうが，多忙な診療の中で時間を割くことはこれまた困難なことです．

　日常の美容外科診療の中で本当に役立つ情報を届けたいと思っていたことが，この増大号で少し実現できた気がします．今回は第一線で活躍中の美容外科の先生に，手術の手の内を余すところなく教えてくださいとお願いしました．動画で提供するのがベストでしょうが，次善の策は，手術の過程を step by step で写真を撮り，そこに説明をつけて，見てわかる手術手技アトラスの形にすることです．

　今までの号では一つのテーマに対して，それぞれの先生が色々な側面から網羅的に記述され，しかも文章を主体とした体裁を取ることが多かったのですが，今回はひとつの手術法に対して複数の先生に執筆していただきました．これにより同じ手術法と言っても，それぞれの術者により様々な考え方，アプローチの仕方があることがおわかりになると思います．しかもカラー写真とともに記述されることにより，手術の各ステップで何を考えどのような工夫があるのか，非常に理解しやすくなっています．

　長い前置きは不要です．実際に手術室で見ているような充実感を味わってください．そして新しい発想のヒントになるものをつかんでください．

　最後になりましたが，手術の各段階を写真に撮るという面倒なお願いに快く応じてくださった諸先生に深く感謝いたします．本誌が美容外科を学ぶ若い先生にとって必読の書となることを願っています．

2014 年 2 月

野平久仁彦

CONTENTS

眼瞼の美容外科 手術手技アトラス
編集／蘇春堂形成外科院長　野平久仁彦

埋没式重瞼術：

皮膚瞼板固定法 ……………………………………………………………………鶴切　一三　　1

筆者の行っている埋没法は，筆者が考案した埋没刺入点設定器具の使用が必要である．
手技の特徴は，術前シミュレーションした通りの重瞼を作ることができ，埋没糸が外れても初めに希望した重瞼を正確に再現できる．

Multiple knot 法 ……………………………………………………………………牧野　太郎ほか　12

埋没法は長期的に安定した重瞼線を維持するのは難しいと考えられてきた．Multiple knot 法は重瞼線消失率の低下を主目的に考案した術式で極めて良好な結果が得られている．

切開式重瞼術：

挙筋腱膜前転を加えた皮膚瞼板固定法 ……………………………………………野平久仁彦ほか　21

挙筋腱膜前転を行い，重瞼線の固定に瞼板固定を行う方法は，開瞼を改善し緩みづらい重瞼線を作製することができる．

切開式重瞼術は結果の予測が困難 …………………………………………………福田　慶三　　30

全切開法において二重の幅を決定する重要な要素となるのは，皮膚切開線や皮膚切除のデザインと皮膚の切開線を腱膜に縫合する際の腱膜上の位置である．

皮膚切除を伴う切開式重瞼術 ………………………………………………………倉片　優　　38

術前のブジーによるシミュレーションでどのような二重が作成可能であるかの判断をすること，皮膚の切除量の決定，および瞼板前組織を適量残し皮膚と縫合固定することが重要なポイントとなる．

◆編集顧問／栗原邦弘　中島龍夫
◆編集主幹／百束比古　光嶋　勲
　　　　　　上田晃一

【ペパーズ】
PEPARS No.87/2014.3　増大号◆目次

上眼瞼形成術：

重瞼線アプローチ……………………………………………………酒井　成身ほか　45

　重瞼線での上眼瞼形成の場合は瞼裂の外側までの余剰皮膚切除もしやすく同時に眼瞼下垂を修正しやすい．ただ重瞼線の幅や左右対称性，睫毛の向きなど手技的に色々な要素が含まれる．

眉毛下切開と重瞼ラインからのアプローチを併用した上眼瞼のblepharoplasty：術式と適応……………………………………与座　聡　52

　手術の順番が重要なので順守すること．整容的改善を目的とした上眼瞼形成術を行うにあたり，眼瞼下垂，顔面神経麻痺などの機能障害の有無を確認し対処すること．

眉毛下アプローチ……………………………………………………林　寛子　59

　症例の選択と作図のポイントを詳しく紹介する．余剰皮膚の被さりの量や位置を正確に評価して，眉の中に入り込むようなラインでデザインすることが大切である．

拡大眉毛下皮膚切除術………………………………………………一瀬　晃洋　67

　本術式は簡単な皮膚切除にみえるが，十分な形成外科の技術がないと安定した患者満足を得ることが難しい術式である．

眼瞼下垂症手術：

開瞼抵抗を処理する眼瞼下垂症手術…………………………………伴　緑也ほか　73

　軽くて快適な瞼を形成するために，ミュラー筋機械受容器を介した開瞼のメカニズムと解剖学的な開瞼抵抗を考えた手術を行う．

挙筋腱膜前転法………………………………………………………野平久仁彦ほか　81

　高齢者に多い腱膜性眼瞼下垂では，挙筋腱膜前転術を行った上で，翻転隔膜に皮膚を固定する重瞼線の作製を行い，適切な見かけの重瞼幅にすることにより機能的にも整容的にも優れた結果を得ることができる．

内眼角形成術：

Z形成による控えめな切開 ……………………………………………福田 慶三　92
蒙古襞を一部残して控えめに目頭を切開した場合に，内眼角が丸くならずにとがった形になるためにZ形成術が適している．

Z形成 ……………………………………………………………………飯田 秀夫ほか　99
Z形成による内眼角形成術は皮弁の入れ替えにより蒙古襞を解除する．このため，後戻りが少なく，瘢痕を重瞼ラインと連続させることで目立ちにくくできるのが利点である．

下眼瞼形成術：

私の行っている下眼瞼形成術
―眼輪筋オーバーラップ法による tear trough deformity の修正― ………小室 裕造ほか　106
下眼瞼の tear trough deformity に対しては fat repositioning および眼輪筋オーバーラップ法が有効である．高齢者で弛緩が強い症例では lateral canthopexy または canthoplasty の併用が必須である．

経結膜的眼窩脂肪移動術による下眼瞼形成術 ……………………………百澤 明　111
本法は，欧米では Goldberg 法と呼ばれており，経結膜アプローチから，眼窩脂肪を移動させることで，下眼瞼の baggy eyelid や tear trough deformity と呼ばれる変形を改善する方法である．合併症が少なく，よい方法である．

経結膜脱脂と脂肪注入の組み合わせによる下眼瞼形成術 ………………水谷 和則　118
皮膚や筋肉の引き上げあるいは皮膚切除をすることなく，経結膜脱脂と脂肪注入の組み合わせによって，下眼瞼や中顔面の加齢などによる立体形の変化を改善させる下眼瞼形成術について解説した．

ライターズファイル ……………………………… 前付 5
Key words index ……………………………… 前付 6, 7
PEPARS　バックナンバー一覧 ………………… 135
PEPARS　次号予告 ………………………………… 136

「PEPARS®」とは Perspective Essential Plastic Aesthetic Reconstructive Surgery の頭文字より構成される造語．

WRITERS FILE

ライターズファイル（五十音順）

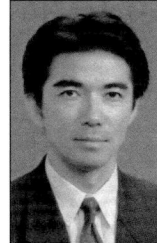

飯田　秀夫
（いいだ　ひでお）
1992年　東京医科歯科大学卒業
　　　　同大学皮膚科（形成外科診療班）入局
1993年　中野総合病院形成外科
1994年　東京医科歯科大学皮膚科（形成外科），助手
1997年　国立がんセンター中央病院頭頸部外科
1999年　東京医科歯科大学形成外科，助手
2004年　同大学大学院修了
　　　　同大学形成外科，講師
2007年　横須賀市立市民病院形成外科，科長
2008年　リッツ美容外科東京院

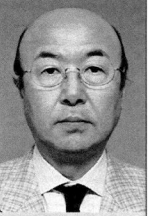

鶴切　一三
（つるきり　かずみ）
1976年　昭和大学卒業
　　　　同大学形成外科入局
1981年　東京逓信病院皮膚科（形成外科担当）
1984年　つるきり形成・皮フ科，院長

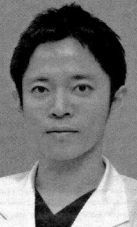

牧野　太郎
（まきの　たろう）
2002年　福岡大学卒業
　　　　同大学病院形成外科入局
2002年　同大学筑紫病院外科，麻酔科
2003年　札幌手稲渓仁会病院救急部，整形外科
2004年　神奈川県立こども医療センター形成外科
2005年　横浜市立大学病院形成外科
2006年　福岡大学病院形成外科，助教
2009年　同，医局長
2010年　リッツ美容外科東京院
2013年　同，副院長

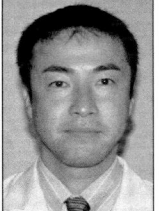

一瀬　晃洋
（いちのせ　あきひろ）
1993年　神戸大学卒業
　　　　同大学附属病院耳鼻咽喉科，研修医
2003年　同大学大学院医学研究科形成外科修了
　　　　同大学附属病院形成外科，助手
2007年　同，講師
2008年　同大学附属病院美容外科，准教授

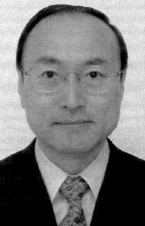

野平久仁彦
（のひら　くにひこ）
1978年　北海道大学卒業
　　　　同大学形成外科入局
1987年　米国アラバマ大学形成外科留学
1988年　日鋼記念病院形成外科，部長
1991年　蘇春堂形成外科，副院長
2003年　同，院長

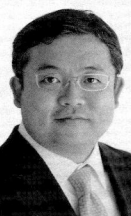

水谷　和則
（みずたに　かずのり）
1991年　福島県立医科大学卒業
　　　　東北大学整形外科入局
1993年　福島県立医科大学産婦人科入局
1996〜2006年　中央クリニック勤務
2002年　日本医科大学老人病研究所分子生物学入局
2006年　銀座みゆき通り美容外科，院長
2009年　医療法人社団美幸会銀座みゆき通り美容外科，理事長

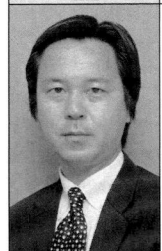

倉片　優
（くらかた　まさる）
1988年　東海大学卒業
　　　　東京警察病院形成外科
1995年　ニュージーランドミドルモアホスピタル，honorary staff
1996年　東京警察病院形成外科
2000年　同，医幹
2004年　医療法人社団大森会理事長　クリニカ市ヶ谷，院長

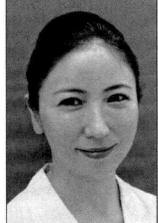

林　寛子
（はやし　ともこ）
1993年　滋賀医科大学卒業
1995年　大阪市立大学形成外科入局
1997年　富士形成外科医院
2005年　烏丸姉小路クリニック開院，院長

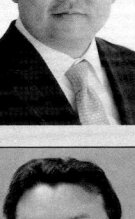

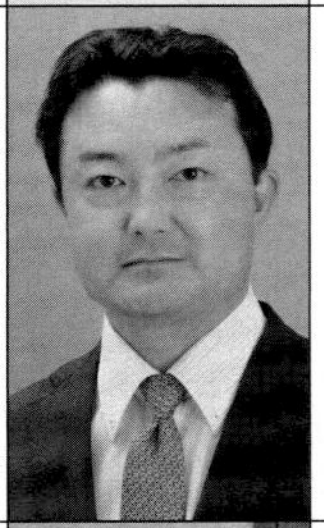

百澤　明
（ももさわ　あきら）
1995年　山梨医科大学卒業
1997年　東京大学形成外科入局
2001年　同，助手
2003年　杏林大学形成外科，助手
2004年　同，学内講師
2007年　埼玉医科大学総合医療センター形成外科・美容外科，講師
2010年　同，准教授
2011年　山梨大学医学部附属病院形成外科，准教授

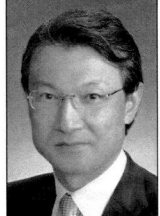

小室　裕造
（こむろ　ゆうぞう）
1986年　千葉大学卒業
　　　　東京大学形成外科入局
1988年　東京都立駒込病院形成外科
1991年　東京大学形成外科
1995年　東京警察病院形成外科
1998年　順天堂大学形成外科，講師
1999年　米国エール大学留学
2001年　順天堂大学形成外科，准教授
2010年　順天堂大学浦安病院形成外科・美容外科，教授

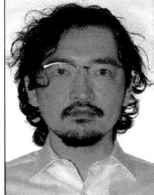

伴　緑也
（ばん　りょくや）
2001年　信州大学卒業
　　　　同大学形成外科入局
2003年　伊那中央病院地域救急医療センター
2004年　諏訪赤十字病院形成外科
2005年　相澤病院形成外科
2006年　信州大学形成外科
2009年　同，助教
2013年　同，講師

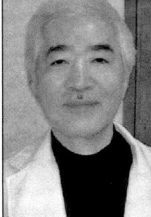

与座　聡
（よざ　さとし）
1982年　岡山大学医学部卒業
　　　　大阪岸和田徳洲会勤務
1988年　東京警察病院形成外科
1990年　ニューヨーク医科大学（NYU）研修
1991年　福島大学皮膚科形成外科教室
1993年　アルゼンチン JULLY CLINIC 研修
1997年　東京警察病院退職
　　　　百人町アルファクリニック設立

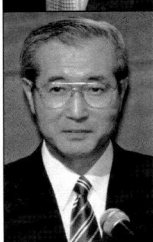

酒井　成身
（さかい　しげみ）
1970年4月　新潟大学卒業
1976年7月　ニューヨーク大学形成外科，臨床医（Clinical fellow）留学
1977年7月　バージニア大学形成外科，臨床医（Clinical fellow）留学
1983年4月　聖マリアンナ医科大学，助教授
1998年4月　同大学横浜市西部病院形成外科，部長兼任
2006年4月　国際医療福祉大学三田病院形成外科・美容外科，教授
2005年10月　日本美容外科学会，会長

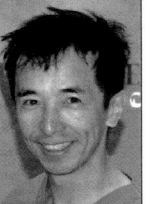

福田　慶三
（ふくた　けいぞう）
1985年　名古屋大学卒業
1986年　同大学形成外科入局
1987年　Mayo Clinic（アメリカ，ミネソタ州）留学
1990年　Institute for Craniofacial and Reconstructive Surgery（アメリカ，ミシガン州）留学
1991年　Providence Hospital（アメリカ，ミシガン州）General Surgery Resident
1993年　名古屋大学形成外科
1995年　小牧市民病院形成外科，部長
2001年　愛知医科大学形成外科，助手
2002年　同，講師
2004年　ヴェリテクリニック銀座院，院長

KEY WORDS INDEX

和 文

― あ 行 ―
アジア人の瞼形成術　67
FMR トレーニング　1

― か 行 ―
下眼瞼　118
下眼瞼形成術　106
下眼瞼除皺術　111
拡大眉毛下皮膚切除術　67
仮縫い　1
眼窩脂肪移動術　111
眼瞼下垂　21,45,73,81
眼瞼形成　73,92
眼瞼形成術　59
眼瞼皮膚弛緩症　59,67
眼輪筋オーバーラップ法　106
挙筋腱膜　30
挙筋腱膜前転　21,81
経結膜アプローチ　111
経結膜脱脂　118
瞼板固定　21
骨膜弁　52

― さ 行 ―
脂肪注入　118
重瞼術　12,21,30,38
術前シミュレーション　1
上眼瞼　12,45,59
上眼瞼形成術　45,81
上眼瞼除皺術　52
上眼瞼の眼形成術　52
切開法　38
Z 形成　92,99
全切開法　30

― た 行 ―
多結紮法　12
中顔面　118

― な 行 ―
内眼角贅皮　99

― は 行 ―
ハムラ法　106
皮膚瞼板固定法　1
眉毛下アプローチ　52
眉毛下切開　59
眉毛内毛幹斜切断　67
二重瞼　38,45
平行型二重　99

― ま 行 ―
埋没法　12
見かけの重瞼幅　81
目頭切開　92
蒙古襞　92,99

― や 行 ―
余剰皮膚　59

― ら 行 ―
立体形　118

欧 文

― B ―
blepharochalasis　59
blepharoplasty　45,59,73,92
blepharoplasty for Asians　67
blepharoptosis　21,73,81
buried suture technique　12

― D ―
dermatochalasis　67
dermochalasia　59
double eyelid　38,45
double eyelid operation　21,30,38
double eyelid surgery　12

― E ―
epicanthal fold　92
epicanthoplasty　92
epicanthus fold　99
excess skin　59
extended infrabrow excision blepharoplasty　67
eyelid ptosis　45

― F ―
fat grafting　118
fat transfer　118
FMR training　1
full incision method　30

― H・I ―
Hamra method　106
incision method　38
intrabrow incision perpendicularly to the hair shaft　67

― L ―
levator aponeurosis　30
levator aponeurosis advancement　21,81
lipo transfer　118
lower blepharoplasty　106
lower eyelid　118
lower eyelid rhitidectomy　111

— M —
midface 118
Mongolian fold 92, 99
multiple knot method 12

— O・P —
orbital fat repositioning 111
parallel double eyelid 99
periosteal flap 52
pretarsal show 81

— R・S —
ROOF；retro-orbicularis oculi fat 30
skin-tarsal fixation 1
sub-eyebrow approach 52
sub-eyebrow incision 59
surgical simulation 1

— T —
tacking 1
tarsal fixation 21

the orbicularis oculi muscle overlap method 106
three-dimensional form 118
transconjunctival approach 111
transconjunctival orbital fat removal 118

— U・Z —
upper blepharoplasty 81
upper eyelid 12, 45, 59
upper eyelid blepharoplasty 52
upper eyelid rhytidectomy 52
Z plasty 92, 99

PEPARS

大好評のペパーズ増大号！

ここが知りたい！顔面のRejuvenation
―患者さんからの希望を中心に―

No. 75
2013年3月増大号
オールカラー168頁
本体価格5,000円＋税

編集／新橋形成外科クリニック院長　新橋　武

経験豊富なエキスパートが伝授する治療のコツ―
是非手にとって，日常の診療にお役立てください!!

A．前額部・眉間
前額部・眉間の深いしわはボツリヌストキシン，フィラーなどの注射療法で
どこまでとれるか，前頭リフトの適応をどのように考えるか
　―注射と手術の適応について―　　　　　　　　　　　　　　　　　出口正巳
眉間の表情じわに対するボツリヌストキシン注射療法
　―自然な表情を得るためのコツ―　　　　　　　　　　　　　　　　征矢野進一

B．上眼瞼
眉毛下垂が著明な上眼瞼たるみに対する治療戦略　　　　　　　　　　福田慶三
上眼瞼陥凹に対する脂肪注入の実際と合併症回避のコツ　　　　　　　与座　聡

C．下眼瞼
目尻から下眼瞼外側：時に頬部までかかるしわに対する
　ボツリヌストキシン注射療法のコツ　　　　　　　　　　　　　　　古山登隆ほか
Tear trough・lid/cheek junction に対するフィラーの選択と
　注入のコツ―加齢により下眼瞼がたるむのはなぜか？―　　　　　　一瀬晃洋
Tear trough・lid/cheek junction に対する手術療法　　　　　　　　　小室裕造ほか
下眼瞼のちりめんじわ・眼瞼のくすみに対する治療戦略　　　　　　　岩城佳津美

D．顔面・頚部
軟部組織のボリュームの減少が著しい中顔面のたるみに対する
　治療戦略　　　　　　　　　　　　　　　　　　　　　　　　　　　飯田秀夫ほか
下顔面・頚部のたるみに対する手術のコツ　　　　　　　　　　　　　野平久仁彦ほか
スレッドリフトの適応・限界・スレッドの選択・合併症回避のコツ　　鈴木芳郎
口唇周囲の Rejuvenation の治療戦略　　　　　　　　　　　　　　　　白壁征夫ほか
頚部の Rejuvenation 治療戦略　　　　　　　　　　　　　　　　　　清水祐紀
顔面・顎下部に対する脂肪融解注射の実際　　　　　　　　　　　　　杉野宏子

E．Skin Rejuvenation
何となくきれいになりたい人のための美容術　　　　　　　　　　　　青木　律
肝斑と肝斑以外のシミが混在する症例の診断と治療　　　　　　　　　山下理絵ほか
PRP 療法の実際：フィラーとしての PRP 療法　　　　　　　　　　　飯尾礼美
PRP 注入療法の実際―Skin Rejuvenation 治療としての PRP 療法―　松田秀則ほか
サンスクリーン剤の使用法　　　　　　　　　　　　　　　　　　　　上出良一

併せて読んでおきたい1冊はこれ！

No. 81 2013年9月号
本体価格3,000円＋税

フィラーの正しい使い方と合併症への対応

編集／神田美容外科形成外科医院院長　征矢野進一

目　次　　フィラー全般／コラーゲン／ヒアルロン酸／フィラーとしての脂肪移植と合併症／シワ治療における多血小板血漿（PRP）の使い方と合併症への対応／PRP（多血小板血漿）療法―b-FGF 併用による顔面の augmentation―／カルシウムハイドロキシアパタイトによるフィラー（RADIESSE®）の正しい使い方／A 型ボツリヌス菌毒素製剤を使用した臨床検証―使用部位，適応，副作用と中和抗体の産生対策―／乏血小板血漿（PPP）ジェルの臨床使用経験／ポリカプロラクトンの安全な使用法

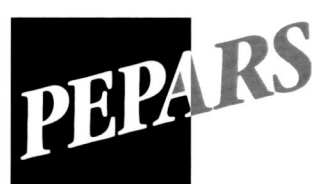

◆特集／眼瞼の美容外科 手術手技アトラス

埋没式重瞼術：
皮膚瞼板固定法

鶴切　一三*

Key Words：仮縫い(tacking)，皮膚瞼板固定法(skin-tarsal fixation)，術前シミュレーション(surgical simulation)，FMRトレーニング(FMR training)

手技のポイント　埋没法は「仮縫い」であるので手術手技はシンプルで，なおかつ小切開で埋没糸を確実に摘出でき，元の瞼に戻せることが必要である．筆者の行っている埋没法は術中の手技より術前のシミュレーションが重要である．

筆者は皮膚瞼板固定法を行っている．術前にまず患者の眼瞼を反転し，瞼板の大きさを計測する．それを元に瞼板の内側端部を眼瞼皮膚にマーキングし，筆者が考案した皮膚瞼板埋没点測定器具を用いて，患者の希望する重瞼を見つけていく．この器具を用いることで，a)シミュレーションした時と同じ重瞼で，b)解剖学的に無理のない重瞼ができ，c)術後糸が外れても初回の重瞼を再度復元できるのが特徴である．

インターネットの利用が広がり，患者の美容外科に関する情報量が格段に増加した結果，埋没法の術後合併症であった重瞼の消失や重瞼幅の狭小化[1]は，今や埋没法の特徴として患者にも認識されるようになった．そして重瞼に対する患者の要望は高度化し，傷が目立たず，二重が長持ちする手術手技を求めるようになった．筆者は以前より埋没法は「仮縫い」であると考え，手術はシンプルで，患者が希望すれば埋没糸を摘出し，いつでも術前の瞼の状態に戻せることが理想であると考えている．

筆者の行っている手術手技のポイントを以下に述べる．1)術前に筆者の考案した埋没縫合点測定器具を用いてシミュレーションすることが必要である[2]．そのためには術前に眼瞼を反転し，瞼板の位置と形態，および大きさを測定する必要がある[3)4]．2)術前にシミュレーションした通りに皮膚側，瞼板側の埋没縫合点をマークし，縫合結紮すれば，術前シミュレーションした通りの重瞼ができ，それぞれの瞼の解剖に逆らわない自然な重瞼ができる．3)開瞼時に眉毛の挙上癖のある患者（ただし眼瞼下垂症は除く）には，術前に筆者が考案したFMRトレーニング法[5]を教え，眼瞼挙筋の収縮機能を強化させている（患者には挙筋の筋トレと説明している）．術後は眉毛を挙上せずに開瞼できるようになる．

術中の注意点は局麻時に針先で皮下の血管網を傷つけないようにすることと，縫合後に眼瞼を反転して縫合の強さが適切であったかを確認することである．これにより内出血を少なくし，術後の縫合糸による角膜への損傷を回避できる．

術前の作図

1．術前の確認（図1）

術後の重瞼の左右差に関するトラブル回避のポイント．

患者さんが希望する重瞼の形を聞く前に，患者に鏡を持たせ，眉毛の位置の違い，開瞼時の眉毛の挙上癖の程度，左右の瞼裂高の違いの有無，顔面の曲がり（歪み）の程度などを確認させる．この作業は，術後の重瞼の左右差が，顔全体から見るとバランスが取れていればよいことを認識しても

---

* Kazumi TSURUKIRI，〒152-0035　東京都目黒区自由が丘1-8-5　村上ビル2階　つるきり形成・皮フ科，院長

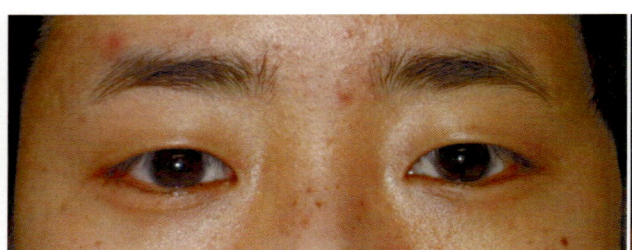
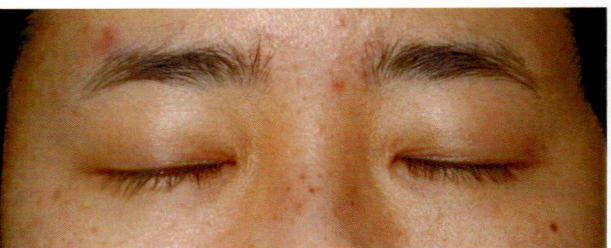

図 1. 術前. 平行型の重瞼を希望

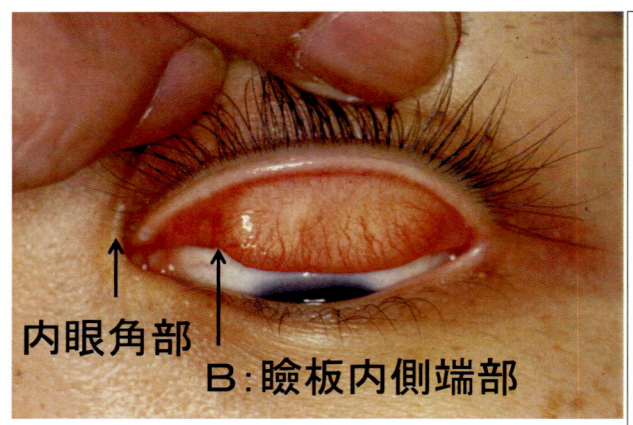
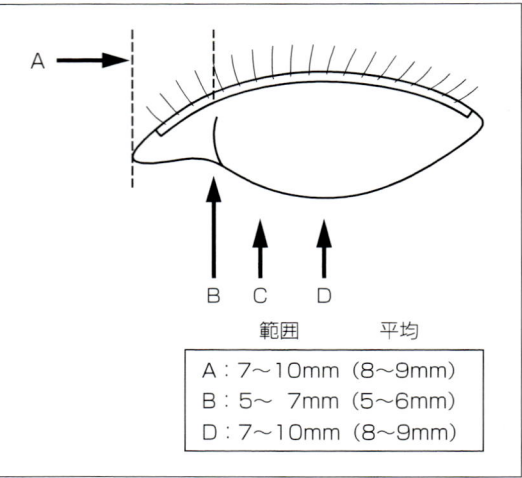

範囲　　　平均
A：7〜10 mm（8〜9 mm）
B：5〜 7 mm（5〜6 mm）
D：7〜10 mm（8〜9 mm）

図 2. シミュレーション前の準備
a：眼瞼を反転した状態，b：瞼形形態の測定

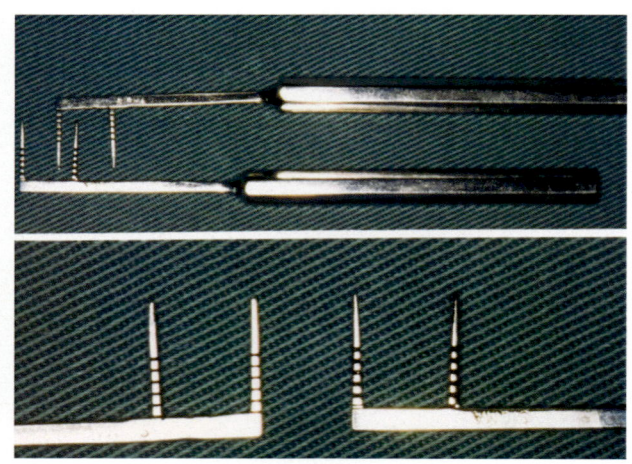

図 3. 埋没縫合点測定器具

らうためである．

ただ開瞼時の眉毛の挙上癖に対しては，筆者が考案した FMR トレーニング（別名：挙筋の筋トレ）法[5]を教え，1 日 5 分程トレーニングしてもらっている．

2．シミュレーション前の準備（図 2）

筆者が行っている埋没法は，皮膚瞼板縫合法であるので，術前の瞼板形態の測定は必須である．瞼板の大きさは個々により異なることは以前報告した[2]．図 2-a は眼瞼を反転した写真であるが，内眼角部から瞼板内側端部までは，縫合に必要な瞼板は存在しない[4]．この認識は皮膚挙筋固定法（実際は皮膚瞼板上縁部縫合固定法）に関しても同様である．図 2-b は計測値を集計したものである．瞼板高は個人により 7〜10 mm の幅がある[3)4)]．眼瞼を反転し上記にあるそれぞれの数値を計測シートに必ず記入しておく．

3．シミュレーション時に用いる埋没縫合点測定器具（筆者考案—シグマ製作）（図 3）

2 本のピンの間は 8 mm とし，それぞれのピンの長さは 10 mm，ピン先 5 mm から 1 mm ずつ目盛をつけてある器具である[2]．このピンの長さ 10 mm は日本人の瞼板高の上限の値である．ピン幅 8 mm は経験的に 2 か所止めの埋没法をイメージした距離である．

4．器具を用いて重瞼のシミュレーション

シミュレーションの前にまず瞼板内側端部の位

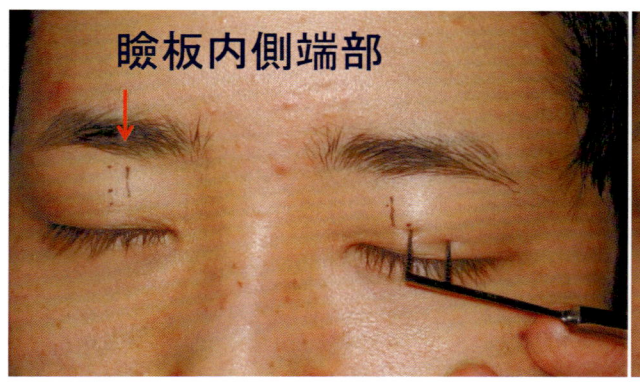
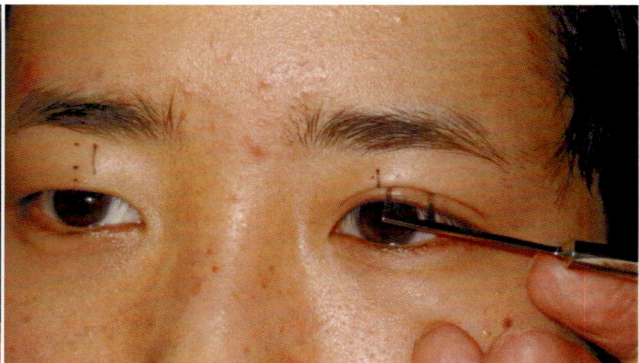

a | b　　　図 4. 器具を用いてのシミュレーション

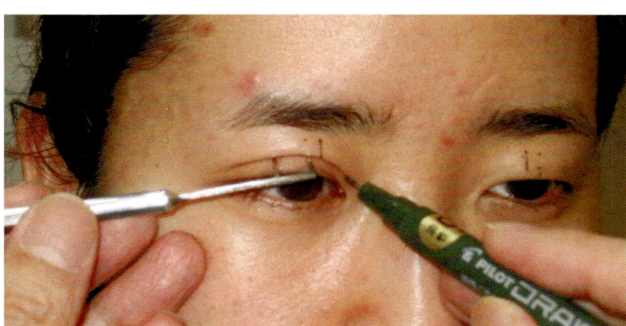
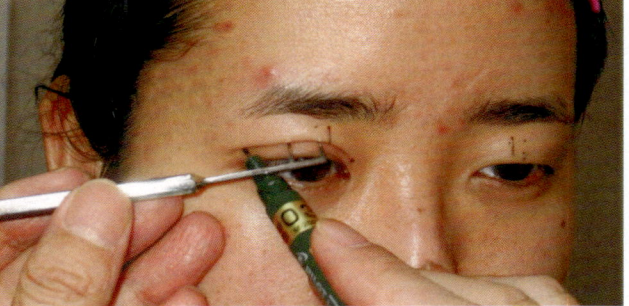

図 5. シミュレーション時にできた重瞼の内・外眼角部の位置をマーク

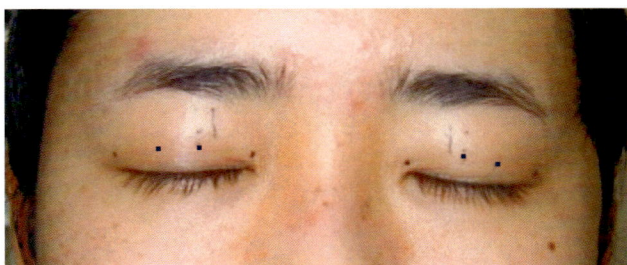
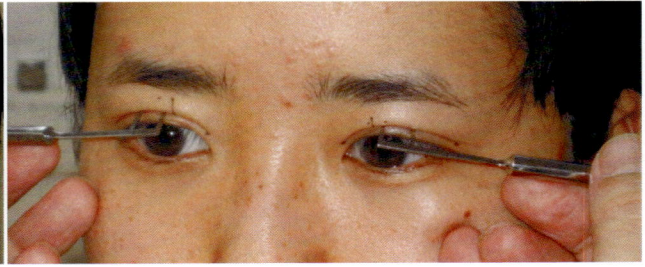

図 6. マーキングした点にピンの先を当てながら開瞼させ，再度シミュレーションし，出来上がりを確認

置をマークしておく(図 4-a). 患者に鏡を持たせ，器具のピン先を瞼にあてたまま開瞼させ，出来上がった重瞼の形や幅をシミュレーションしていく. 開瞼時, 眉毛の挙上癖のある患者には, 閉瞼時の眉毛の位置を保つよう術者が指で眉毛の上の額を軽く押さえながら, 器具をあてたまま開瞼させ, 希望の重瞼を探す. これは術後には眉毛の挙上癖が消失するのを見越しての作業である. 術後に眉毛が下降し重瞼幅がシミュレーションした幅より狭くなるので, 眉毛を挙上したままデザインすると, 幅広の重瞼を希望した患者からクレームが出るので, それを回避するためである.

5. シミュレーション時にできた内・外眼角部の位置をマーク(図 5)

これはシミュレーションした重瞼が, 患者が希望した通りの重瞼になっているか否かを患者も確認でき, たとえ術後に患部が腫脹していても, 重瞼がイメージでき, 患者に安心してもらえる.

6. マーキングした点にピンの先をあてながら開瞼させ再度シミュレーションし出来上がりを確認(図 6)

両側同時にシミュレーションした時に内・外眼

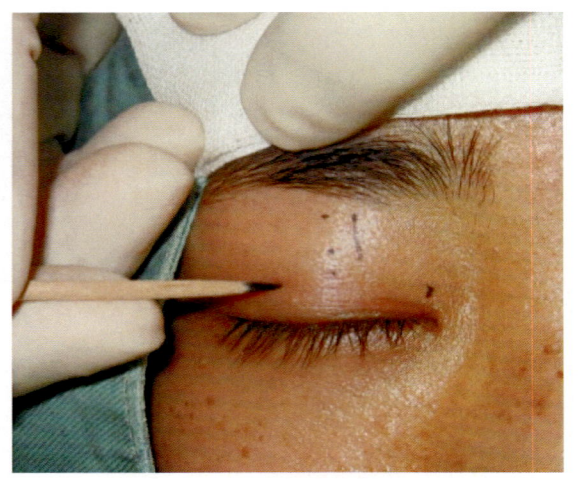

図 7．Step 1：縫合の準備
座位でシミュレーションした皮膚側の縫合点を再度ピオクタニンでマーク

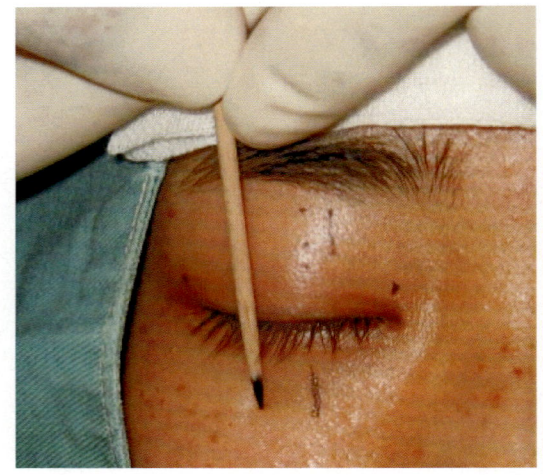

図 8．Step 2：縫合の準備
皮膚側の縫合点に対応する瞼板側の位置をマーク

角部にマークした点から点に重瞼ができていることを確認すると同時に，重瞼幅の左右差も了承してもらう．この作業は平行型の重瞼希望者には特に有効である．こうして皮膚側，瞼板側の埋没縫合点が計測確定できたことになる．

これまでの術前作業工程は筆者が行っている埋没法の最も重要な部分で，全工程の 8 割を占めている．

＜術前デザインのポイント＞

筆者の埋没法をマスターするには，シミュレーション時に用いている筆者考案の埋没縫合点測定器具（問合せ先：秋山製作所，シグマ事業部）（図 3）を購入し，実際の患者に用いその使い方を習熟することが必要条件である．この器具は切開法重瞼術のデザイン時にも必ず使用している．

手術手技

1．縫合の準備（図 7～13）

縫合準備の前に，ベノキシール点眼液 0.4％を点眼し，結膜の表面麻酔を行っている．

Step 1：座位でシミュレーションした皮膚側の縫合点を再度ピオクタニンでマークする（図 7）．

Step 2：皮膚側の縫合点に対応する瞼板側の縫合点の横方向の位置をマークする（図 8）．

Step 3：30 G 針で皮膚側の縫合点に縦方向に局麻剤を 0.1 ml ずつ注入する．局麻剤は 2％キシロカイン E に静注用 7％メイロンを混ぜたものを使用し，注入時の痛みを軽減している．また縫合点の直下に血管網がある時は縫合点の位置を左右にずらし，内出血を回避するようにしている（図 9）．

Step 4：瞼板を反転し瞼板上縁部に局麻剤を注入．初心者には局麻時，針先による角膜損傷を回避するために眼球保護板を使用することを勧める（図 10）．

Step 5：先に下眼瞼にマークした位置で，術前シミュレーションで測定した刺入点の高さをカリパーで合わせ，瞼板にマークする．図 11-b は瞼板側の縫合点を示している（図 11）．

Step 6：耳側の結紮部を 11 番メスで 1～2 mm 切開する（図 12）．

Step 7：細部せん刀で切開部を筋層まで深く剥離する（図 13）．

※Step 6，7 の作業は術後結紮部を筋層深くに落とし皮膚面から目立たなくするためである．

2．縫合（図 14～20）

縫合順は ①→④（図 14）．図は縫合順を示している．筆者は右利きなので，右側は耳側から，左側は鼻側から始めている．結紮部は左右とも耳側にしている．埋没糸の摘出時に役立つ．

Step 8：11 mm 3/8 の弱弯針付き 7-0 黒ナイロン糸を弱弯化した腸用針に付け，先にマークされ

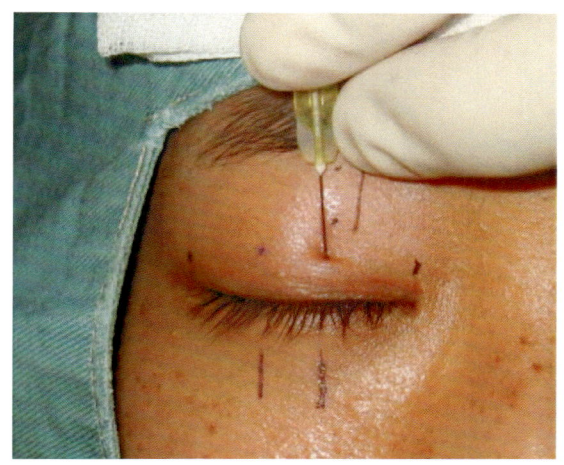

図 9. Step 3：縫合の準備
30 G 針で皮膚側の縫合点に縦方向に局麻

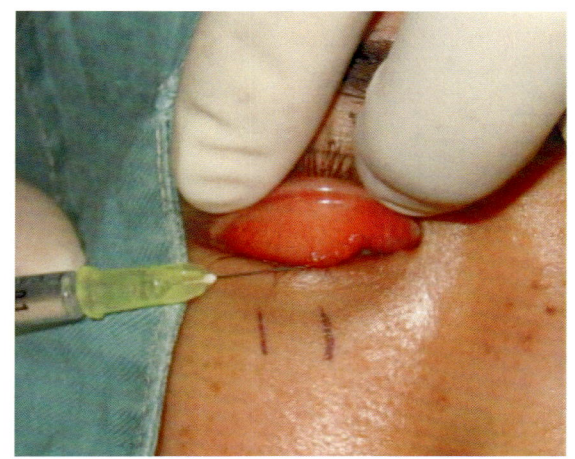

図 10. Step 4：縫合の準備
眼瞼を反転し瞼板上縁部の結膜下に局麻

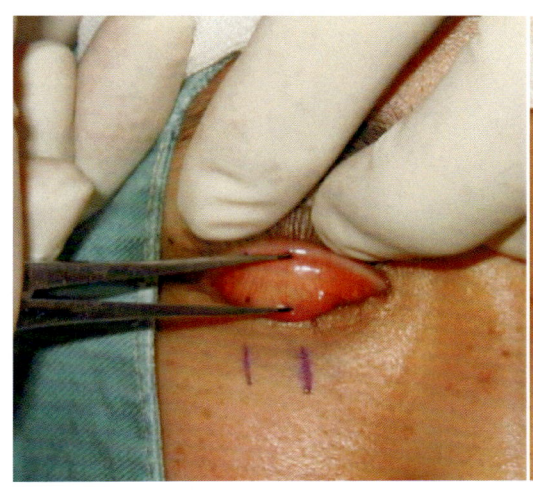
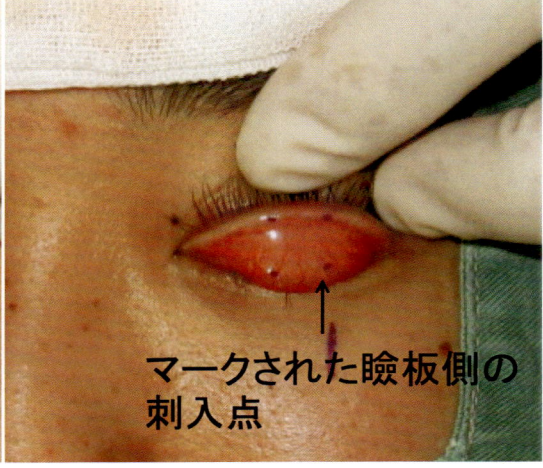

a | b　　図 11. Step 5：縫合の準備
術前シミュレーションで測定した瞼板側の刺入点の高さをカリパーで合わせ，
ピオクタニンでマーク

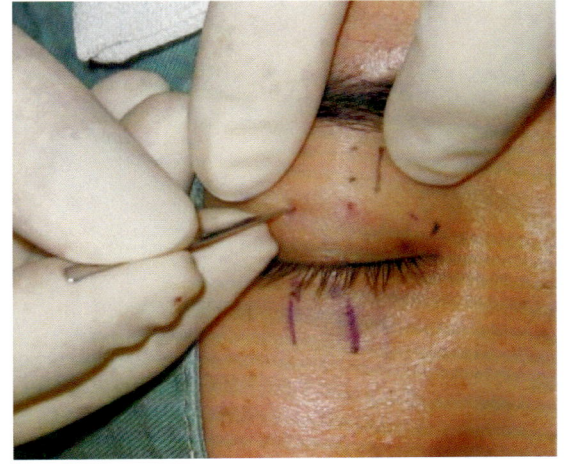

図 12. Step 6：縫合の準備
耳側の結紮部を 11 番メスで 1〜2 mm 切開

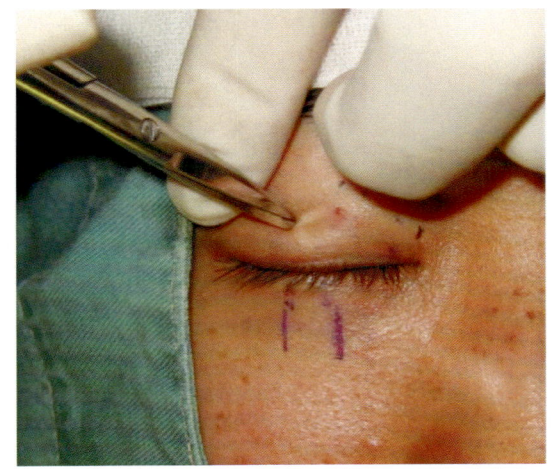

図 13. Step 7：縫合の準備
細部せん刀で切開部を筋層まで深く剝離する．

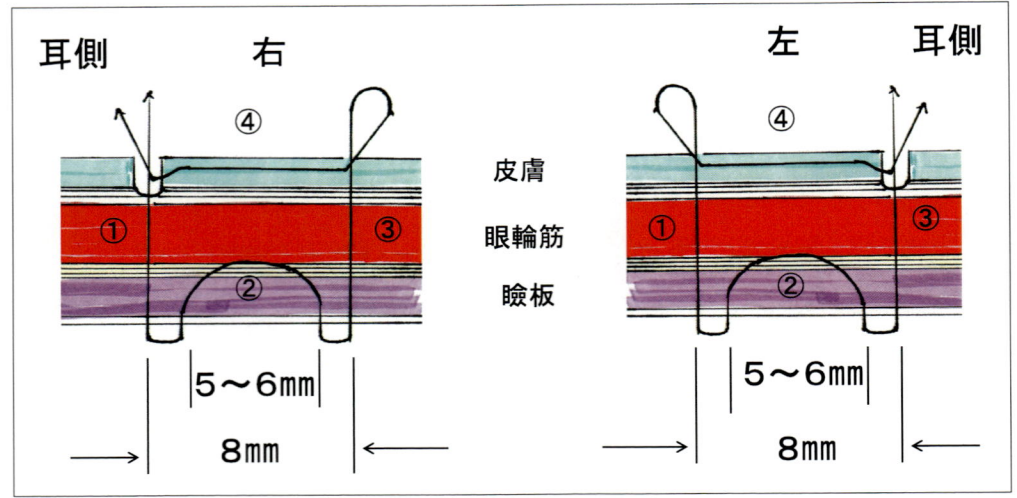

図 14. 縫合順：①→④

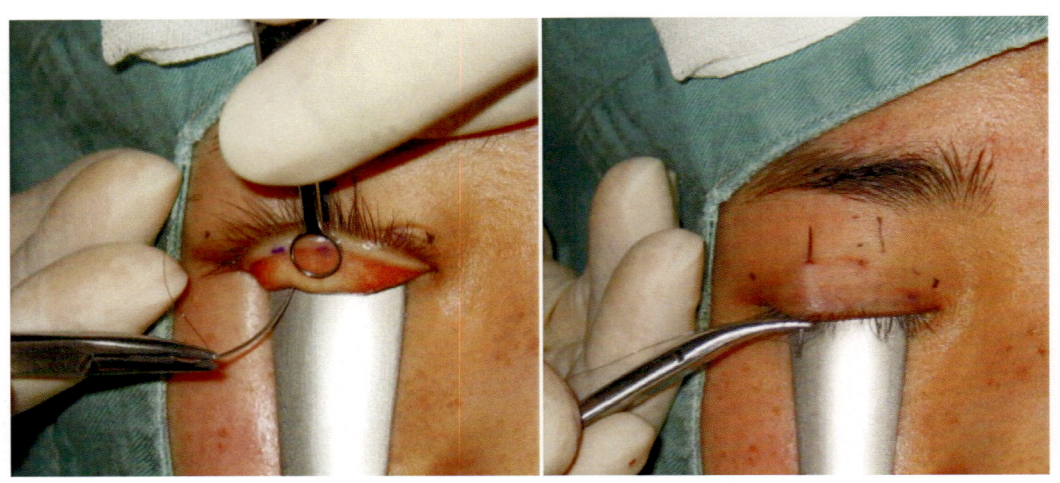

図 15. Step 8：縫合（右側）
11 mm 3/8 の弱弯針付き 7-0 黒ナイロン糸を弱弯化した腸用丸針に付け，先にマークされた瞼板側の刺入点から皮膚側の縫合点に針（糸）を通す．

た瞼板側の刺入点（縫合点）から皮膚側の縫合点に針を刺出する（図15）．

Step 9：11 mm の角針をもう一方の刺入点（縫合点）に向かい，瞼板の中央部を全層で 5～6 mm 程すくう（図16）．

Step 10：縫合糸を弱弯化した腸用針に付け替え，先にマークされたもう一方の刺入点（縫合点）から皮膚側の縫合点に針を刺出する（図17）．

Step 11：皮膚側の縫合点から出した糸は，同じ針穴から先に皮切した縫合点に向かい皮内を這わせ，皮切部に近付いたら一度針先を深めに這わせた後に皮切部に針を刺出する（図18）．

Step 12：皮切部に涙管ブジーを縦方向に置き，その上で4回結びをする．助手にはブジーを押さえるように指示する（図19）．

Step 13：眼瞼を反転し縫合糸の締め具合が適切かどうかを確認する．術後，結膜側に露出している縫合糸が瞼板内に埋入するのに2週間～1か月かかるが，締め具合が弱いと，結膜側に露出している縫合糸がなかなか瞼板内に埋入せず角膜を傷つける可能性があるので，必ず縫合後に確認する必要がある（図20）．

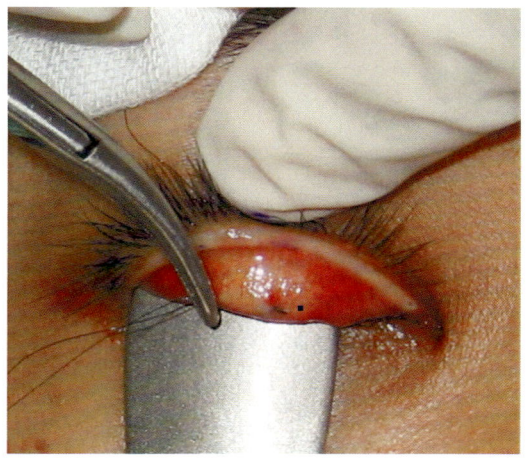

図 16. Step 9：縫合（右側）
11 mm の角針をもう一方の刺入点（・）に向かい，瞼板の中央部を全層で 5〜6 mm 程すくう．

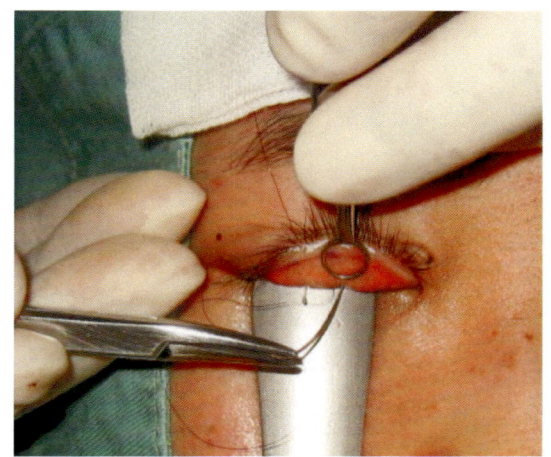

図 17. Step 10：縫合（右側）
縫合糸を弱弯化した腸用針に付け替え，先にマークされたもう一方の刺入点から皮膚側の縫合点に通す．

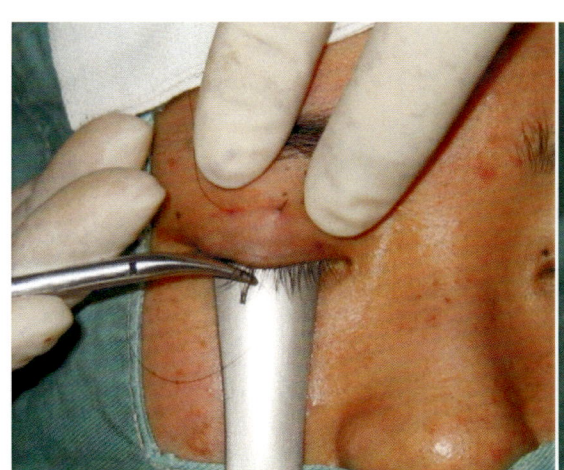
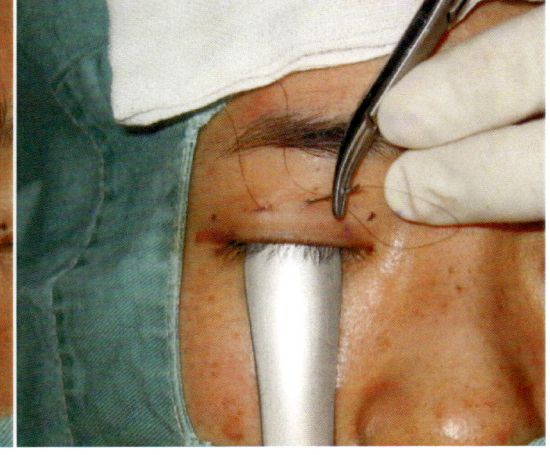

図 18. Step 11：縫合
皮膚側の縫合点から出した糸は，同じ針穴から先の皮切をした縫合点に向かい，皮内を這わせ，皮切部に近付いたら1度針先を深めに這わせた後に皮切部に針を出す．

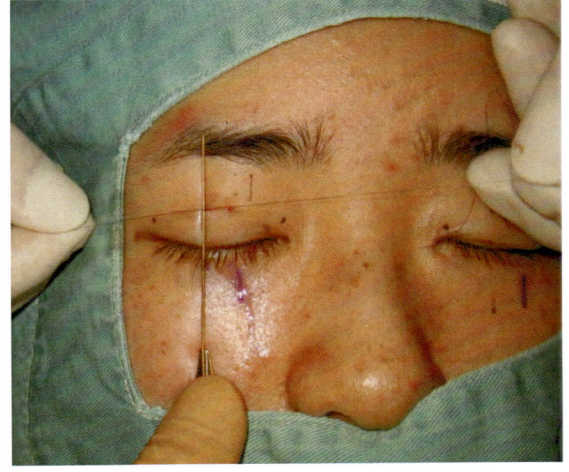

図 19. Step 12：縫合
皮切部に涙管ブジーを縦方向に置き，その上で4回結びをする．助手にはブジーを押さえるように指示

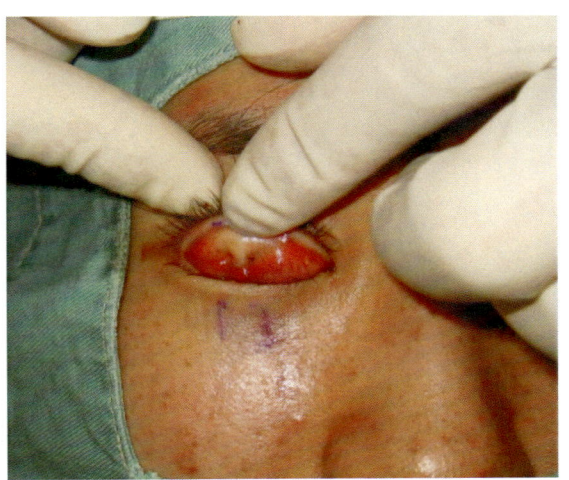

図 20. Step 13：縫合
眼瞼を反転し縫合糸の締め具合が適切かどうかを確認する．

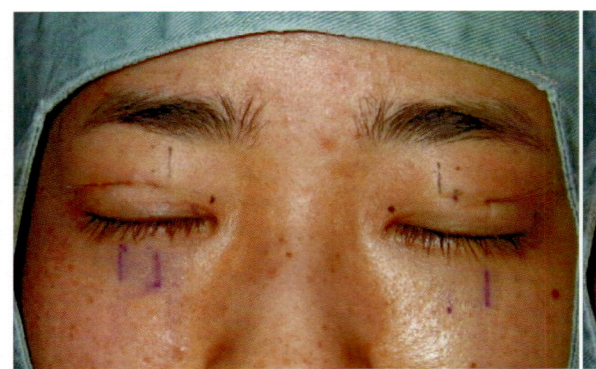
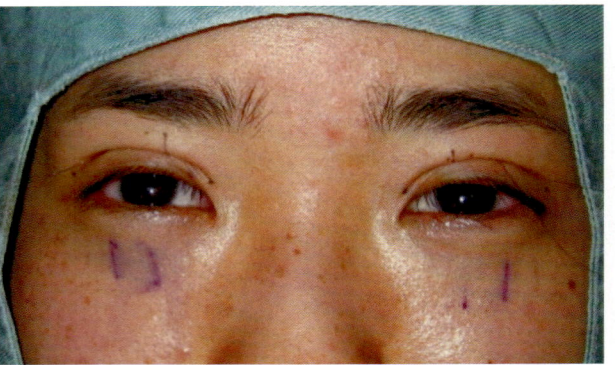

図 21. Step 14：縫合の確認
結紮部の縫合糸をそのままに開瞼させ，重瞼が術前シミュレーション時にマークした内眼角部の点から外眼角部の点に来ているかを確認できれば，患者の希望に沿った重瞼が作成できたことになる．

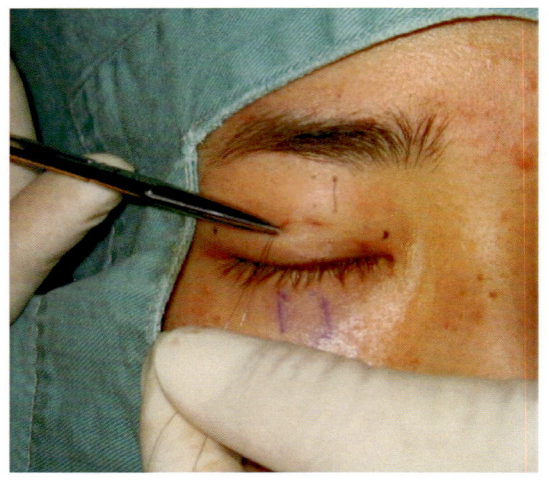

図 22. Step 15：縫合の仕上げ
結紮した糸は結び目から2 mm 程離して切離する．

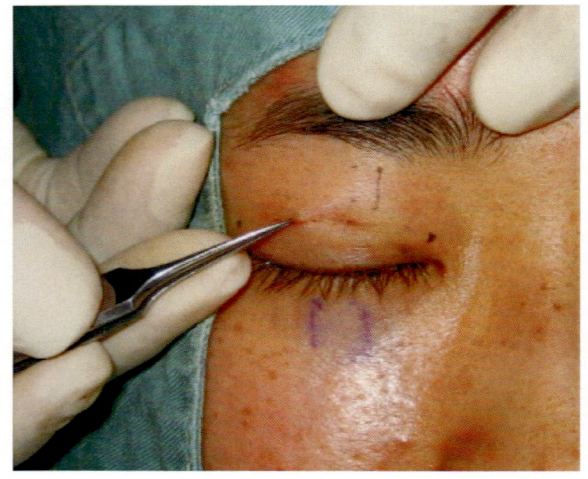

図 23. Step 16：縫合の仕上げ
切開した皮膚縁を細部鑷子で引き上げ結紮部を皮下に埋没させる．

3．縫合の確認

Step 14：結紮部の縫合糸をそのままに開瞼させ，重瞼が術前シミュレーション時にマークした内眼角部の点から外眼角部の点に来ているかを確認できれば，患者の希望に沿った重瞼が作成できたことになる．この確認作業は平行型重瞼に関して有用である（図21）．

4．縫合の仕上げ（図22〜23）

Step 15：縫合した糸は結紮部から2 mm 程離して切離する（図22）．

Step 16：切開した皮膚縁を細部鑷子で引き上げ，結紮部を皮下に埋没させる．術後処置として，生食水にて結膜部を洗浄し，凝固した血液を洗い流す（図23）．

5．術直後

術前シミュレーションした通りの重瞼になっているのが確認できた（図24）．

6．FMRトレーニングについて

この患者は術前から開瞼時の眉毛の挙上癖が強く，術後もまだ癖が残っていたので再度トレーニングを指導した．このように患者の中には術後も眉毛の挙上癖が残っている症例があるので，術後もしばらくトレーニングを続けさせ，挙筋の筋力を増強することが必要である（図25）．

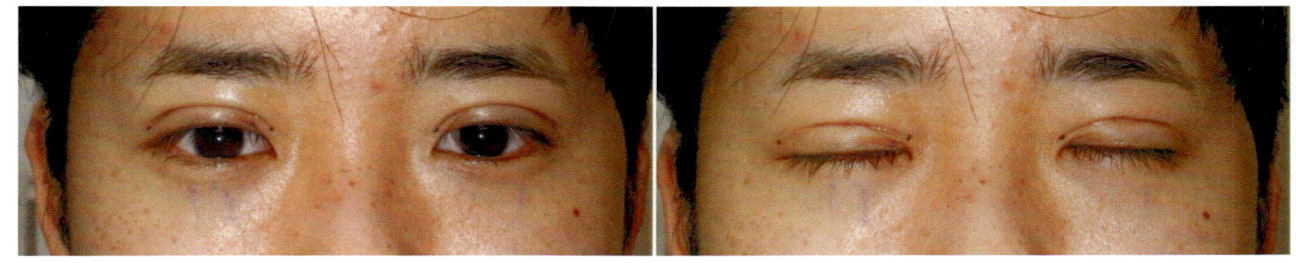

図 24. 術直後
術前シミュレーションした通りの重瞼になっているのが確認できた.

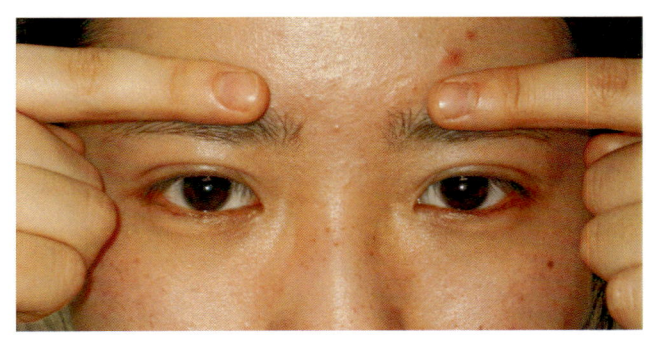

図 25.
FMR トレーニング

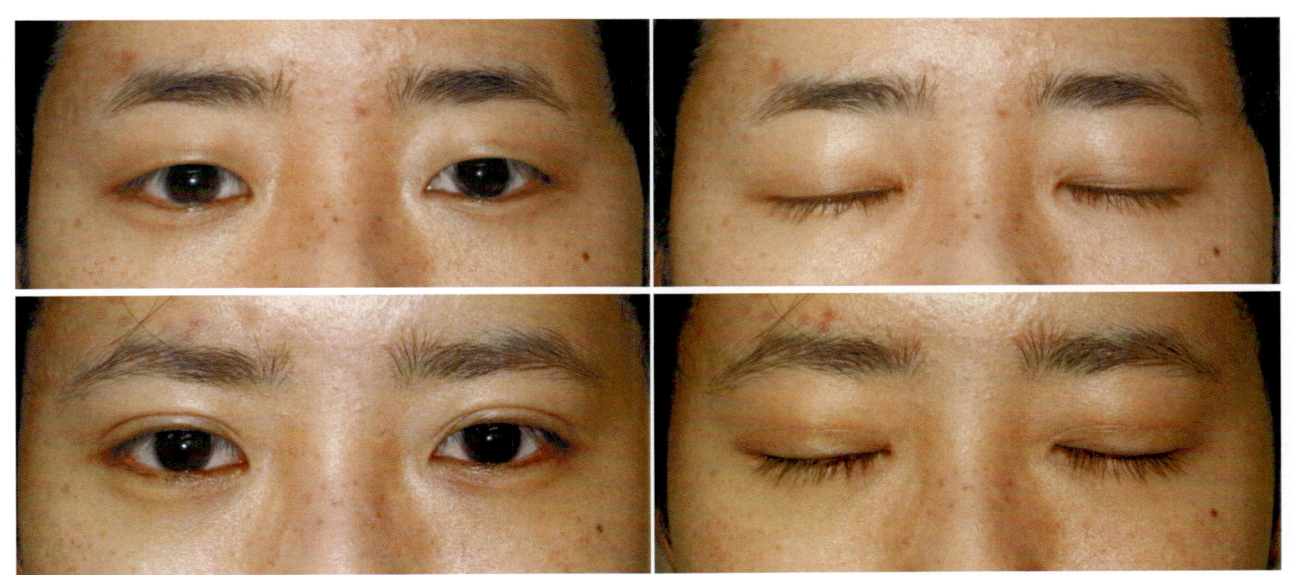

図 26. 埋没法. 術前, 術後
a：術前　b：術後 1 か月

7. 術前・術後所見(図 26)

図 26-b は術後 1 か月の所見である. 右側の重瞼幅が左に比べやや広めだが, 術前に説明してあるので, 患者からのクレームはない.

症　例

症例 1：21 歳, 女性(図 27)
術　前：ハードコンタクトレンズ使用. 開瞼時の眉毛の位置は左側が高め. 開瞼時眉毛の挙上癖あり. FMR トレーニング指導. 埋没法による平行型の重瞼を希望.

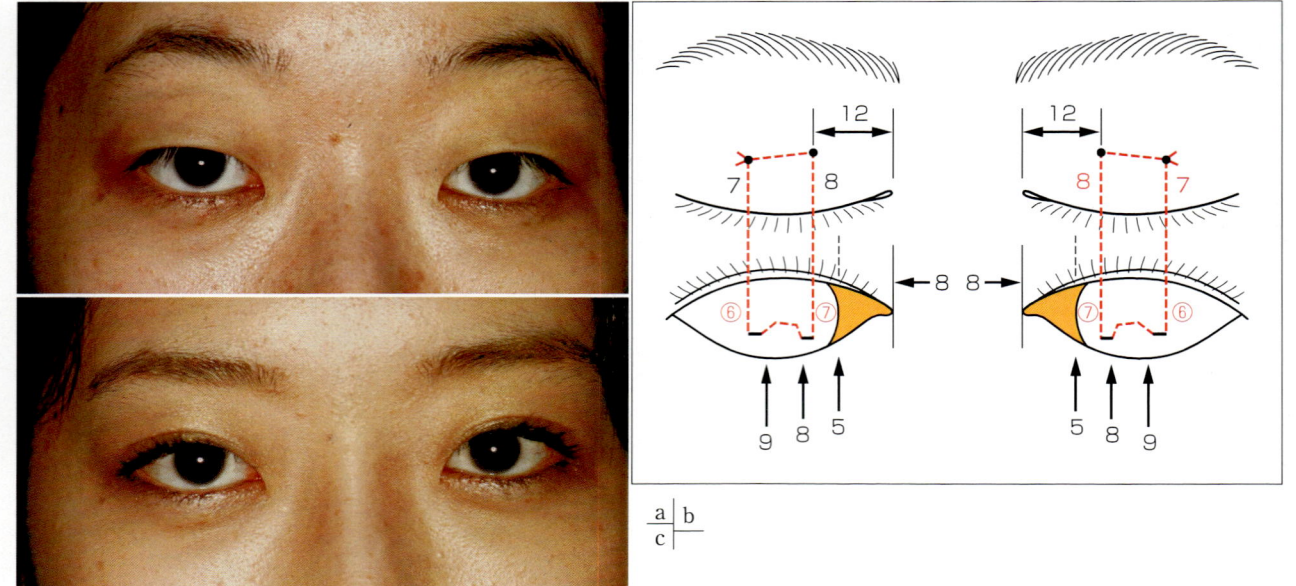

図 27. 症例 1
a：術前．開瞼時．眉毛の挙上が強い．
b：瞼板計測値と皮膚側および瞼板側の縫合点の位置関係
c：術後3週．眉毛の挙上は消失した．

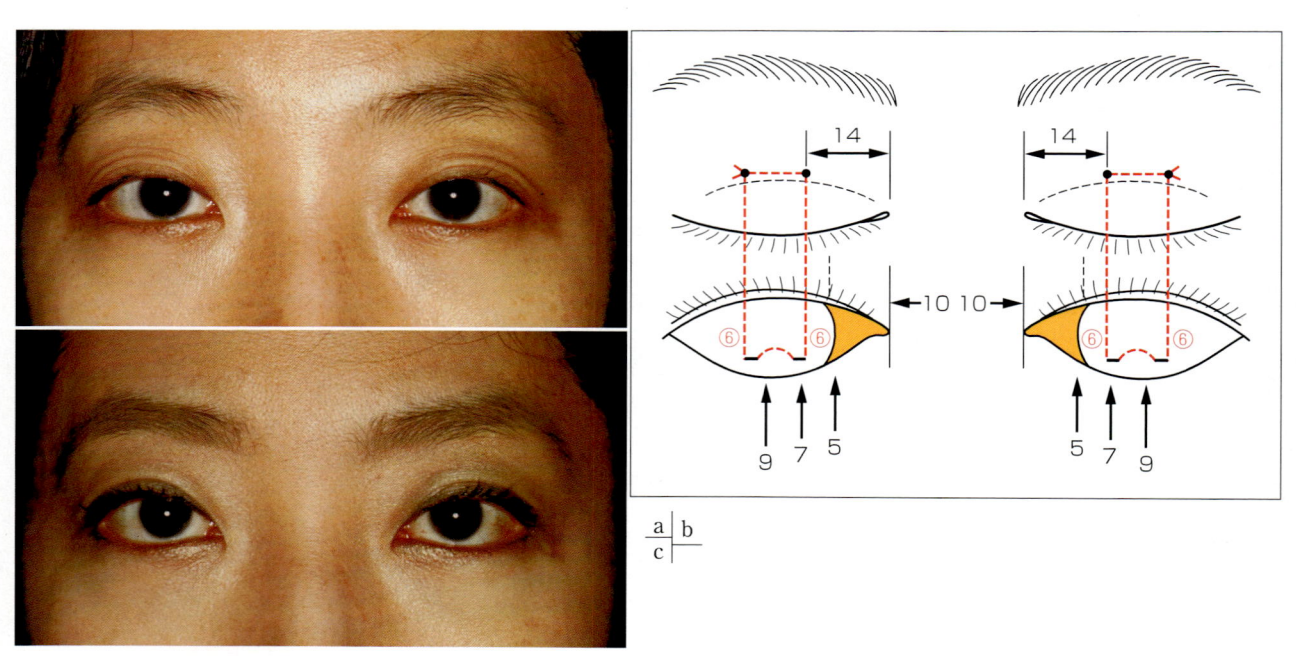

図 28. 症例 2
a：術前．眉毛の挙上あり
b：瞼板計測値と皮膚側および瞼板側の縫合点の位置関係
c：術後1か月．眉毛の挙上は消失した．

術後 3 週目：平行型の重瞼になっているが，重瞼幅は左が広めである．これは左側の眉毛の位置が右に比べやや高いためである．また開瞼時の眉毛の挙上癖は消失し，眉毛は術前に比べ下降している．

術中の縫合のポイント：平行型の重瞼を作るには，皮膚側，瞼板側ともに内眼角側の埋没縫合点を高めに設定するとよい．

蒙古襞のある患者に対する術前説明：筆者法で平行型の重瞼ができても，時間の経過とともに末広型に変化する可能性が高いことを，術前に十分説明しておくと，術後のトラブルを回避できる．

症例 2：38 歳，女性（図 28）

術　前：20 年ほど前に他院で埋没法を行った．ワンデイタイプのコンタクトレンズを装用．開瞼時右側の眉毛の位置が左に比べ高く，また開瞼時眉毛の挙上癖があったので，FMR トレーニング指導．埋没法による末広型の重瞼を希望．

術後 1 か月：開瞼時の眉毛の挙上癖が消失し，眉毛の位置も左右差が減り，重瞼幅もほぼ同じになっている．

術中の縫合のポイント：末広型の重瞼を作るには，瞼縁からの縫合点の位置は皮膚側，瞼板側とも同じ高さに設定するとよい．

以上埋没法による平行型と末広型の重瞼作成について症例を供覧した．

文　献

1) 鶴切一三ほか：重瞼術後の重瞼幅の狭小化について．日美外報．**24**：35-40，2002．
2) 鶴切一三：埋没法による重瞼術の一変法．日美外報．**10**：87-91，1988．
   Summary　筆者法の原点となる論文である．デザイン時には筆者が考案した器具の使用が必要である．
3) 鶴切一三：上眼瞼における瞼板高と上眼瞼溝，重瞼幅との関係．日美外報．**13**：128-143，1991．
   Summary　埋没法での基礎データとして必要な瞼板高は教科書では 10 mm と記載されているが，実際は個々により 7～10 mm の幅があることを明らかにした論文である．
4) 鶴切一三：埋没法とその問題点．美容外科 最近の進歩，形成外科 ADVANCE シリーズⅡ-4．大森喜太郎編著．34-44，克誠堂出版，2005．
   Summary　原法の問題点を改善した，現在行っている手技について解説してある．
5) 鶴切一三：重瞼術の術前における FMR トレーニングの有用性について，日美外報．**25**：24-30，2003．
   Summary　開瞼時の眉毛の挙上癖と眼瞼下垂との鑑別にも有用である．

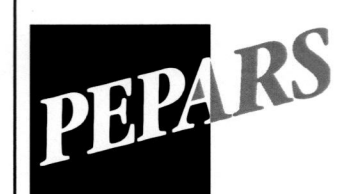

◆特集／眼瞼の美容外科 手術手技アトラス

埋没式重瞼術：
Multiple knot 法

牧野太郎[*1]　飯田秀夫[*2]　広比利次[*3]

Key Words：重瞼術(double eyelid surgery)，埋没法(buried suture technique)，上眼瞼(upper eyelid)，多結紮法(multiple knot method)

手技のポイント　埋没糸の結節部(結び目)には周囲組織との強固な癒着が生じる．Multiple knot 法の最大の特徴は，重瞼線に沿って幅約 20 mm に及ぶライン付けの際に 2 本の糸を用いて 4 か所で 6 個の皮下結節点をつくることにより，皮下組織と強力な固定が得られることである．1 本目の糸は重瞼線のライン付けを行い，2 本目の糸は中央部を補強し，中央部での重瞼線の幅を固定する目的がある．皮下での結び目の透見，露出を防ぐために，確実に皮下眼輪筋層に結び目を埋入させるコツを修得する必要がある．

イントロダクション

現在，本邦で行われている重瞼術は主に埋没法である．埋没法の特徴として，① 腫れが少ない，② 瘢痕を残さない，③ 元に戻すことが可能，など数多くの利点を有するが，一方で最大の弱点は重瞼線が消失しやすいことである[1～3]．二重が消失する理由として，埋没糸が切れる，あるいは瞼板側の固定が緩むことなどは稀であり，その多くは皮膚側での固定が緩むことである．

結節部での埋没糸と皮下周囲組織との癒着が強くなることから，結び目を皮下に多数つくることにより，皮下での固定がより一層強固なものとなるのではないかと推測し，Multiple knot (以下，MK) 法を考案した．把握し得る範囲では最長 10 年間の経過観察において，重瞼線消失率は 0.2％以下であり，本法は現在における最も強力な埋没法であると考える[4,5]．

手術適応は涙小管ブジーを用いたブジーテストにより決定する．閉瞼状態で患者の希望する重瞼線に沿って，点ではなく線をブジーで押さえ，開瞼させてからゆっくりとブジーを離す．瞬目しない限り重瞼線が維持される場合には埋没法の手術適応とする．デザインに際しては左右同時にブジーで二重をつくることで術後の左右差を防止することができる．

MK 法の特徴は重瞼線に沿った約 20 mm に及ぶ長いライン付けと埋没糸の結節部(結び目)における周囲組織との強固な癒着である(図 1)．2 本の糸を用いて 1 本目の糸は重瞼線のライン付けを行い，2 本目の糸は中央部を補強し，中央部での重瞼線の幅を固定する目的がある．結節は 4 か所で 6 個の皮下結節点をつくる．欠点としては皮下での結び目の透見，露出のリスクが高いため，真皮に糸がかからないようにすること，マイクロ鑷子で確実に皮下眼輪筋層に結び目を埋入させることが重要である．

[*1] Taro MAKINO，〒150-0022　東京都渋谷区恵比寿南 1-7-8 恵比寿サウスワン 2 階　リッツ美容外科東京院，副院長
[*2] Hideo IIDA，同，院長
[*3] Toshitsugu HIROHI，同，理事長

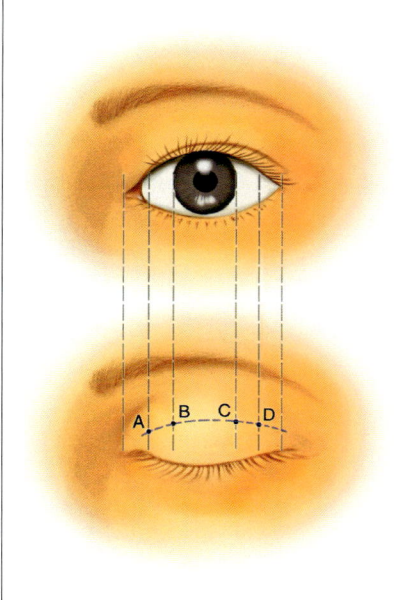
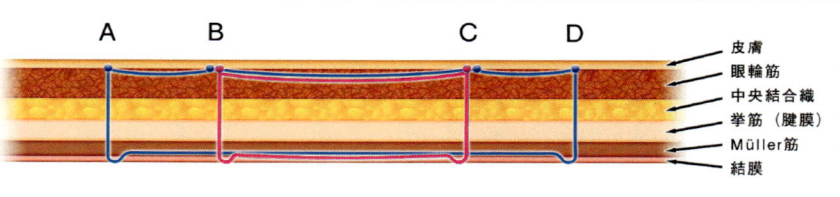

図 1.
Multiple knot 法
　a：結節部位の目安は，B，C 点は虹彩（角膜）の内側縁と外側縁，A，D 点は内眼角，外眼角と B，C 点との距離を 2 等分する点である．
　b：断面図
　　B，C 点では結節を 2 か所つくる．

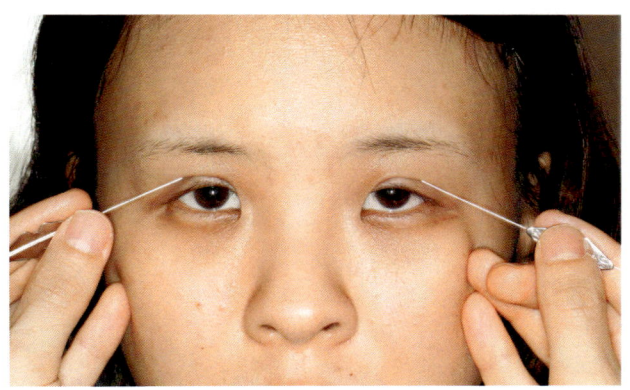

図 2. ブジーテスト
手術前に患者と坐位で対面し，患者には手鏡を持たせた状態で，ブジーを用いて希望の重瞼の幅，形を確認してもらう．希望の重瞼線が決定したら，上眼瞼の皮膚に予定重瞼線をマーキングする．

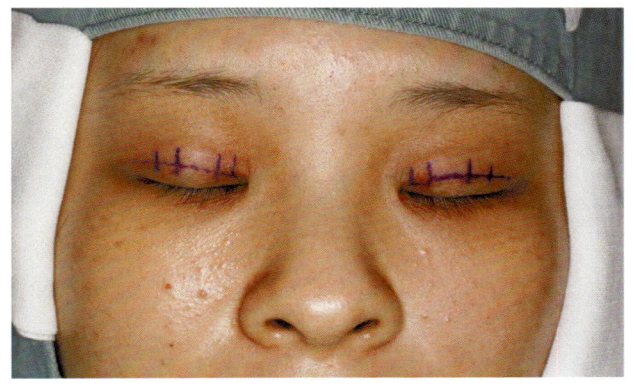

図 3. 術前デザイン
希望の重瞼線が決定したら，上眼瞼の皮膚に予定重瞼線をマーキングする．重瞼線上の虹彩の内側，外側に相当する点を B，C とする．内眼角と B との中間点を A，外眼角と C の中間点を D とする．

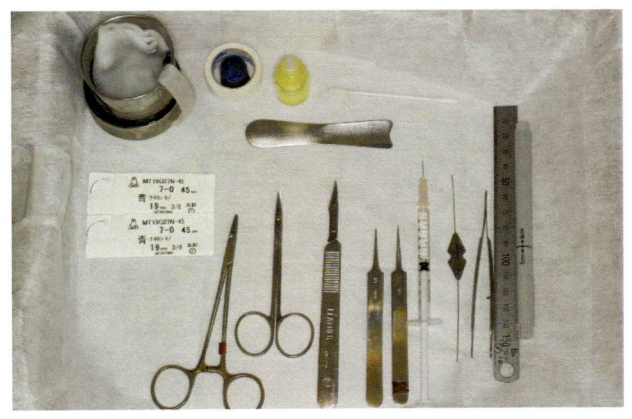

図 4. 手術物品
持針器，剪刀，11 番メス，マイクロ鑷子，涙小管ブジー，角膜保護板，アウゲ鑷子，定規，サージカルペン，局所麻酔液，点眼麻酔液，冷却生理食塩水

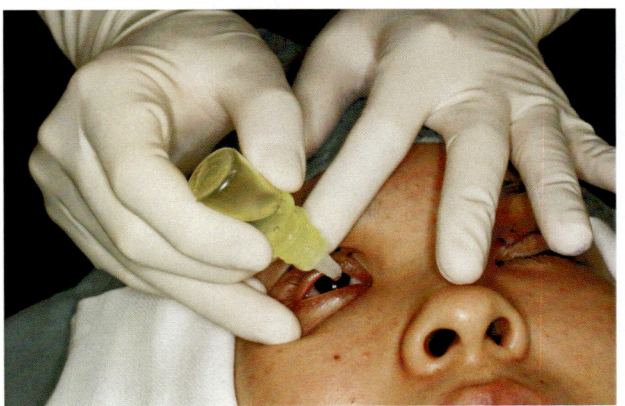

図 5. 点眼麻酔
オキシブプロカイン塩酸塩点眼液（ベノキシール®点眼液 0.4%；参天製薬，日本）を片眼 1～2 滴点眼する．

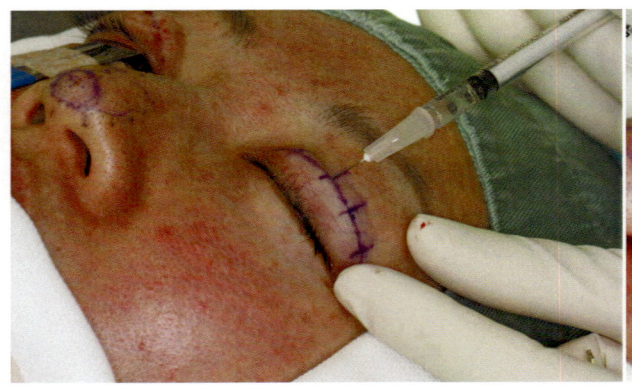
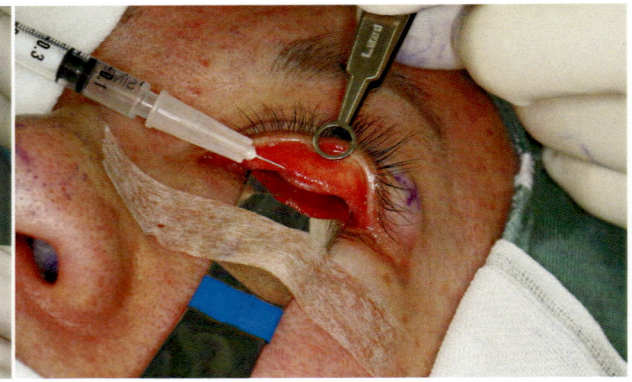

図 6. 局所麻酔
2%エピネフリン含有塩酸リドカイン（2%キシロカイン®E；アストラゼネカ，英国）と 7%炭酸水素ナトリウム注射液（メイロン®；大塚製薬，日本）を 1：1 に混合し，1cc シリンジに 33 G 針をつけ，皮膚側の 4 か所に片眼約 0.1 ml 皮下注射する．眼球上に角膜保護板を挿入し，アウゲ鑷子で眼瞼を反転させて結膜下に片眼約 0.05 ml 注入する．

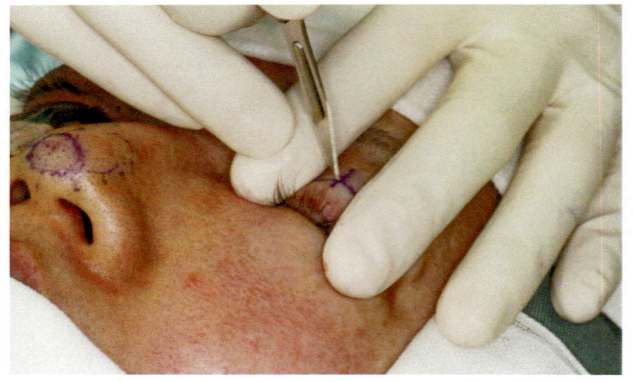
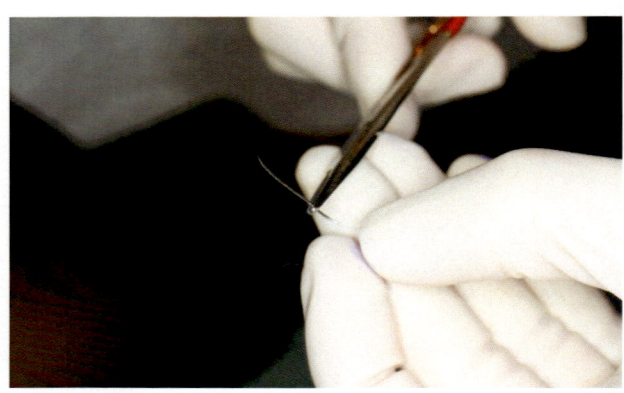

図 7. 皮膚切開
マークした重瞼予定線上の 4 か所（A～D）に 11 番メスにて各々約 1 mm の皮膚切開を加える．その際に刃先が真皮を貫き，確実に眼輪筋まで至ったことを確認することが，後に結び目を眼輪筋上（内）に埋入させるために重要である．この操作時に最も内出血が起こりやすいが，血管損傷があった場合には 2～3 分間指による圧迫止血を行う．

図 8. 針付き糸
糸は 7-0 青ナイロン（45 cm）針付き（針：形成用 19 mm 3/8 サークル）で，針は伸ばして直針として使用する．

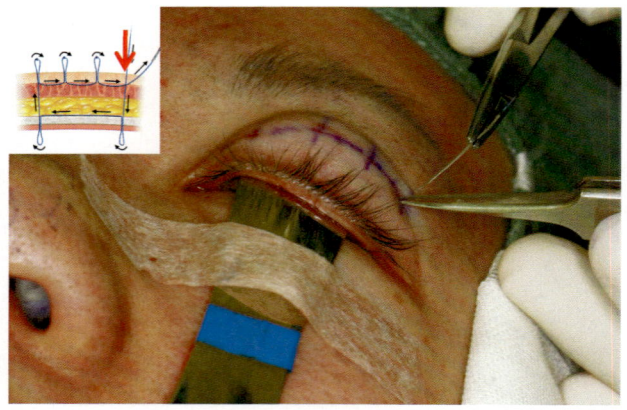
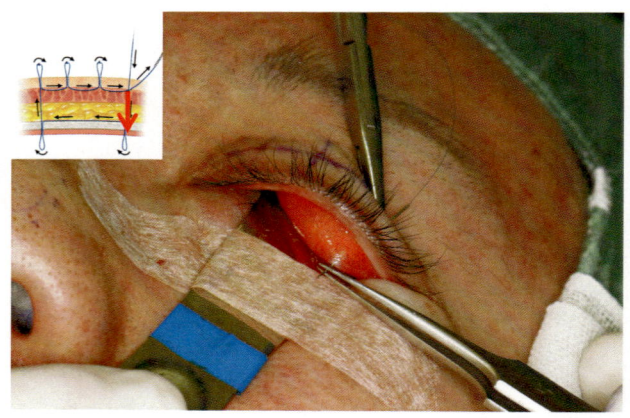

図 9.
最初の針の刺入は皮膚側 D 点から行う．針が真皮にかからないようにマイクロ鑷子で除けて，針を垂直に刺入する．

図 10.
D 点から皮膚にほぼ垂直に針を刺入し上眼瞼を反転させながら結膜側では瞼板直上に針を刺出する．

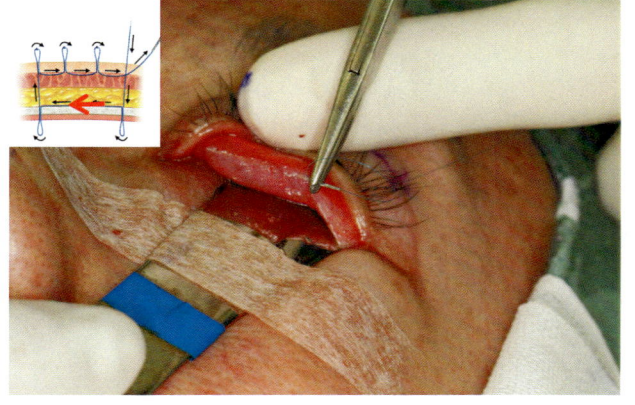

図 11.
ほぼ同一点より結膜下にて瞼板直上に沿って内側に向かい，15～20 mm 針を走らせた後，一度結膜側に針を刺出させる．

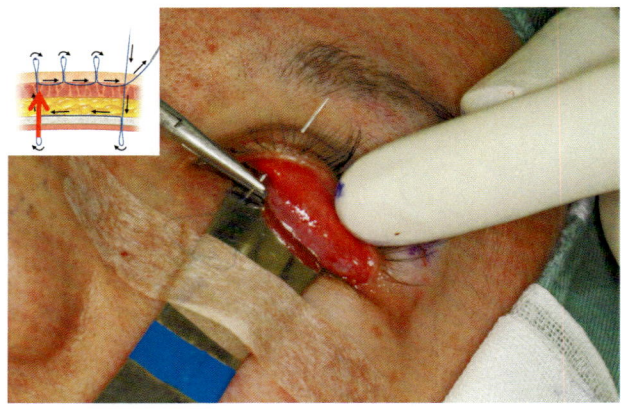

図 12.
再度同一点より刺入し反転されている上眼瞼を戻しながら A 点に刺出する．針先は真皮にかからないように注意する．

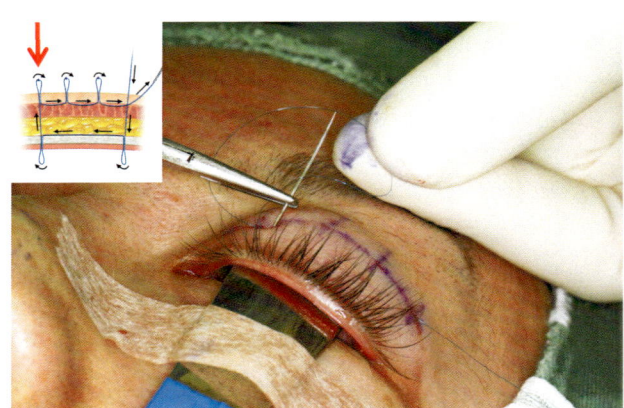
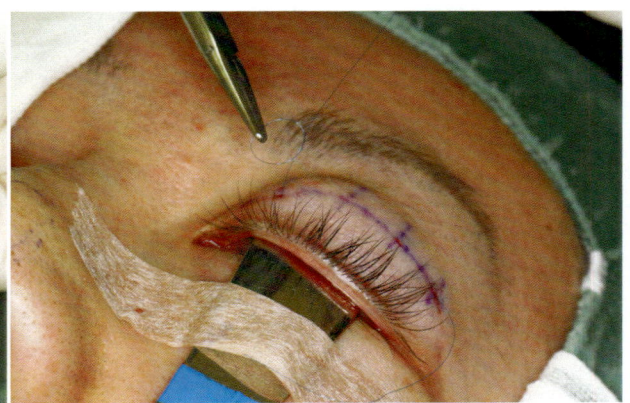

図 13.
針を A 点に刺出する．この A 点で 2 回結節を行い，マイクロ鑷子を用いて結び玉を眼輪筋層に埋め込む．結節部を皮下に埋入させるために 2 回の結節位置がずれないようにする．

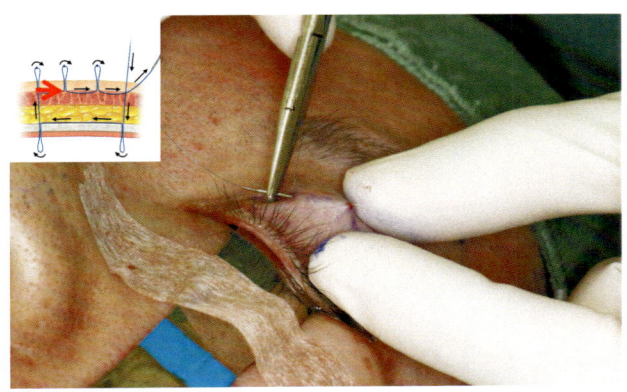

図 14.
A 点より針を刺入し，皮下(眼輪筋層)に針を走らせ B 点より針を刺出する．針の刺入，刺出の際には皮膚面に対して垂直に行うようなイメージをして，皮切周囲の真皮組織を引っかけないように注意する．

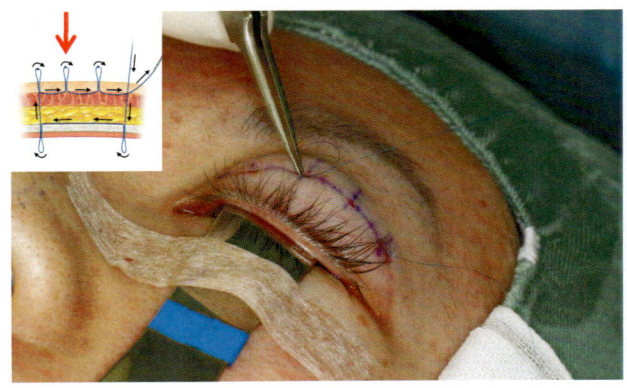

図 15.
B 点にて同様に 2 回結節して結節部を埋入させる．

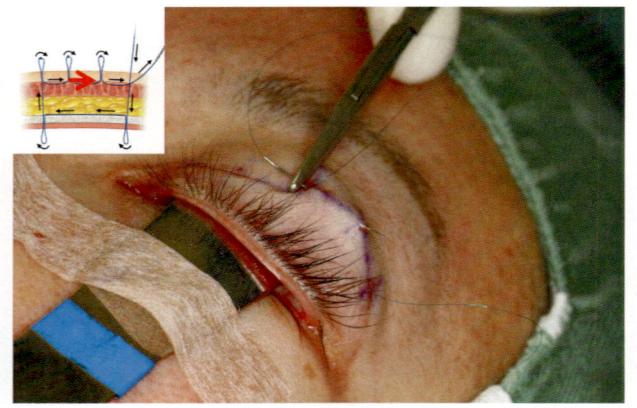

図 16.
B点からC点に眼輪筋層を通して針を刺出する．

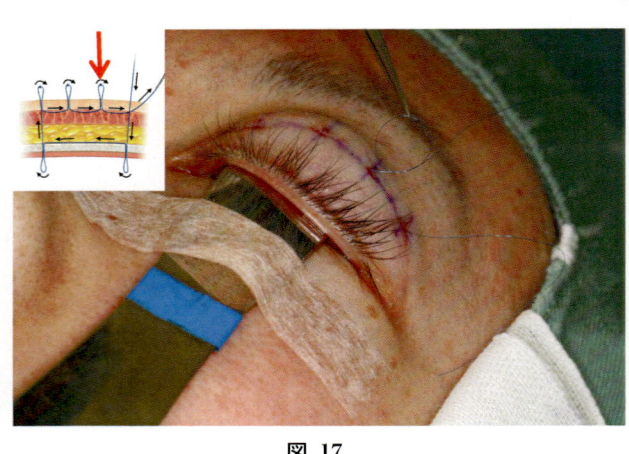

図 17.
C点にて同様に2回結節して結節部を埋入させる．

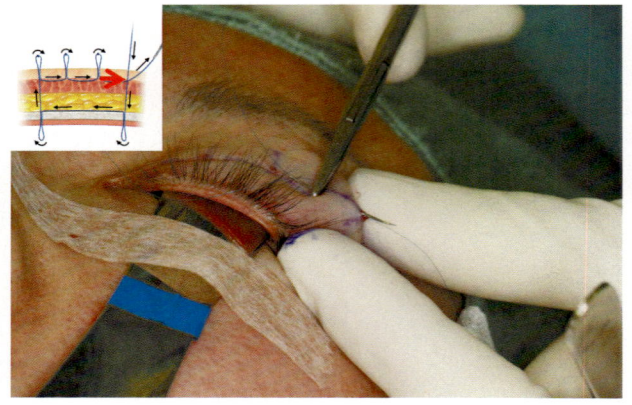

図 18.
C点からD点に眼輪筋層を通して針を刺出する．

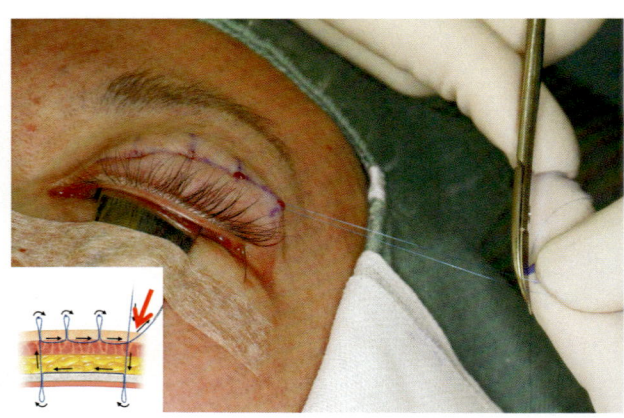

図 19．D点における結紮方法（サージャンズノット）1
D点より2本の糸を引き出し，緩みを取り，糸の長さを揃えて切る．初心者は長く残した方がやりやすい．

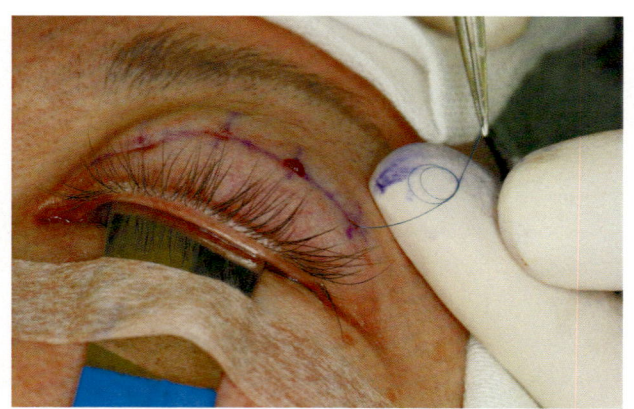

図 20．D点における結紮方法（サージャンズノット）2
2本の糸を1本に束ねてひとつの輪（ループ）をつくり，糸の断端をその輪の中に通す．

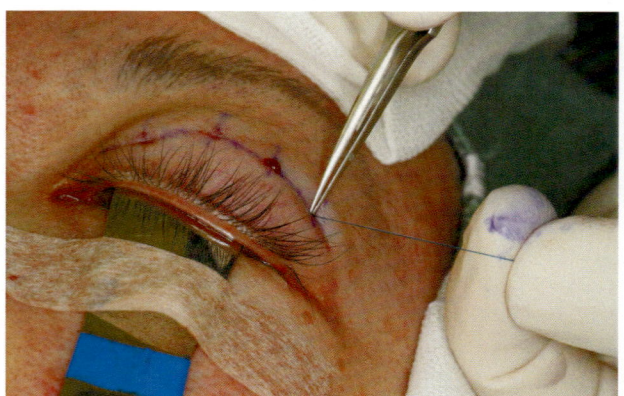

図 21．D点における結紮方法（サージャンズノット）3
マイクロ鑷子を輪の中に入れて皮切部に輪を落とし込み，眼輪筋内で結紮する．

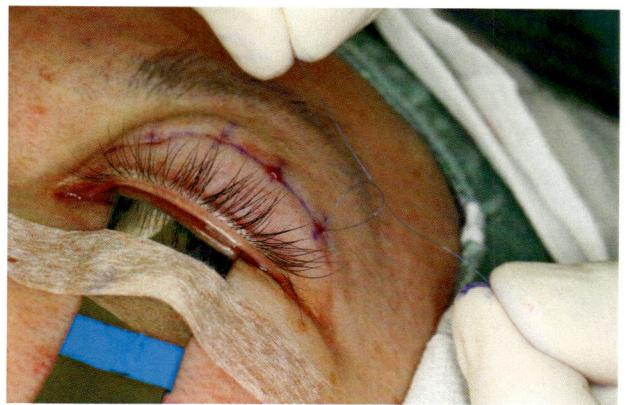

図 22. D点における結紮方法(サージャンズノット)4
結紮をもう1回追加し,2つの結び玉を接触させる.

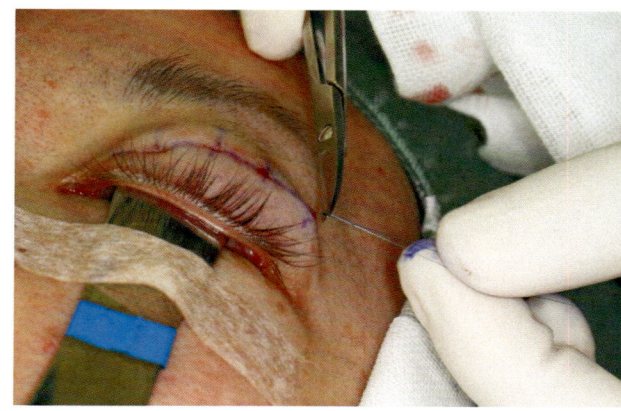

図 23. D点における結紮方法(サージャンズノット)5
結び目直上で糸切りを行う.

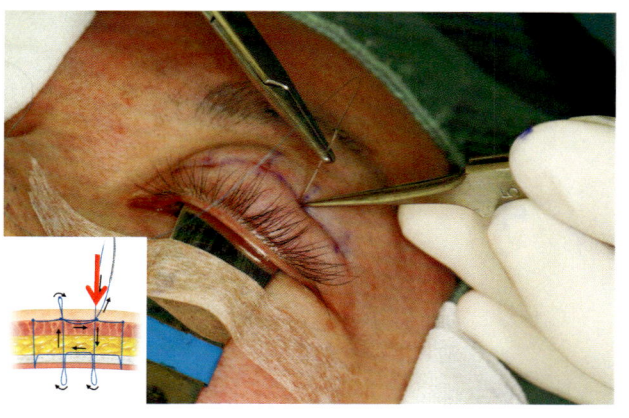

図 24.
引き続き残った糸を用い,C点より皮膚面に垂直に針を挿入する.

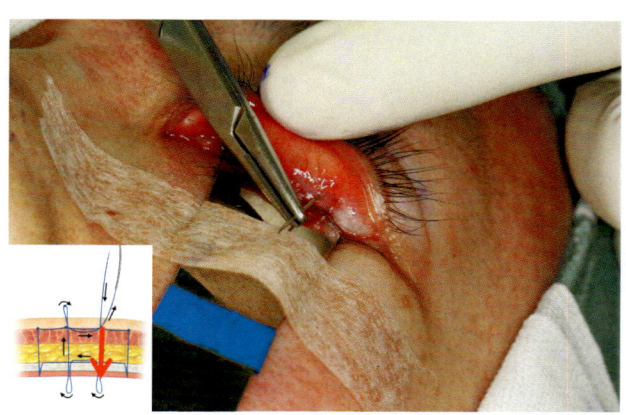

図 25.
上眼瞼を反転しながら瞼板上縁に刺出する.

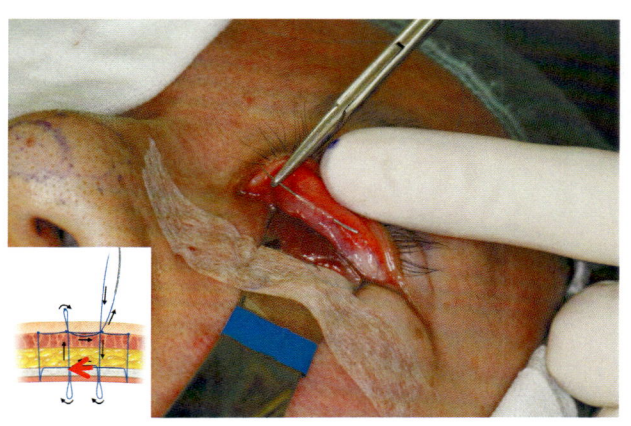

図 26.
結膜下で瞼板上縁に沿って針を走らせ,B点直下の結膜より刺出させる.

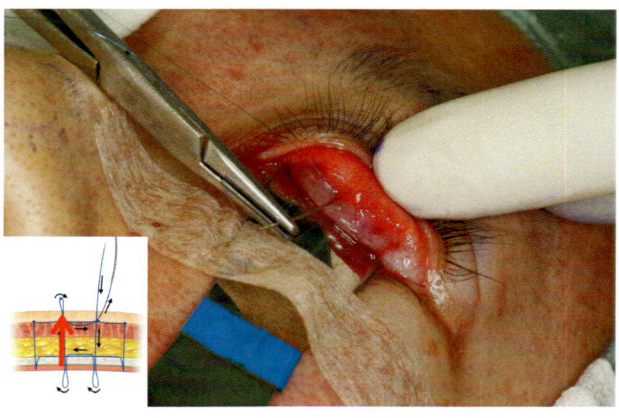

図 27.
同一点より,瞼板上縁にて針を刺入する.

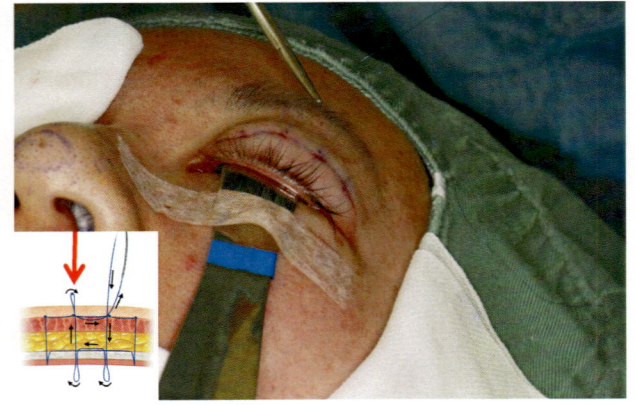

図 28.
B点より針を刺出し，糸を2回結節して結び目を埋入させる．

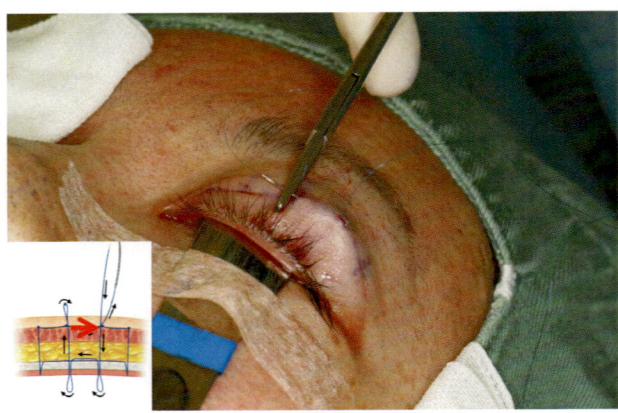

図 29.
B点からC点に眼輪筋層を通して針を刺出する．

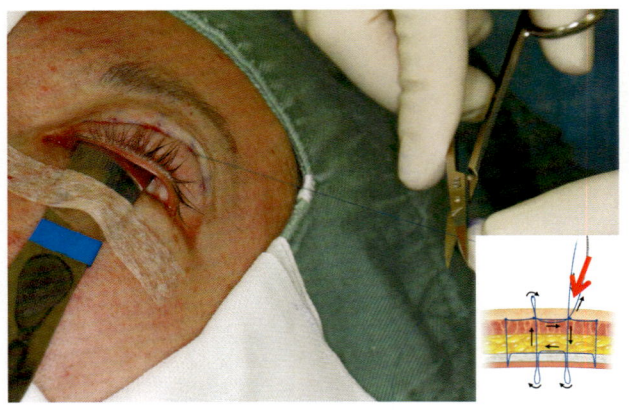

図 30．C点における結紮方法（サージャンズノット）1
C点より2本の糸を引き出し，緩みを取り，糸の長さを揃えて切る．

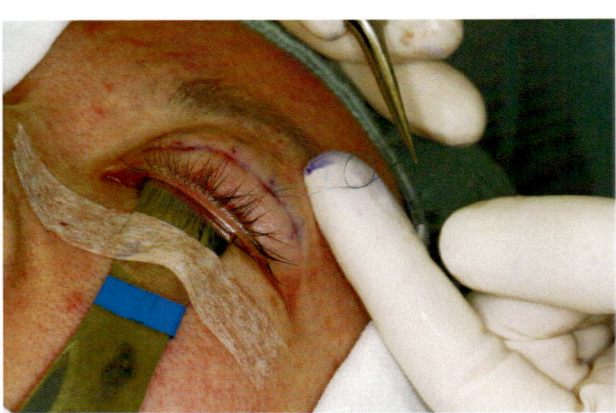

図 31．C点における結紮方法（サージャンズノット）2
2本の糸を1本に束ねてひとつの輪（ループ）をつくり，糸の断端をその輪の中に通す．

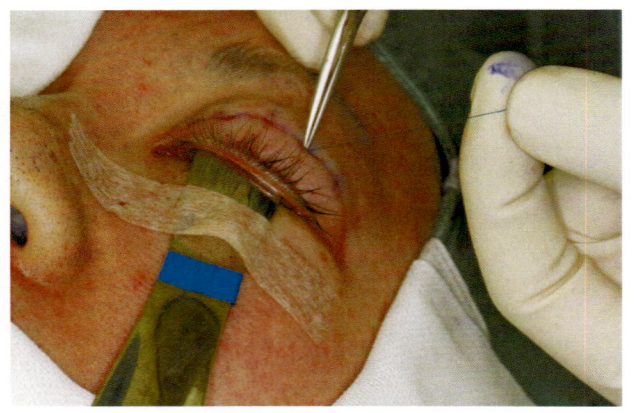

図 32．C点における結紮方法（サージャンズノット）3
マイクロ鑷子を輪の中に入れて皮切部に輪を落とし込み，眼輪筋内で結紮する．

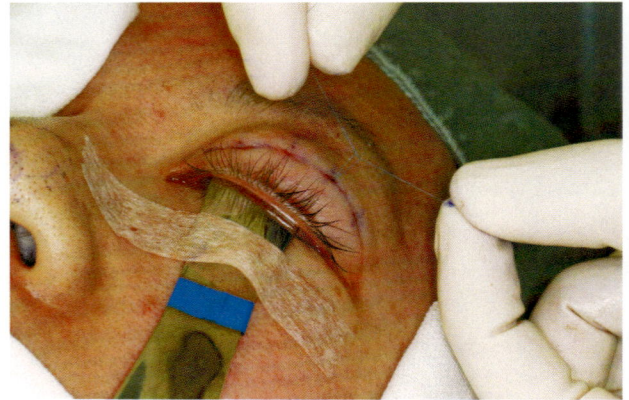

図 33．C点における結紮方法（サージャンズノット）4
結紮をもう1回追加し，2つの結び玉を接触させる．

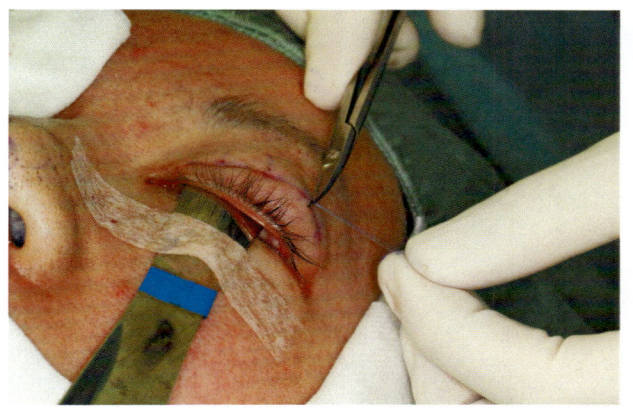

図 34. C 点における結紮方法(サージャンズノット)5 結び目直上で糸切りを行う.

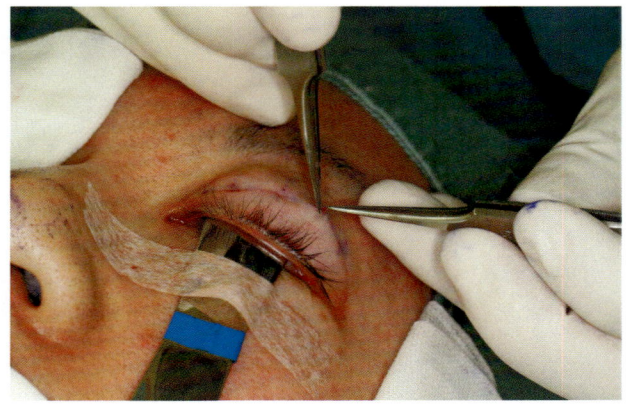

図 35. 結節部が皮切部の真皮にかかっている場合はマイクロ鑷子で糸を傷めないように真皮組織をちぎるように剝離し, 眼輪筋層へ落とし込む.

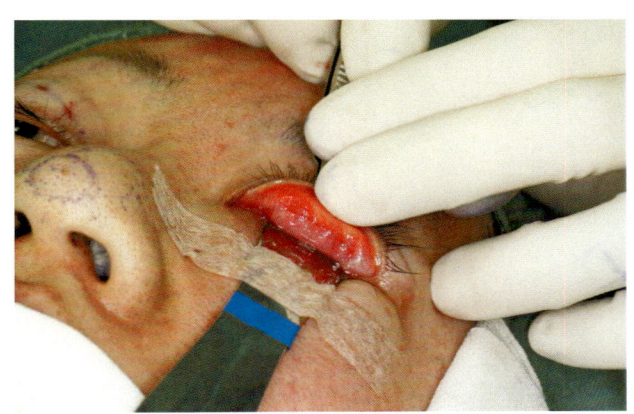

図 36. 結膜側, 手術終了時
瞼板上縁に沿って陥凹を認めるが, 糸の露出は認めない.

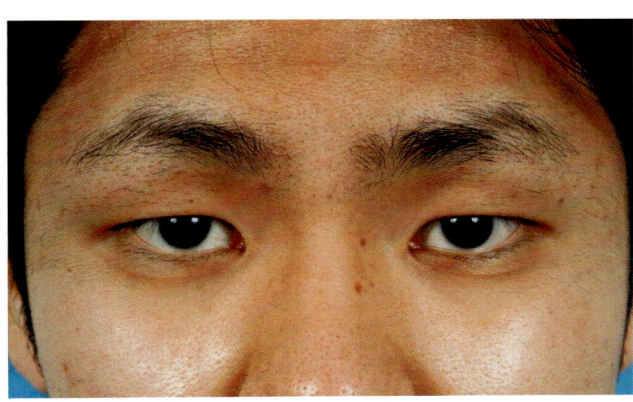

a|b

図 37. 症例 1:20 歳, 男性

a:生来一重瞼であり, 開瞼時には余剰皮膚を引き上げるために前頭筋の収縮が起こり, 眉毛挙上が生じている. 挙筋機能は正常で瞼裂幅の減少がみられ, 偽性眼瞼下垂を認める.
　幅の狭い末広型を希望した. 涙小管ブジーを用いたブジーテストによって埋没法で可能と判断し, 患者にも鏡で確認してもらった上で瞼縁から幅 5.5 mm の重瞼線をデザインし, Multiple knot 法を施行した.

b:術後 3 か月. 左右対称で重瞼は予定した末広型となった. 眼瞼の余剰皮膚によるかぶさりは解消され, 眉毛は下降し, 開瞼は良好である.

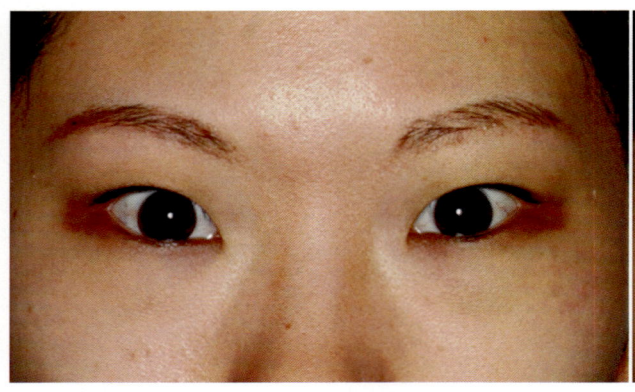 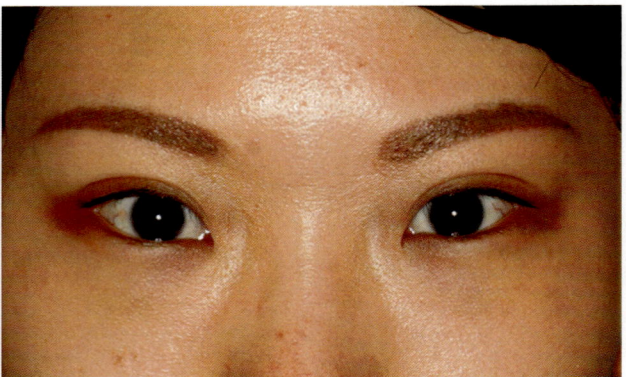

図 38. 症例2：29歳，女性　　　　　　　　　　　　　　　　　　　　a│b

a：生来，重瞼幅は 3 mm と狭く，開瞼時には余剰皮膚のかぶさりによって隠れる．他院で一度埋没法を受けたが，その後に重瞼線が緩み，重瞼用接着剤を使用していた．また開瞼時に余剰皮膚を引き上げるための協調作用があり，これにより眉毛位置が挙上している．
幅の広い平行型を希望した．ブジーテストによって埋没法で可能と判断した．患者にも鏡で確認してもらった上で瞼縁から幅 8 mm の重瞼線をデザインし，Multiple knot 法を施行した．
b：術後 7 か月．左右対称で予定通りの重瞼線となった．

まとめ

　埋没法の最大の問題点は，重瞼線が消失しやすいことであるが，MK 法はその弱点を克服した埋没法である．しかしながら重瞼線を長期的に維持するためには，術式のみならず症例の選択も同様に重要となる．MK 法は切開法に取って代わるものではないため，ブジーテストで埋没法が適応かどうか慎重に判断する必要がある．個々の症例に応じて，目頭切開，眉毛下皮膚切除，眼瞼下垂，眼窩脂肪切除，脂肪注入などの併用手術が必要となることもある．
　重瞼術の避けたい合併症として左右差があるが，ブジーで左右同時に二重を作成して，左右差がなくなるまで重瞼幅を繊細にデザインするのが重要である．主に重瞼の内側（目頭側）の幅，形態（末広型，平行型）が違うと，患者にとって左右差として認識されやすい．ブジーテストで術後の左右差に関しては予測がつくため，症例に応じて目頭切開を併用する必要がある．
　また MK 法は結節部の多さから抜糸しにくい欠点も有するが，ライン上に 1〜2 mm の切開を加え，埋没糸の一部を見つけ，糸を牽引すると結節部が引き込まれるので順次，結節部直上に切開を加えていき，抜糸することは可能である．
　MK 法は重瞼ラインを長期的に維持できる利点があるが，手技がやや煩雑で，結び目の露出，透見のリスクや，抜糸がしにくいなどのピットフォールが存在する．しかしながら，それぞれに対策は可能であり，優れた埋没法のひとつと考えている．

文　献

1) 鶴切一三：眼瞼手術；埋没法とその問題点．形成外科 ADVANCE シリーズⅡ-4　美容外科最近の進歩（第 2 版）．大森喜太郎編．34-44，克誠堂出版，2005.
2) Homma, K., et al.：Intradermal stitch blepharoplasty for orientals；Does it disappear?. Aesthetic Plast Surg. 24：289-291, 2000.
3) Liao, W. C., et al.：Celebrity arcade suture blepharoplasty for double eyelid. Aesthetic Plast Surg. 29：540-545, 2005.
4) 広比利次：埋没法による重瞼術．形成外科．50：985-994, 2007.
5) 広比利次ほか：② 眼瞼の美容外科 2）重瞼術：埋没法—私の方法 ②—．形成外科．54：S120-S128, 2011.

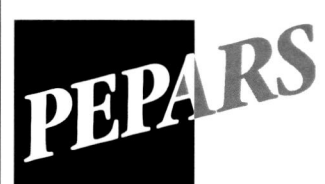

◆特集／眼瞼の美容外科 手術手技アトラス
切開式重瞼術：
挙筋腱膜前転を加えた皮膚瞼板固定法

野平久仁彦*1　新冨芳尚*2

Key Words：重瞼術(double eyelid operation)，眼瞼下垂(blepharoptosis)，挙筋腱膜前転(levator aponeurosis advancement)，瞼板固定(tarsal fixation)

手技のポイント　一重の患者は潜在的な眼瞼下垂であることが多く，挙筋腱膜を適切に前転して開瞼力をつけると重瞼も入りやすく，いわゆる「目力」がついて美容的効果を上げることが多い．一方重瞼線の固定法として皮膚を瞼板に固定する方法は，術後の弛みが少なくより確実性が高い方法である．しかし瞼板を露出する際に levator expansion を切除するため，瞼板と腱膜とのつながりを再構築する必要がある．また瞼板に皮膚を固定するため開瞼時に負荷がかかることから，腱膜前転術を同時に行い開瞼力を増す必要性が出てくる．このように腱膜前転術と皮膚瞼板固定術は両者不可分の関係にあると言える．

　重瞼術は，上眼瞼皮膚の瞼板部に折れ曲がり線を作製することにより，
1) 睫毛根部が露出するためアイライン効果が得られる
2) 皮膚の垂れ下がりを防止して角膜と結膜の内外側三角の露出を大きくする
3) 開瞼の時に折れ曲がり線(重瞼固定線)の上にかぶる皮膚の下端と，瞼縁から適度な幅で露出する皮膚(見かけの重瞼幅，pretarsal show)による隈取り効果が得られ，

さらに眼瞼下垂を合併する例では挙筋腱膜の処理をすることにより，

4) 角膜の露出が大きくなる．

　これらにより目は大きく魅力的に見えるようになり，いわゆる「目力」が出る．機能的には視野の拡大をはじめ，眉毛が下がることにより前額のしわが改善し，前頭後頭筋の緊張が取れることによ

り肩こりや頭痛の改善も得られることが多い．このように重瞼術は形態的にも機能的にもメリットが多い手術である．しかし患者の希望と実際の仕上がりを一致させることは必ずしも容易ではなく，術前のシミュレーションをもとに手術までに十分な話し合いが必要になる．

　我々は現在までに多くの試行を行って来た[1]．初期は小切開法を行っていたが，これは重瞼線の固定法としては瞼板に皮膚を固定する瞼板固定法である．しかし顕微鏡下で精密な縫合を行う限り，切開線が長くても瘢痕は非常にきれいであることと，現在では腱膜処理も併せて行うため中切開法から全切開法の範囲で手術を行っている．

　重瞼線の固定には瞼板固定[2]の他に，翻転した隔膜や腱膜に皮膚の固定を行う方法[3]があるが，我々の例では隔膜固定の 15% に重瞼線の弛みによる再手術を要した．重瞼線の固定は瞼板固定の方が確実性が高いため，現在では腱膜前転を行った上で隔膜を再縫合し，皮膚は露出された瞼板に固定している．これによりさらに緩みの少ない重瞼を作製することができるようになった．

---

*1 Kunihiko NOHIRA, 〒006-0061　札幌市中央区南1条西4丁目大手町ビル2階　蘇春堂形成外科, 院長
*2 Yoshihisa SHINTOMI, 同, 理事長

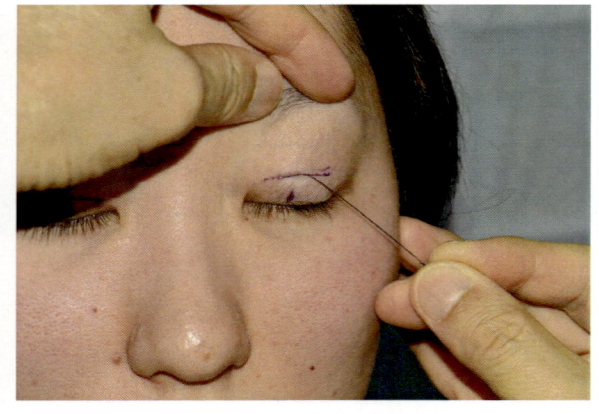

図 1.
坐位で先を弯曲させた涙管ブジーを眼瞼にあて，患者の希望する重瞼幅をシミュレーションする．
最初はブジーに上方向の力を入れず，その場であててみて開瞼させ，瞼縁の角膜へのかぶり具合から眼瞼下垂があるかどうか判断する．角膜上縁から 3 mm 以上瞼縁が下がっている場合は下垂と判断し，眼瞼挙筋腱膜の前転を考慮に入れる．一重は潜在的な下垂であることが多い．

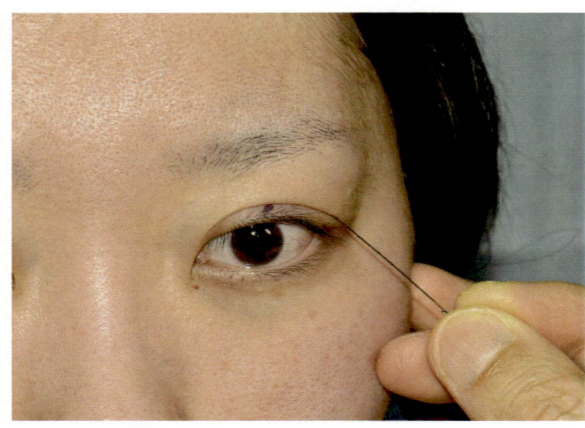

図 2.
眼瞼下垂がある時はブジーを眼瞼にあて，上に押し上げるようにして矯正後の開瞼(瞼縁が角膜上縁から 2 mm の位置)にしてみる．
その時，見かけの重瞼幅(pretarsal show)がどのくらいになるか，眉毛はどのくらい下がってくるか，反対側の眼瞼が Hering の法則で下がるかどうかを見る．この術前のシミュレーションで術後の状態がどうなるか大方判断することができる．

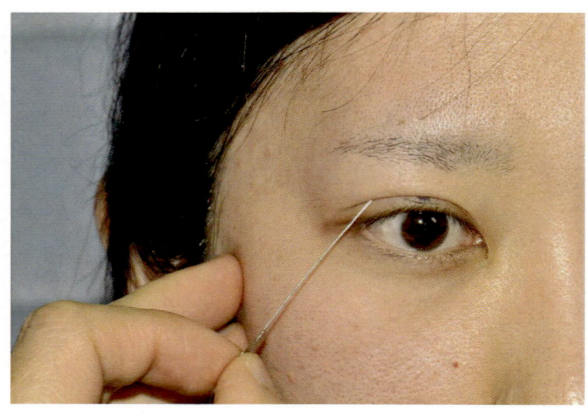

図 3.
次に反対側も同様に重瞼のシミュレーションを行う．
この患者は末広型の重瞼を希望した．最後に両側にブジーをあて，重瞼幅の左右差がないか確認し，差がある時は狭い方を広くするか，広い方を狭くするか患者に鏡を見せながら確認する．

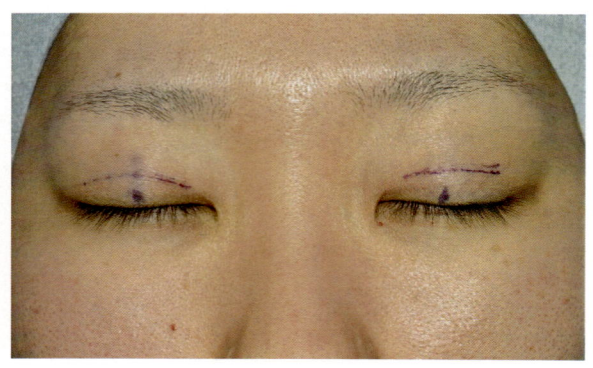

図 4. デザイン
内側と外側の重瞼の入り方を十分シミュレーションをし，細字の油性マーカーで印を付ける(瞼縁の印は瞳孔の延長線上の点)．
眉毛位置や皮膚の状態で見かけの重瞼幅は変わるので，術前シミュレーションの結果，デザインが必ずしも左右対称となるわけではない．
皮切の高さは皮膚を伸展させて瞼縁から 11 mm，長さは 20 mm である．皮膚を伸展させて瞼縁から 11 mm を上限とし，それ以上の pretarsal show にしたければそれより上の皮膚切除が必要になる．11 mm 以上の高さにすると，術後に重瞼線より下の皮膚が垂れ下がり睫毛根部を隠すので寝ぼけた目の印象になる．

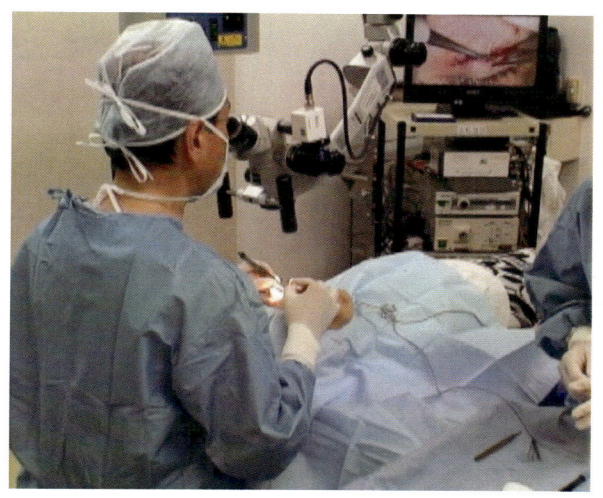

図 5. 顕微鏡下で手術を行う．
レンズは接眼 10 倍，対物 f 200 で 4 倍に拡大している．

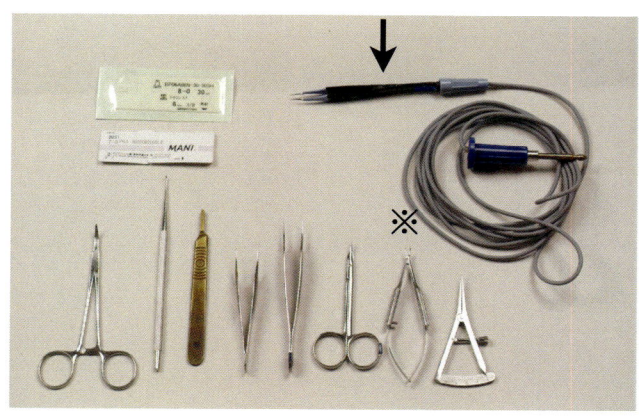

図 6. 手術器具
矢印はモノポーラー鑷子．フットスイッチで凝固と切開を切り替えることができる．切開，凝固，つまむ，剥離する動作がこれ 1 つで可能なため，器具を持ち替えないで操作できる．手術のスピードアップと不要な出血を防ぐのに有用である．糸は 7-0 ポリグリコール酸（PGA）吸収糸と 8-0 ナイロン糸を用いている．持針器（※）は眼科用の小型のものを用いている．これは手の中に収まり取り回しが楽にできる．

図 7.
局麻は 1％キシロカイン E と 1％アナペインを同量混合し 32 G 針を用いて皮下注する．針は皮下の血管に刺さないように，極浅く刺入する．左上眼瞼の皮膚切開を行う．皮下血管を切らない深さで切開する．
次にバイポーラーで縦方向に走る皮下血管を逐次凝固する．皮切の段階で皮下血管を切ると血管が眼輪筋内に潜り込んで出血斑を作るので，こまめに凝固する．

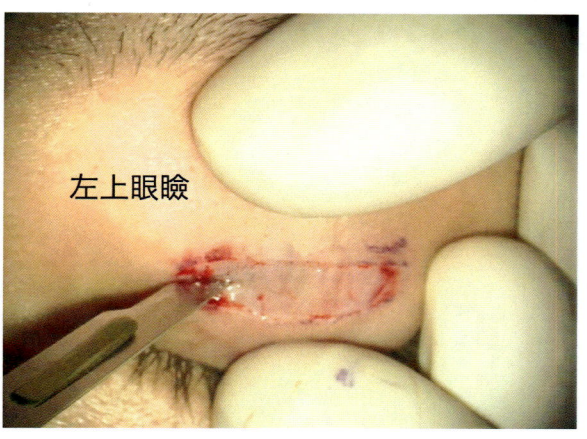

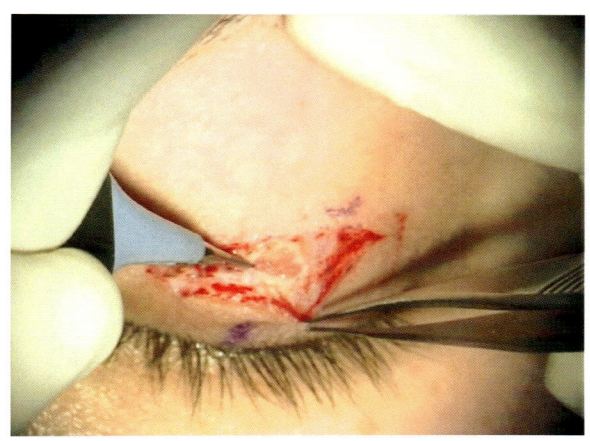

図 8.
モノポーラー鑷子で下方の創縁寄りで眼輪筋を切開しているところ

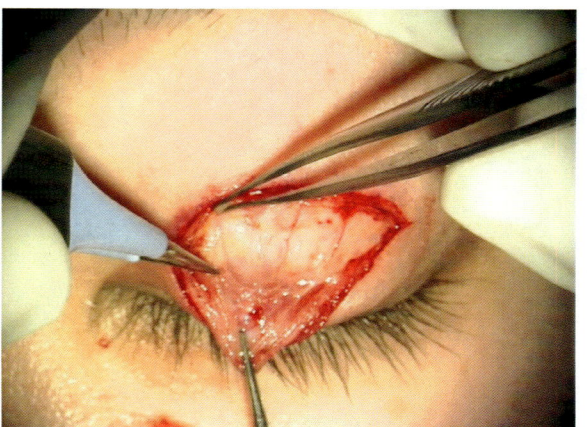

図 9.
眼輪筋直下を睫毛に向かって剥離する．筋肉へ行く小血管を適宜凝固する．縦方向に走る知覚神経に伴走する血管を凝固する．

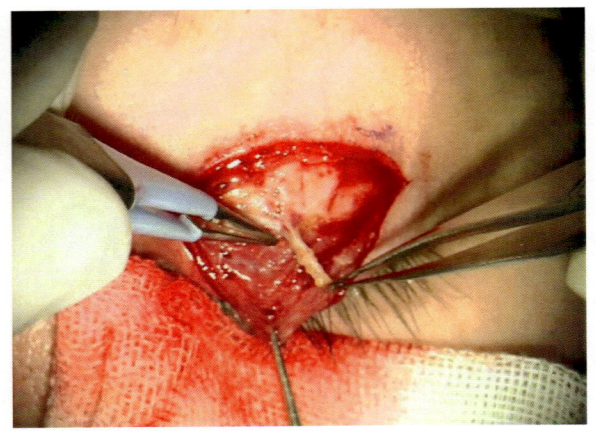

図 10.
瞼板上の levator expansion を切除し，創縁の内側から外側まで瞼板を露出する．
前転した腱膜と重瞼線の固定源になるので，瞼板上に薄い軟部組織が残らないようにしっかりと露出する．

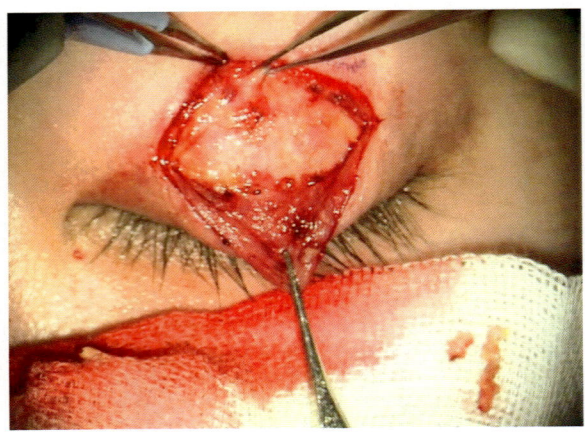

図 11. 露出された瞼板
瞼板の上縁から睫毛側へ 6 mm 程度，創縁の内側から外側まで露出した．腱膜の固定だけの場合は中央部の露出だけでよいが，ここでの重瞼術は皮膚の固定を瞼板に行うので，内側から外側まで露出している．

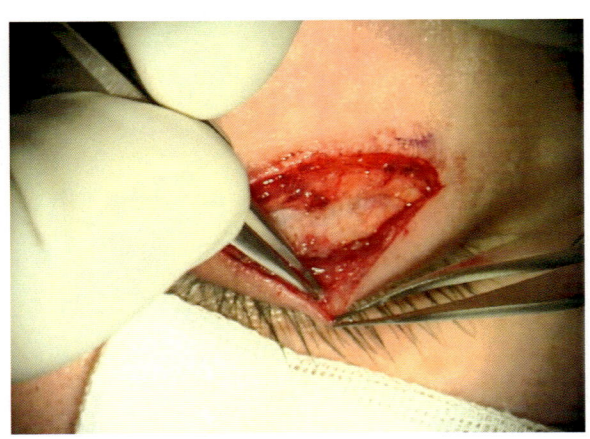

図 12.
バイポーラーを用いて，糸をかける創縁皮膚裏面の血管をあらかじめ凝固しておく．これをしておくと，皮膚固定の糸をかける時に皮下出血を予防することができる．

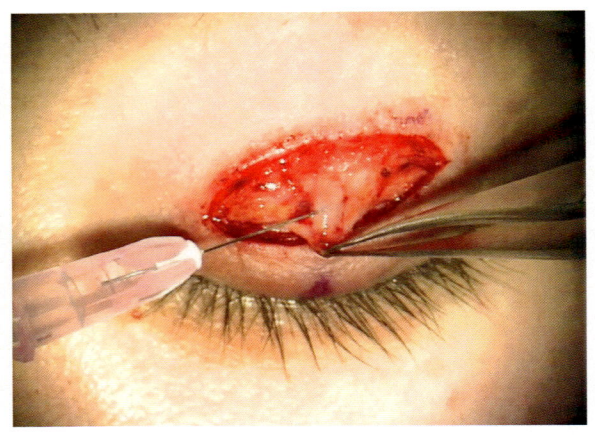

図 13.
隔膜の前縁を鑷子で把持し，隔膜内に局麻を少量注入し膨らませる．これにより隔膜を切開する時に，その下の腱膜に切り込まないで済む．

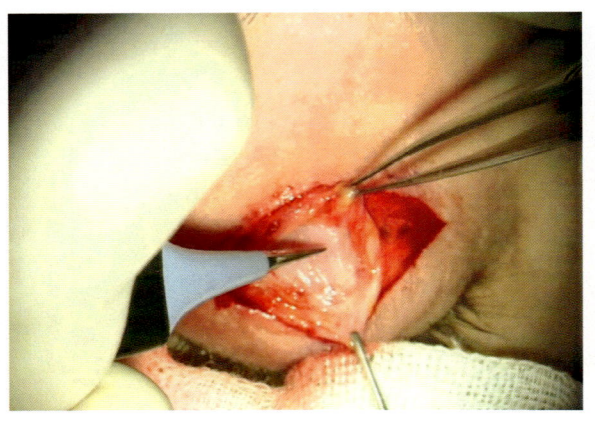

図 14.
隔膜をモノポーラー鑷子で切開し，その下に見える白い挙筋腱膜を露出する．
腱膜前転は 3 点固定を行うので，幅 10 mm 程度の切開でよい．

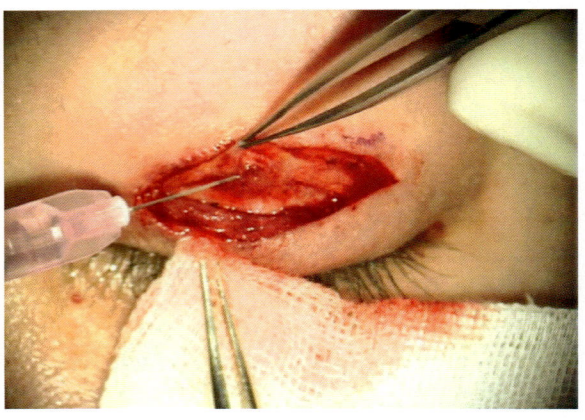

図 15.
次に腱膜を翻転して腱膜裏面にエピネフリンの入っていない 2%キシロカインを極少量注射する．ミューラー筋がエピネフリンで収縮すると，前転量が少なくなり，under correction となるため，それを防ぐためである．

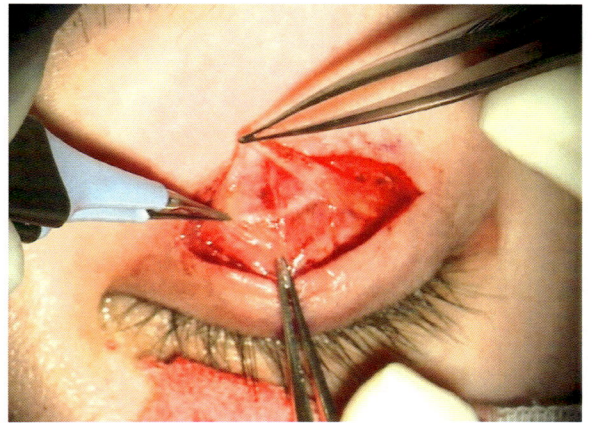

図 16.
隔膜先端(隔膜と腱膜は袋状になって連続しているので，頭側の鑷子で把持しているのは隔膜部)を把持してモノポーラー鑷子で腱膜裏面直下でミューラー筋との間を剝離する．尾側の鑷子で把持しているのはミューラー筋．腱膜が厚く白みを増した部分まで剝離する．

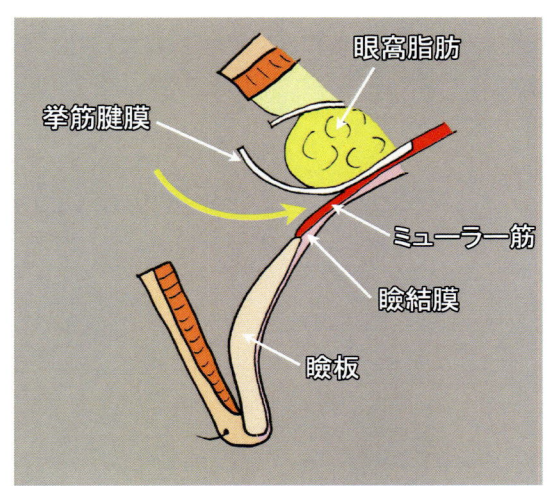

図 17．眼瞼の断面図
腱膜とミューラー筋の間を剝離する．

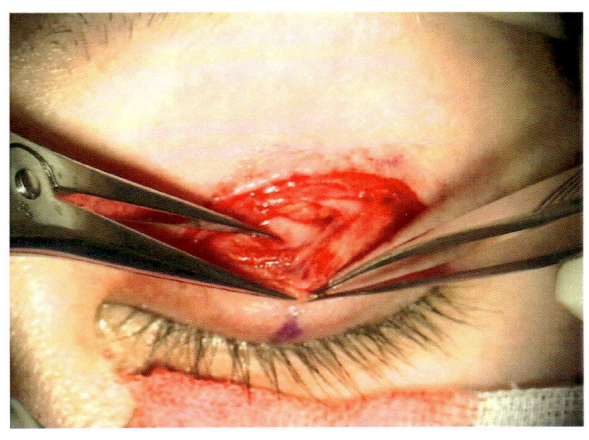

図 18.
腱膜裏面で，把持した隔膜先端から白く厚みを増した腱膜部の長さをカリパーで測定し，腱膜前面に同じ長さで印を付ける．これが腱膜の正中固定の刺入点になる．

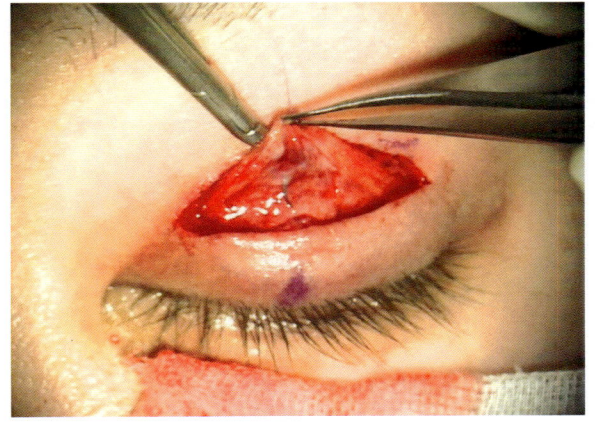

図 19.
次に印した点から 7-0 PGA 糸を刺入する．
その下のミューラー筋には糸がかからないようにする．

図 20.
瞳孔の中点を通る鉛直線上の皮膚に記した点よりやや内側で瞼板の中間層に針を刺入し，更に腱膜に通した後，緩まないように 5 回結紮する．瞳孔中点よりやや内側に固定すると，上眼瞼の瞼縁のアーチがきれいに出やすい．

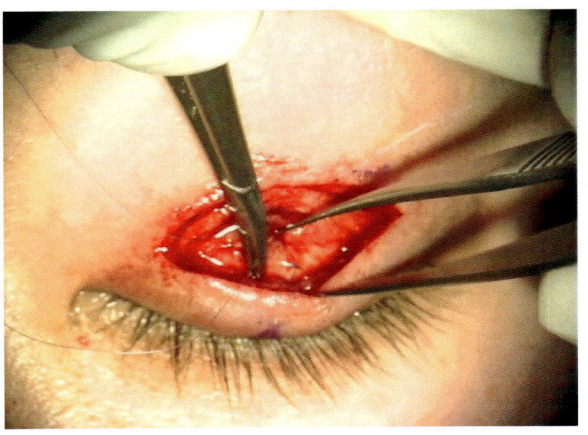

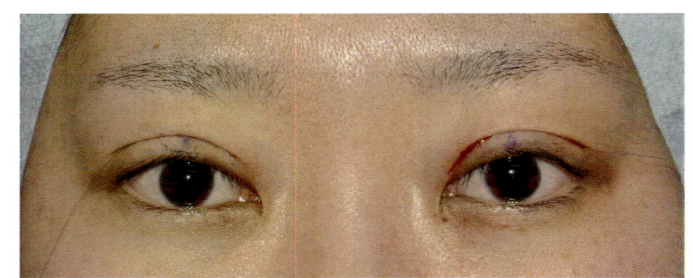

図 21. 両側の正中固定をしたら皮膚と腱膜を 8-0 ナイロン糸で仮固定して，坐位にして開瞼幅，瞼縁のアーチの形，そしてそれらが左右対称であるかを確認する．

最初の固定後開瞼の左右差があれば開瞼が足りない方を何 mm 追加前転するか，またアーチのピークが瞳孔上より内側か外側にずれている場合，瞼板への固定位置を外側や内側に何 mm ずらすか決めて，左右対称になるまで固定を繰り返す．通常上眼瞼縁が角膜上縁より 2 mm かぶる程度になるまで，腱膜前転を mm 単位で調整する．正中固定だけで開瞼とアーチが左右対称にならない場合，内側と外側の固定の調節だけで辻褄を合わせようとしてもうまく行かないことが多く，時間も無駄になるので，まず正中固定 1 点で対称になるようにすべきである．

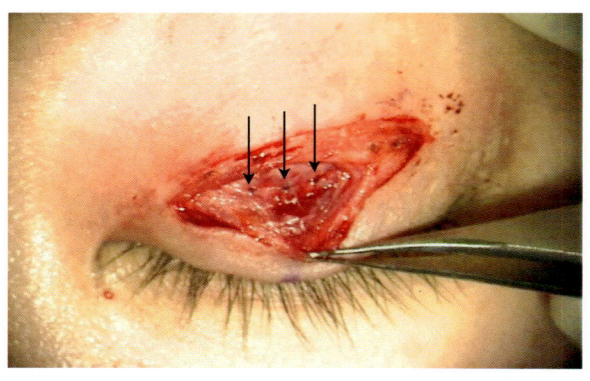

図 22.
正中固定で左右対称になったら，次に内側と外側の固定を行う（矢印）が，内側と外側の腱膜前転を 1 mm 程度増すと内側の立ち上がりと外側のアーチの高さが維持されて形がよくなる．
内側の立ち上がりが悪いと，猜疑心の目つきになり，外側が下がると小さな目に見える．また外側が上がると驚愕の表情になる．3 点固定の幅は通常 6 mm 以内に収まる．きれいなアーチを作るためと腱膜前転の固定力を増すために 3 点固定を行うので，1 点できれいな形になったとしても内側外側固定は行った方がよい．

図 23. 次に皮膚を瞼板に固定する．
下方の創縁において，皮膚に凹みを作らないように真皮から眼輪筋の端に 7-0 PGA 糸を通す．皮下の刺入点は創縁より 1 mm 下にして，最後の皮膚縫合時に皮膚同士の縫い代が残る位にする．この時針を皮下血管に刺入すると出血が皮下に広がり出血斑を作るので，その時すぐにモノポーラーで止血する．

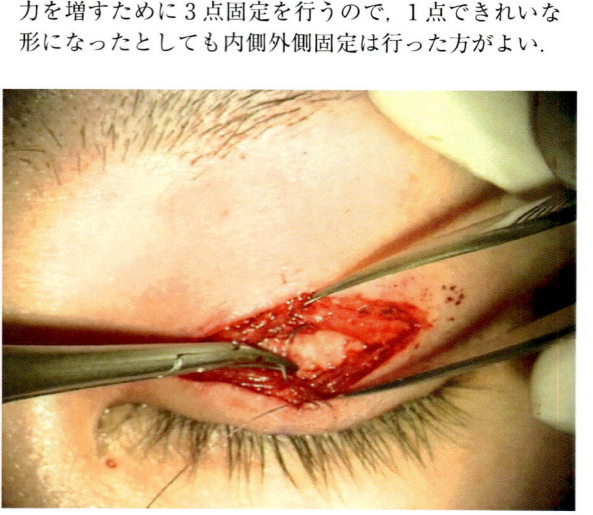

図 24.
次に針を瞼板の上層をすくうようにかける．
この時皮膚縁を瞼板の高い位置に引き気味にして縫合すると，睫毛の角度が上を向いたり瞼縁の粘膜が露出するので，皮膚を引っ張りすぎないようにして皮膚縁直下の位置で瞼板に固定する．

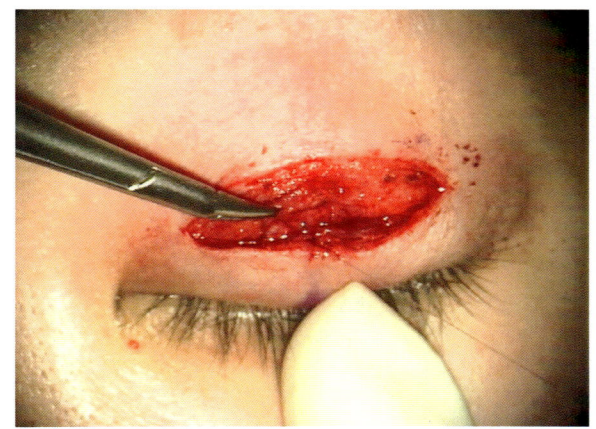

図 25. 糸を結紮して皮膚縁を瞼板に固定する．
両側の正中の皮膚固定が終わったら，再度坐位にして開瞼幅の左右差がないか，瞼縁のアーチがきれいにできているか確認する．

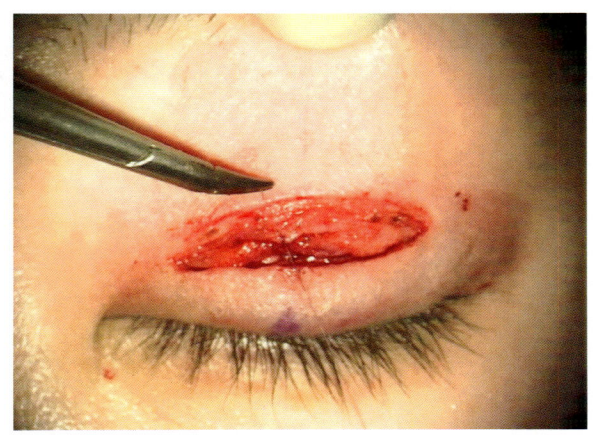

図 26. 次に最初に切開した隔膜同士を 3 か所縫合する．
これにより皮膚瞼板固定の上に眼窩脂肪や余った隔膜が垂れ下がるのを防止して，重瞼固定がより強固になる．

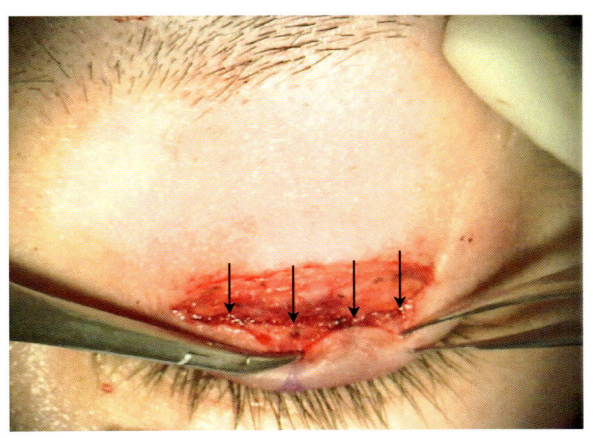

図 27.
皮膚縁の瞼板固定を 4 か所(矢印)に行う．

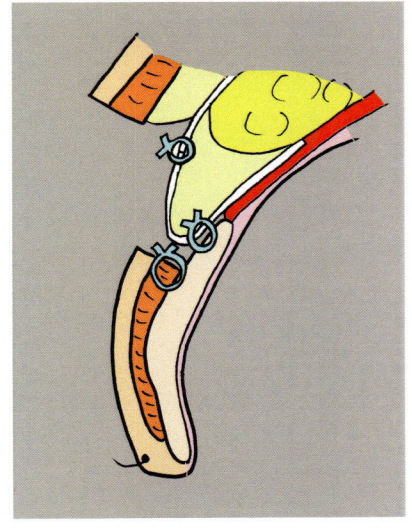

図 28. 腱膜前転固定，皮膚瞼板固定，隔膜縫合の状態

図 29.
8-0 ナイロン糸を用いて皮膚同士の結節縫合を行う．隔膜部の組織の厚みが瞼板部のそれよりも厚くなるため，上方の皮膚縁が下方の皮膚縁に乗り上げるように縫合される傾向があるので，皮膚縫合に際しては下方の皮膚をやや厚くすくい，上方の皮膚は薄くすくうようにして創縁に段差ができないように気を付ける．
また創の両端に dog ear を作らないようにはじめに内側端と外側の縫合を行っておくとよい．上方の皮膚縁が長めになるので，上方の皮膚縁を創の中心に少し寄せるようにして縫合すると皮膚は余らない．

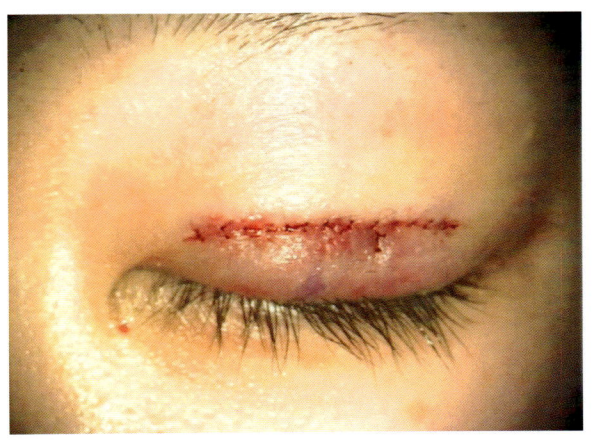

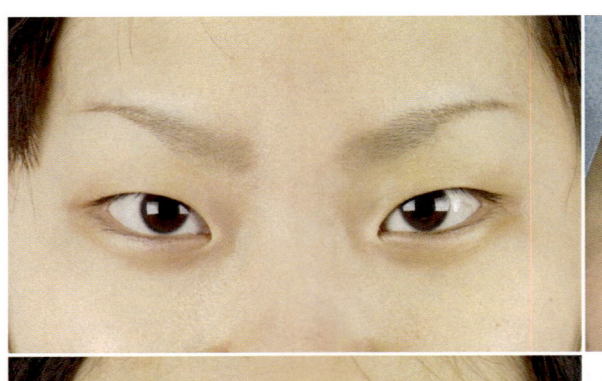
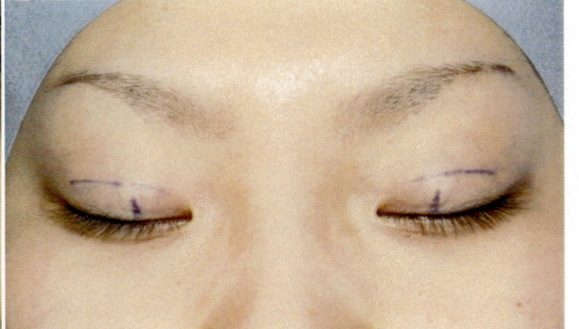
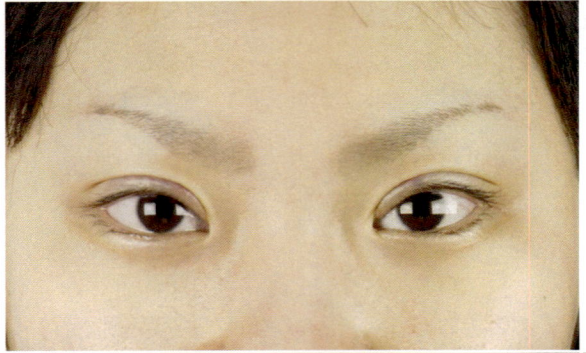
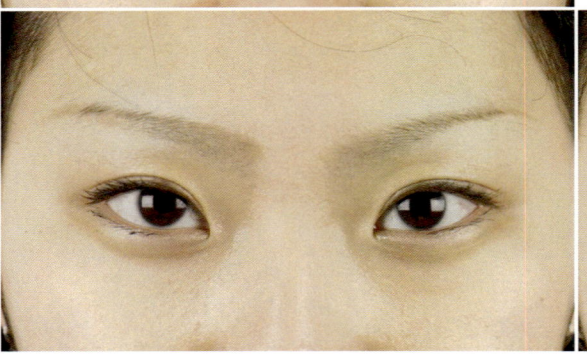
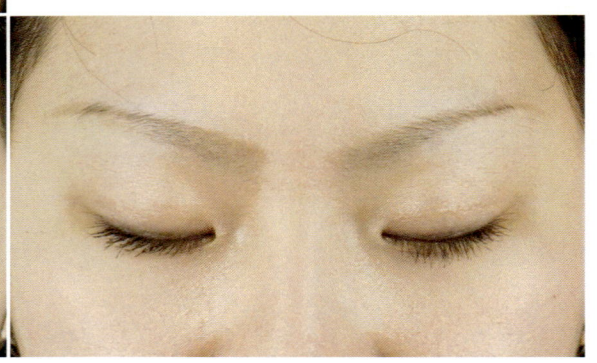

図 30.
症例：20 歳，女性
 a：術前．挙筋能は正常．睫毛内反もある．
 b：デザイン．切開線は皮膚を伸展させて瞼縁から 9.5 mm の高さである．
 c：術直後．挙筋腱膜前転は 3 mm．皮膚は瞼板に固定した．
 d：術後 6 か月．Pretarsal show は 3 mm
 e：術後 6 か月．閉瞼時．瘢痕は重瞼線と一致している．

まとめ

　一重は偽の眼瞼下垂と表現されることがあるが，実際に真の眼瞼下垂であることが多く[4]，挙筋腱膜の処理を行った方がいわゆる「目力」が出て，魅力的な目になることが多い．また眉毛が下がり，重瞼線の固定も弛みづらい．一方，弛みにくい重瞼線の固定をするために瞼板前組織を切除して瞼板を露出すること自体，levator expansion を切除することになり，結果として人工的に眼瞼下垂を作っていることになる．そのため腱膜の再固定や前転が必要になるとも言える．

　また重瞼線の固定は瞼板固定法が弛みが少なく確実性が高いが，皮膚を瞼板に固定するために皮膚の重さが瞼板にかかり，開瞼時の負荷が増すと考えられるので，そのために腱膜前転をして開瞼力を少し上げる必要があるとも推察している．

　本法によって開瞼幅を増すと眉毛が下がり，結果として見かけの重瞼幅が狭くなりがちである．見かけの重瞼幅を大きくするために瞼板高よりも高く皮膚切開すると，皮膚の固定源は隔膜か腱膜になるが，弛みが出やすいため重瞼線より尾側の皮膚が睫毛根部を覆って，寝ぼけた目に見える．そのため皮膚切開線は高くても瞼板高までとして，その時に皮膚の垂れ下がりが見かけの重瞼幅を狭く見せる時は見かけの重瞼幅を広くするため何 mm かの皮膚切除が必要になることがある．その際にも一度大きな重瞼を作ると，それを小さく

するのは難しいことが多いため，患者とよく検討することが大切である．

　もうひとつの重要なポイントは手術操作を手術用顕微鏡下で行うことである．眼瞼の繊細な解剖を把握しやすいだけでなく，組織を愛護的に操作することにより術後の腫れを最小限にでき，最終的な瘢痕もきれいにすることができる．ルーペを用いてもよいが，手術用顕微鏡の方が遥かに解像度が高く明るい視野が得られ，より質の高い手術ができる．顕微鏡下の手術に慣れるまで時間がかかるが，将来術者が高齢になって視力の問題が出てくる時期になっても，視力に関係なく繊細な手術を行うことができるので，ぜひ若いドクターには今から取り組むことをお勧めしたい．

文　献

1) Nohira, K., Shintomi, Y. : Partial-incision double eyelidplasty. Asian Facial Cosmetic Surgery. Park, J. I., ed. pp 33-41, Saunders, 2007.
   Summary　小切開法による瞼板固定法と翻転隔膜固定法について述べている．
2) Sayoc, B. T. : Plastic construction of the superior palpebral fold. Am J Ophthalmol. 38：556-559, 1954.
   Summary　皮膚瞼板固定法による重瞼術について述べている．
3) Fernandez, L. R. : Double eyelid operation in the Oriental in Hawaii. Plast Reconstr Surg. 25：257-264, 1960.
   Summary　腱膜皮膚固定による重瞼術について述べている．
4) 三宅伊豫子，平賀義雄：眼瞼下垂手術と重瞼術．日美外報．17(2)：85-91, 1995.
   Summary　眼瞼下垂手術と重瞼術の密接な関係について述べている．

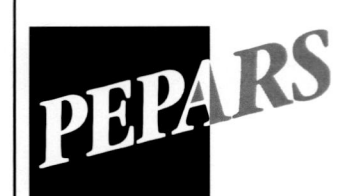

◆特集／眼瞼の美容外科 手術手技アトラス

切開式重瞼術：
切開式重瞼術は結果の予測が困難

福田　慶三*

Key Words：全切開法(full incision method)，重瞼術(double eyelid operation)，挙筋腱膜(levator aponeurosis)，ROOF；retro-orbicularis oculi fat

手技のポイント　　全切開法の手術で特に注意しているのは，皮膚切開のデザインと皮膚を縫合する際の腱膜の切除量である．皮膚の余りがあるとするなら，切開線の上側ではなく，下側に起こると考え，切開線の下側で皮膚を切除して皮膚が睫毛の上に垂れ下がってくるのを防ぐ．重瞼線の縫合は皮膚・腱膜・皮膚の順に糸を通して行い，皮膚切開線を5～6か所縫合する．この時，腱膜先端部の切除量や重瞼線の食い込みの深さをどうするべきかまだわかっていない．現時点では，閉瞼時と開瞼時でアンカーした5～6か所の皮膚がどれも均等に食い込むように腱膜上の固定点を調節するよう心がけている．

　切開法でも皮膚を切り取らないで二重を作るなら，埋没法で作る二重と同じ仕上がりになると私は信じている．切開法は埋没法に比べ，二重の食い込みが浅くなったり，ラインが消えてしまったりすることが少ないという利点がある．切開法の中でも全切開法を選択すれば余剰皮膚を切り取ることができるため，埋没法よりも広い二重を作成することができ，睫毛の上に被さる瞼板前部の皮膚を取り除くことができる．

　しかし，術後の二重の左右差や幅が予定と異なるといったトラブルは切開法の方が頻繁に起こる．埋没法に比べて全切開法では仕上がりを予測しにくいと私は実感している．

　二重の幅を決定する因子として，睫毛から重瞼線(切開線)までの距離・重瞼線の食い込み具合・目の開き・眉毛の位置を挙げることができる．このうち，術中に調整可能なものは切開線の位置と重瞼の食い込みである．開瞼は基本的に変わらないと考えているが，術後に開瞼が重くなる症例も稀にみられる．眉毛の高さに関しては予測不可能である．

　皮膚切開と縫合に関してある程度コントロールができるとは言うものの，それすらわかっていないことがたくさんある．例えば，どういう場合に皮膚切除をするのが適切なのか？　皮膚切除を行う場合にはどこからどれだけの量の皮膚を切除するのが正しいのか？　どの程度腱膜を切除して皮膚と縫合するのがよいのか？　という質問に対して私は自信を持って答えることはできない．

　全切開法で作成する重瞼は予測が困難であるというのが私の意見である．とは言うものの，現状できる範囲で患者の希望に応えるために，私が行っている手術法を紹介する．

* Keizo FUKUTA，〒104-0061　東京都中央区銀座5-5-7　ニュー銀座ビル6号3階　ヴェリテクリニック銀座院，院長

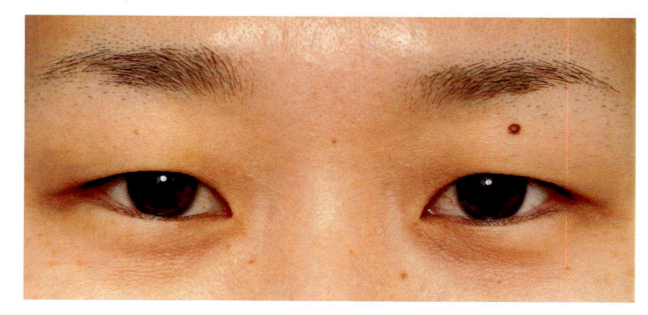

図 1.
平行型二重を希望

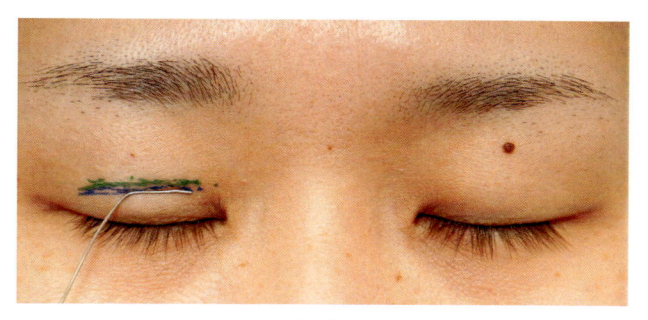

図 2.
青線2本と緑線1本を重瞼線の候補として描いてある．
一番下の青線にブジーを当てている．

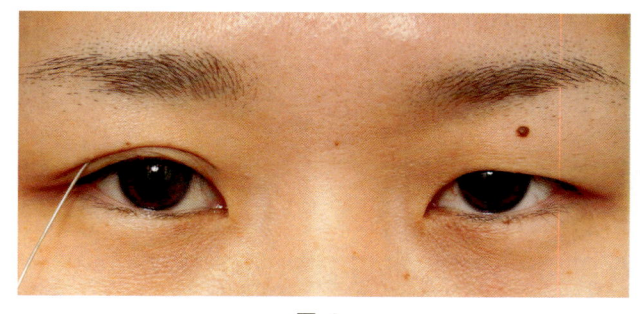

図 3.
一番下の青線にブジーを当てながら，開瞼してもらった．
この時，まぶたの動きにあわせてブジーを持ち上げる．
強く押し上げないように注意する．睫毛の上の皮膚の被
さりは気にならない．この位置で重瞼線を作成しても平
行型の二重になる．

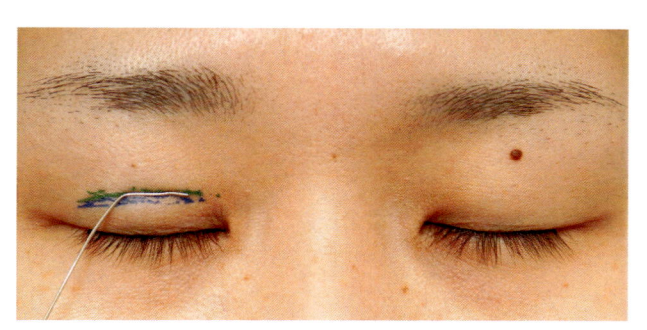

図 4.
一番上の緑の線にブジーを当てている．

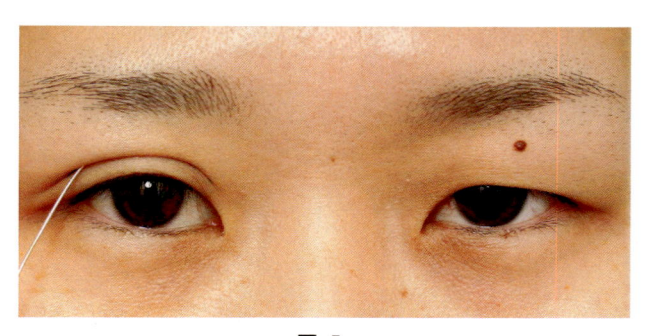

図 5.
緑の線にブジーを当てたまま，開瞼してもらった．一番
下の青線のデザイン（図3）に比べると二重はかなり広く
なっている．睫毛の生え際に皮膚が被さっている．患者
はこの緑線のデザインで作る広い二重を希望した．

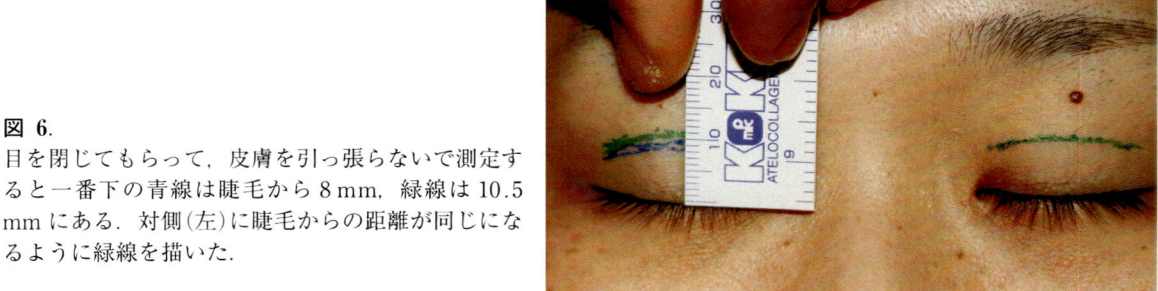

図 6.
目を閉じてもらって，皮膚を引っ張らないで測定す
ると一番下の青線は睫毛から8 mm，緑線は10.5
mmにある．対側（左）に睫毛からの距離が同じにな
るように緑線を描いた．

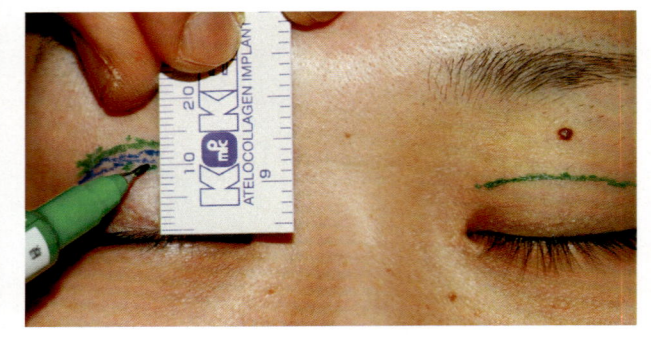

図 7.
睫毛が外反しない範囲で強めに皮膚を上方に引っ張って測定すると，睫毛から緑線までの距離は 13.5 mm である．皮膚を引っ張った状態で睫毛から 10 mm の高さに緑色でマークしている．

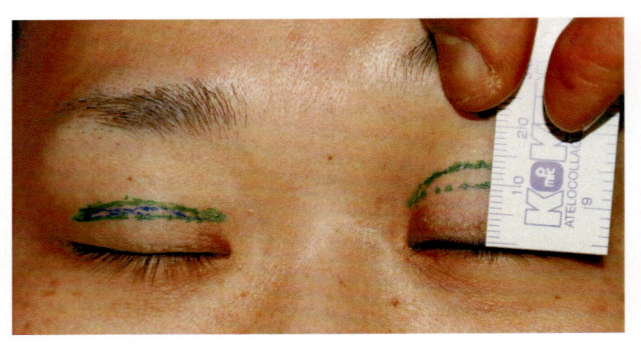

図 8.
皮膚を引っ張った状態で睫毛から 10 mm の高さに睫毛縁と平行になるように線を引く．対側でも同様にデザインする．この時，引っ張った状態と引っ張っていない状態の両方で測定して，左右のデザインが同じであることを確認する．

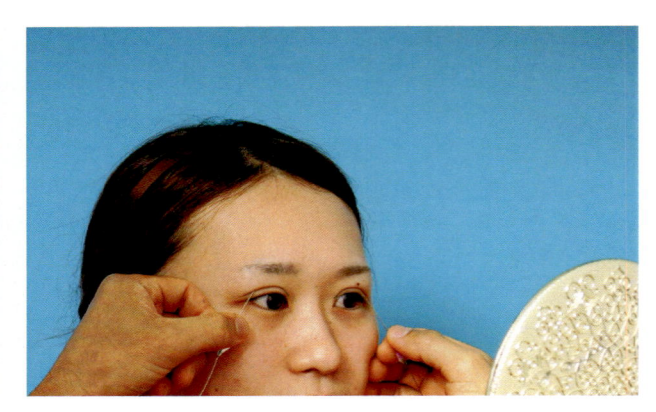

図 9.
両側の上の緑線にブジーを当てて，二重の幅を確認する．原則として，左右のデザインは同じにしている．

※局所麻酔は片側 1 cc ほど注射する．内出血を避けるため，30 G の注射針を用いて，針先を浅く皮膚に刺入して少しずつ何か所にも注入する．
皮膚を切開する時は助手に瞼を左右に引っ張らせて皮膚表面に緊張を持たせて行う．

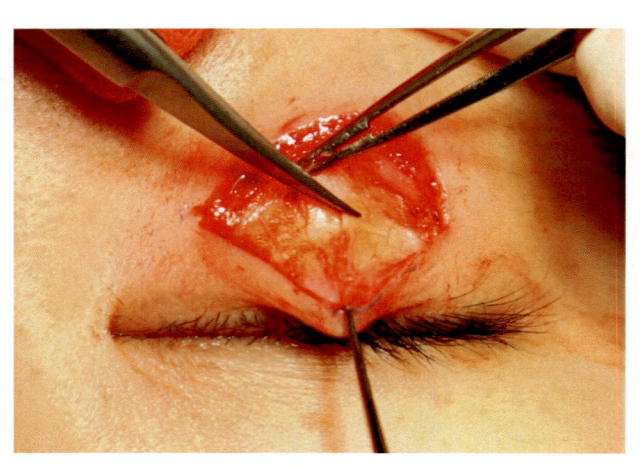

図 10.
皮膚の下の眼輪筋を切開するとその下に隔膜が白っぽい組織として確認できる．隔膜の下には眼窩脂肪が存在し，それが透見できることが多い．隔膜は下縁で挙筋腱膜に移行する．鑷子で隔膜をつまみ上げ，眼科剪刀を用いて隔膜の下縁を切開するところである．

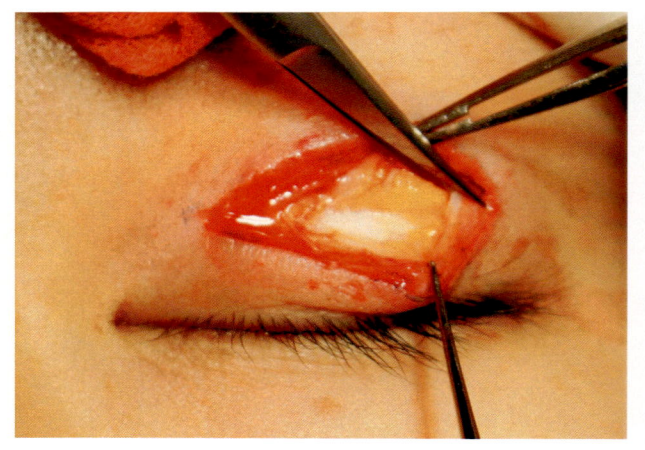

図 11.
隔膜を切開すると眼窩脂肪が確認できる．隔膜の下縁を皮切の内側から外側まで切開する．眼窩脂肪を持ち上げるとその下に白く光る挙筋腱膜が確認できる．

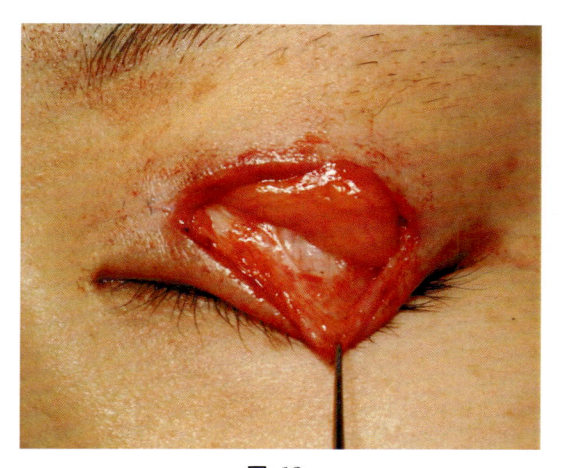

図 12.
切開された隔膜の下側の端(腱膜の先端)をスキンフックで下方に牽引している.

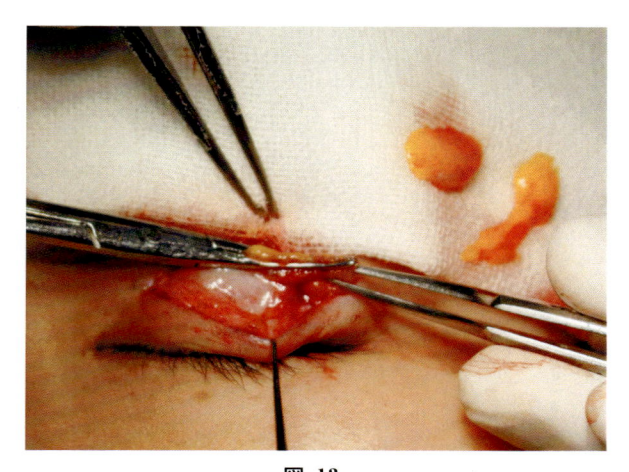

図 13.
この時点で上方の皮膚断端からはみ出してくる眼窩脂肪は切除する.止血を確実に行うため,眼窩脂肪はモスキート鉗子で挟んでからはさみで切り取り,断端をバイポーラで焼灼する.

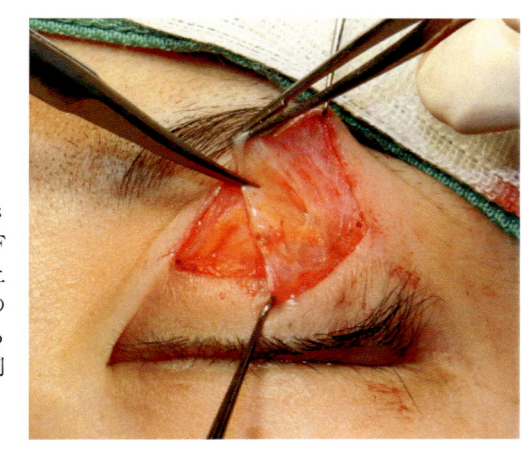

図 14.
この症例では上眼瞼から眉毛にかけて膨らみが大きく,上まぶたが厚ぼったいため隔膜前脂肪とROOFを切除する計画である.フックを用いて切開線より上方の皮膚と眼輪筋を上方に牽引し,切開された隔膜の下端を下方に牽引すると,眼輪筋とその下に存在する隔膜前脂肪の境界が確認できる.眼輪筋を脂肪から剥がすように眼科剪刀で剥離を上方に向かって進める.

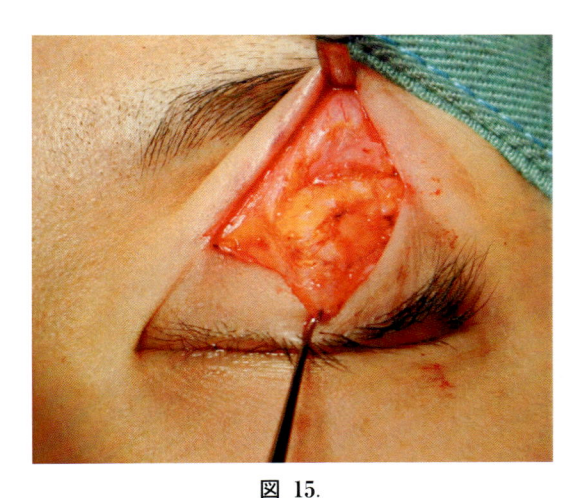

図 15.
この症例では眉毛の下縁まで眼輪筋下面を剥離した.眼輪筋下面の脂肪組織が展開されている.

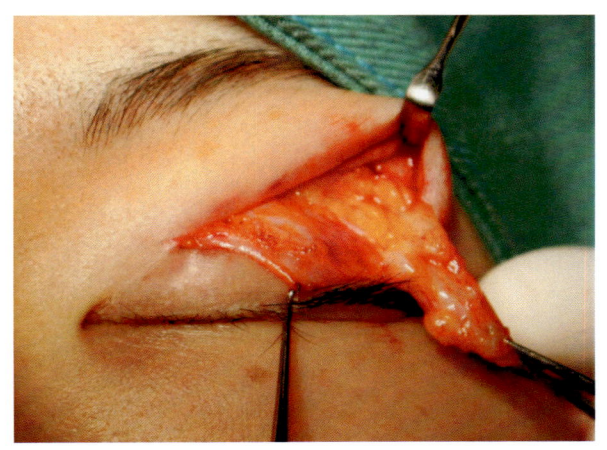

図 16.
隔膜の表面に付着した隔膜前脂肪を隔膜から鋭的に剥離する.この時,できるだけ隔膜を破らないようにする.隔膜表層の剥離を上方に進めると眼窩骨上縁に到達する.眼窩骨上縁付近では骨の形に沿った凹みがでないように,隔膜前脂肪組織を少し残す.続いて眼窩上縁の骨膜上を剥離してROOFを骨膜から剥がす.

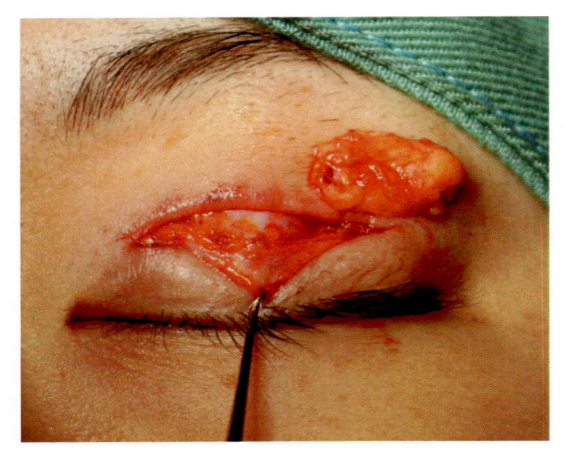

図 17.
ROOF の前面と後面の剥離が計画した脂肪の切除範囲まで到着したら，上縁と外側縁を切断して ROOF を摘出する．この時，眼窩上動静脈と顔面横動脈や sentinel vein との交通枝を切断することがあるので，十分止血する．

図 18.
閉瞼させて挙筋腱膜を下方に広げると，腱膜の先端が睫毛側の皮膚に被さる．皮膚や腱膜に緊張を加えない状態で，下方の皮膚に被さる腱膜の範囲をマークする．

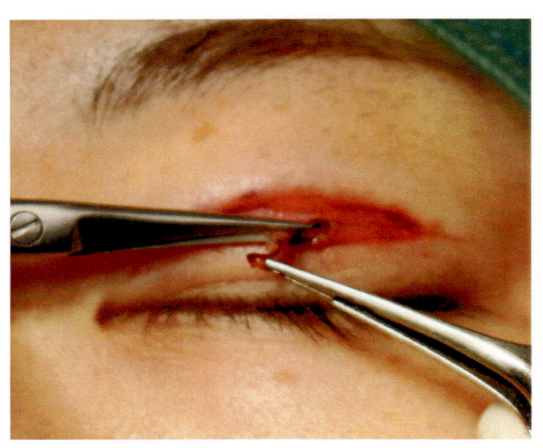

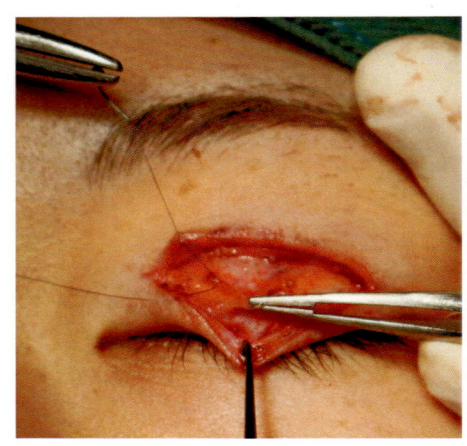

図 19.
マークした範囲の腱膜を切除する．

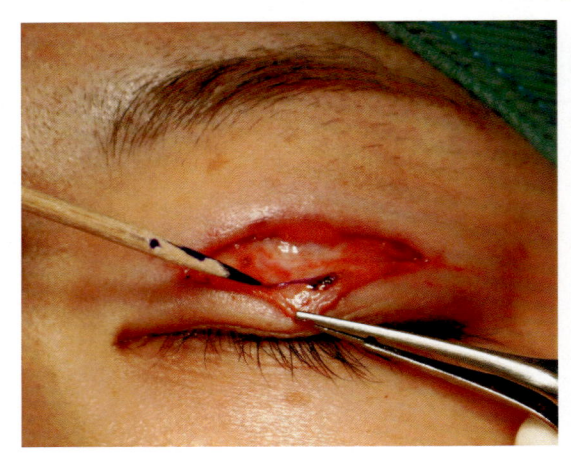

図 20.
挙筋腱膜先端に皮膚縫合線を癒着させるため，皮膚・腱膜・皮膚の順に糸を通して切開線の内側から外側まで 5 か所縫合する．皮膚を縫合する際に傷口からはみ出してくる眼窩脂肪があれば切除する．

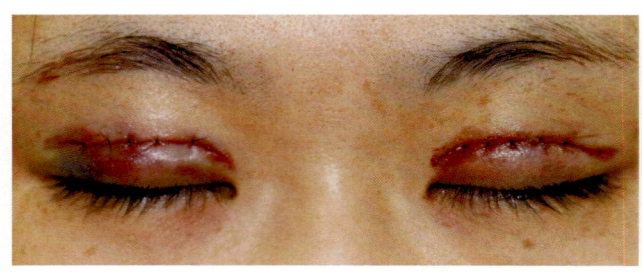

図 21.　　　　　　　　　　　　　　　　　　　　　　　　　　　　　　　　　a|b
 a：両側とも 5 か所ずつ皮膚切開線を腱膜と縫合した．右側の外側から 2 番目の縫合の食い込みが浅いように見える．左側では外側から 1 番目と 2 番目の食い込みが強い印象を受ける．どの程度の食い込みが適切なのかよくわかっていないというのが現状である．現時点では，閉瞼時と開瞼時でアンカーした 5 か所の皮膚がどれも均等に食い込むように注意している．もし 1 点が他に比べて食い込みが浅すぎる，あるいは深すぎると判断された時には，腱膜に糸を通す位置を変更して修正する．
 b：開瞼させてみると左の目尻側の二重が二股になっている．

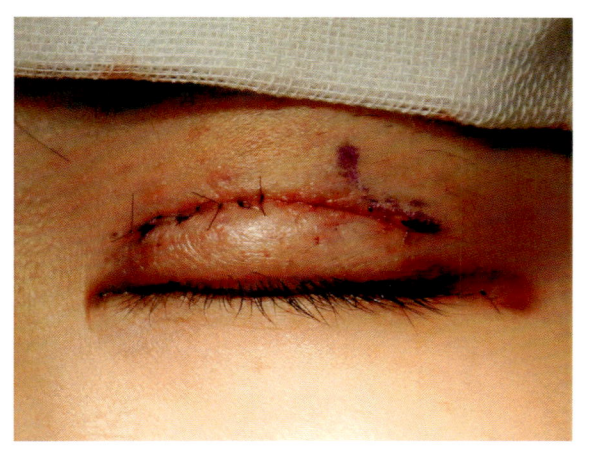

図 22.
5か所の縫合よりさらに外側に皮膚と腱膜の縫合を追加してみたり，外側のアンカー縫合の食い込みを浅くしたりして二股の修正を試みたが，修正できなかったので，dog ear 修正の要領で二股の部分の皮膚を切除して修正することにした．

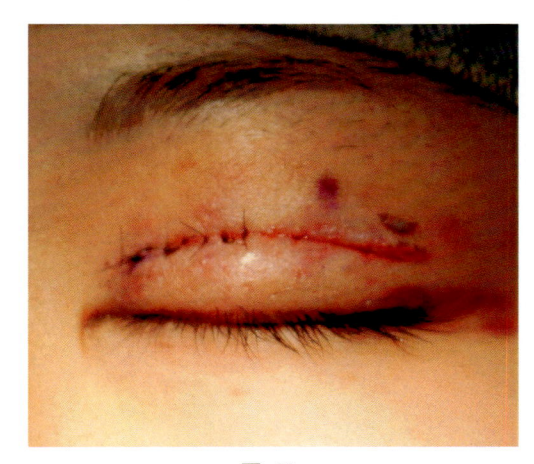

図 23.
左の重瞼線の外側で皮膚を 1 mm 幅で切除した．

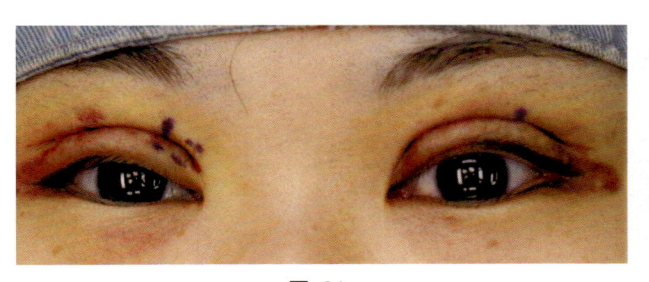

図 24.
皮膚を腱膜に縫合して確認．二股は修正されている．

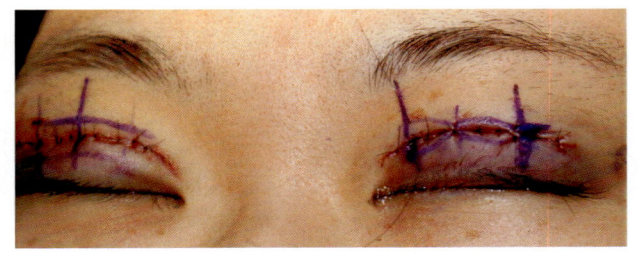

図 25.
予定外線の予防のため，皮膚縫合線をまたぐようにマットレス縫合を 3 か所に施し，皮膚縫合線に沿って二重が折りたたまれた状態を保てるように袋とじという操作を行っている．

図 26.
袋とじが完了した状態．何とか閉眼できている．袋とじの抜糸は術後 3 日目に，重瞼線の抜糸は 7 日目に行う．

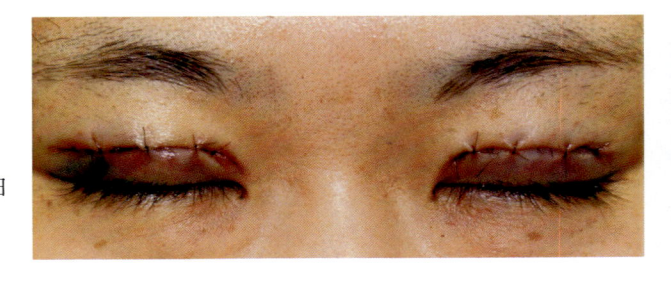

まとめ

重瞼術というのは計画通りに二重を作りたくてもままならない，非常に難しい手術であると私は思う．

皮膚を切除する必要があるのかないのか？ も
し切除する場合，切除範囲を囲む 2 本の線のうち，どちらができあがりの重瞼を決定するのか？ 眼窩脂肪を切除するとどのような形態変化が起こるのか？ 皮膚切開線を腱膜にアンカーする場合，どの程度の食い込みを作ればよいのか？ これ以外にも，術後に眉毛がどの程度下がってくるの

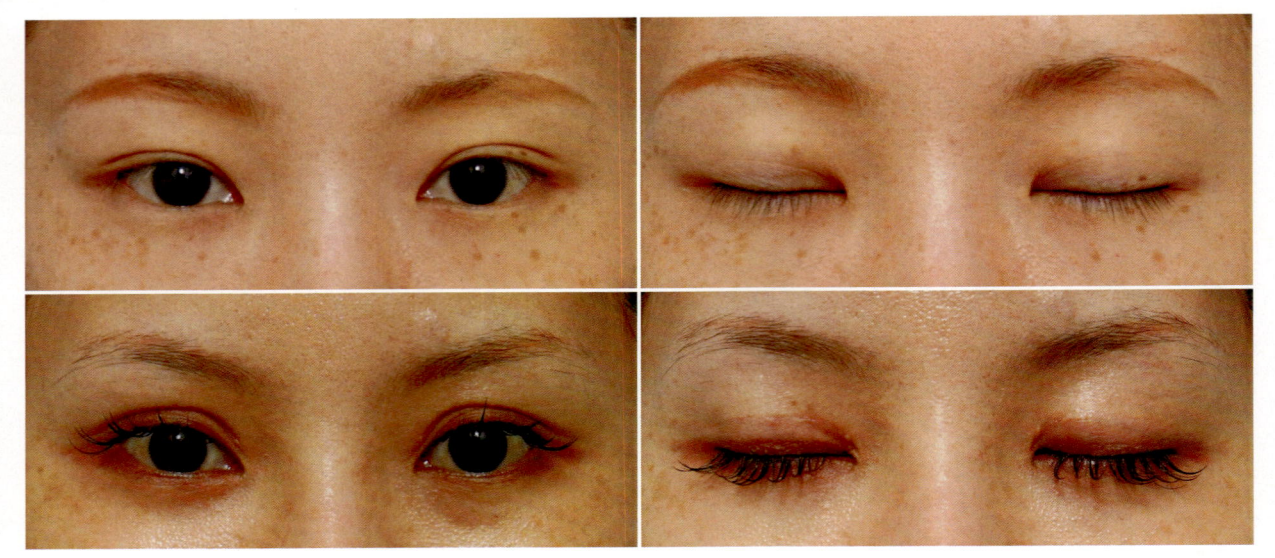

図 27. 症例 1

a：術前．二重の幅は十分広いように見えるが，アイメイクをしてアイラインを引くと奥二重のように見えてしまうので，二重幅を広くして欲しい．そして，目頭で二重が隠れる末広型の二重を平行型にしたいと希望
b：閉瞼時．重瞼線が内側で蒙古襞の下になる．
c：全切開法で重瞼幅を広くした術後 5 か月の状態．少々二重が広すぎるようにも見えるが，アイメイクをすると二重が広すぎるという印象は全くない．
d：術後の閉瞼時，重瞼線は陥凹して見えない．内側の重瞼線は蒙古襞より上にある．

a	b
c	d

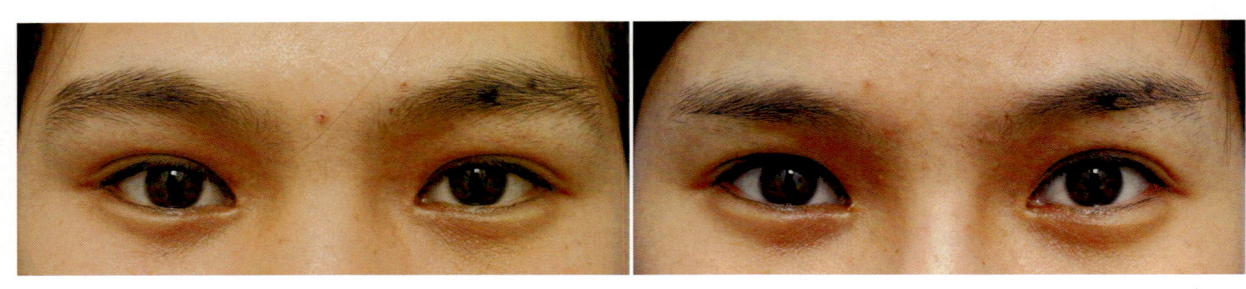

図 28. 症例 2

a：術前．上まぶたが厚ぼったく，外側では眼瞼から眉毛部まで膨らみが張り出している．
b：全切開法と ROOF 切除の術後 2 年の状態

| a | b |

か？ 開瞼力が弱まりはしないのか？ 皮膚切開線と腱膜の癒着は術後にどの程度ゆるむのか？さらに，手術完了時に認められる二重の左右差はその場で修正すべきか？ あるいは，1 週間後に修正するべきか？ それとも，数か月してから修正するべきか？ といった問いに対する答えはわかっていない．

今回報告した術式は私の経験則から現時点では最善の方法と考えて行っている方法であるが，今後上に述べたような謎が明らかになって，より再現性の高い手術が可能になることを切に望む．

文 献

1) 菅原康志, 福田慶三ほか：セレクト美容塾 眼瞼. 第 2 版. 克誠堂出版, 2009.
2) 藤井勝善, 福田慶三, 青山 久：切開式重瞼術後の瞼裂縦径と眉毛高の変化について. 形成外科. 46(8)：837-843, 2003.

Monthly Book

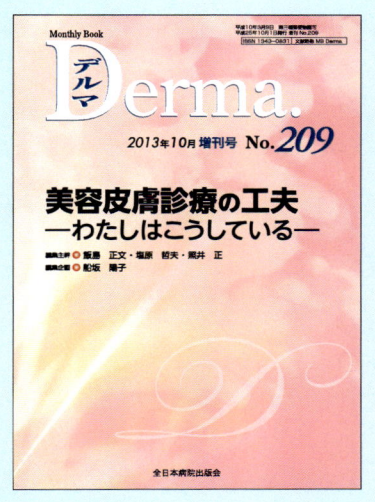

デルマ Derma. No.209

皮膚科臨床医のための総特集形式オールカラー月刊誌

美容皮膚診療の工夫
―わたしはこうしている―

2013年10月増刊号 好評

編集企画：船坂陽子（日本医科大学准教授）
編集主幹：飯島正文・塩原哲夫・照井 正

定価：本体5,400円＋税　B5判　212ページ
ISBN：978-4-88117-872-0

すぐに役立つ美容皮膚診療のコツがふんだんに盛り込まれた増刊号．各種レーザー機器や注入療法，ピーリング療法などの最新知識をぜひ本書から吸収してください．

目次

Ⅰ．治療の取り組み
- 光老化に対する対策……………市橋　正光
- しみ治療………………………船坂　陽子
- 痤瘡治療………………………乃木田俊辰
- しわ治療………………………山下　理絵ほか
- 美容皮膚科診療を行うコツ……長濱　通子

Ⅱ．レーザー・光治療のコツ
- ルビーレーザー／アレキサンドライトレーザー……門野　岳史ほか
- 色素レーザー…………………河野　太郎ほか
- 脱毛レーザー…………………葛西健一郎
- 低出力1450 nmダイオードレーザーによる痤瘡瘢痕治療……………川田　暁
- エルビウムグラスフラクショナルレーザーによる痤瘡瘢痕治療……………高松　紘子ほか
- 炭酸ガスフラクショナルレーザーによるニキビ瘢痕治療…………木村有太子ほか
- 炭酸ガスフラクショナルレーザーによる眼瞼周囲皮膚たるみの治療……実川久美子
- 高周波（radio frequency；RF）……藤本　幸弘
- Fractional RF…………………古村　南夫
- 低出力Q-スイッチNd：YAGレーザーによる肝斑の治療………………秋田　浩孝
- Q-スイッチNd：YAGレーザーを用いたレーザートーニング治療……佐藤　典子ほか
- IPL治療―わたしの工夫………根岸　圭
- 日光角化症に対するPDT………秋田　洋一ほか
- 痤瘡に対するPDT………………朝山　祥子

Ⅲ．手技・知識を深める
- しわ・たるみに対する注入療法……征矢野進一
- しわに対するボトックス療法……今泉　明子ほか
- 多汗症に対するボトックス療法……大嶋雄一郎
- グリコール酸ピーリングのコツ……山本　有紀
- サリチル酸マクロゴールピーリングのコツ……………上田　説子ほか
- 日光角化症に対するケミカルピーリング……………上中智香子ほか
- ニキビ痕に対するTCAピーリング……………北野　幸恵
- レチノイド療法…………………吉村浩太郎
- サンスクリーン剤の使い方……髙木　奈緒ほか
- サプリメント療法………………市橋　正光
- アンチエイジングドック………山田　秀和

全日本病院出版会
〒113-0033 東京都文京区本郷3-16-4　Tel：03-5689-5989
http://www.zenniti.com　Fax：03-5689-8030
おもとめはお近くの書店または弊社ホームページまで！

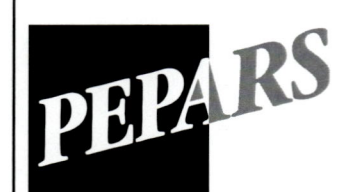

◆特集／眼瞼の美容外科 手術手技アトラス

切開式重瞼術：
皮膚切除を伴う切開式重瞼術

倉片　優*

Key Words：重瞼術(double eyelid operation)，二重瞼(double eyelid)，切開法(incision method)

手技のポイント　切開法による重瞼術を行う際に，筆者は原則として皮膚の切除を行っている．その目的は安定した重瞼を作成すると同時に，睫毛上の皮膚のたるみを除去することにある．睫毛上のたるみが取れることにより，よりすっきりとした重瞼を作成することが可能となる．
　瞼板前組織の除去は過剰に行えば，より取れにくい強固な重瞼の作成が可能となるが，閉瞼時にひきつれたような不自然な状態を作り出すことがあるため，薄く瞼板前組織を残すようにしている．薄く残すことにより，皮膚との固定が容易になるという利点もある．

　目もとの変化はその人の印象を大きく変える要因の一つである．巷にはアイプチに始まり，つけまつ毛，まつ毛エクステンション，黒目を大きく見せるコンタクトレンズなど，眼もとの雰囲気を大きく変化させるグッズが溢れ返っている．そして，それらを駆使してまるで別人かと思うような目もとの変化を作り出している．ただ，アイプチなどによる二重作成の場合，皮膚のかぶれが生じたり，腫れぼったい眼では難しかったり，毎日のことなので面倒だったりといった理由で，美容外科の門をたたき永続的な二重を希望する患者さんは多い．私たち美容外科医が二重を作るとなると，大きく分けて埋没法，切開法ということになる．日によっては二重になったり，1回アイプチをすると剝がしても何日か持つ，瞼の薄い人などは埋没法によってもよい結果を得ることができるが，それでも緩む可能性は否定できない．また現在ではインターネットの普及により，患者自身が多くの情報を簡単に得ることができるため，より確実な方法として切開法を初めから望んでくる患者も

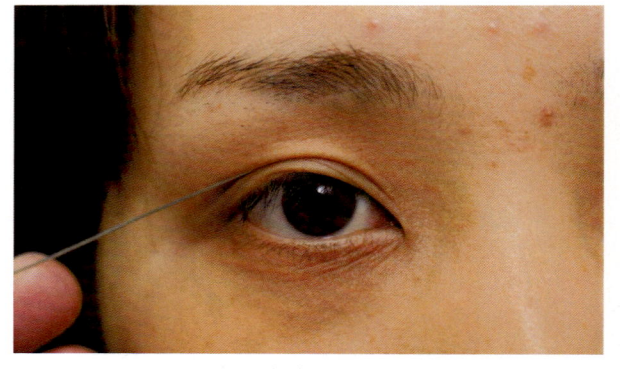

図 1. 術前のデザイン
座位で患者に手鏡を持たせ，ブジーで上眼瞼皮膚を押さえ重瞼を作成し，患者の希望を聞きながらデザインを決定する．この際，睫毛上の皮膚にたるみが生じていることがわかる．

多い．私自身は埋没法はやはり仮縫い的な印象が拭えないため，よほど条件が整わない限り埋没法は選択せず，十分なインフォームドコンセントのもと切開法を勧めるようにしている．切開法も小切開や部分切開ではなく，全切開でしかも原則として皮膚切除を行っている．
　本稿では，私が行っている切開法による重瞼術につき，その手技やポイントなどを解説する．

---

* Masaru KURAKATA，〒102-0074　東京都千代田区九段南 4-3-9　クリニカ市ヶ谷，院長

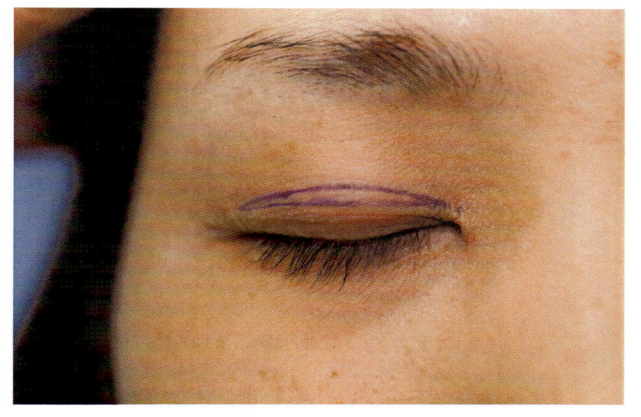

図 2.
ブジーで押さえたラインが眉毛側の切開線となり，睫毛上に生じた皮膚のたるみを取るために睫毛側の切開線をデザインする．睫毛側の切開線の位置の決定は経験則によるところが大きいが，通常軽く上眼瞼皮膚を伸展させた状態で睫毛から 6～8 mm 程度の位置となる．

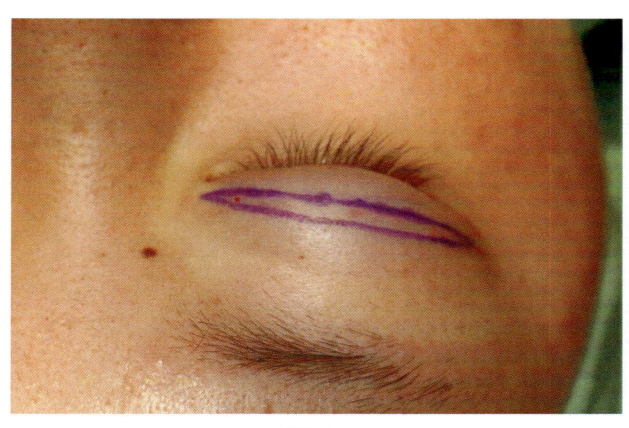

図 3.
約 2～3 cc の 1% キシロカイン E を皮下に注射し，皮膚を緊満させ切開を容易に行う準備とする．

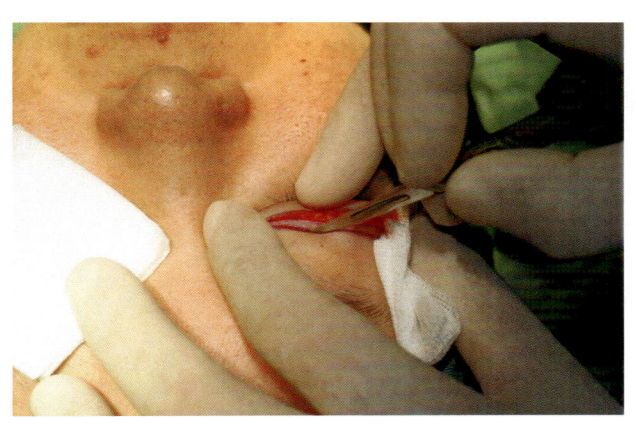

図 4.
左手指で皮膚に緊張を与え，まず睫毛側の切開を皮膚に垂直に行う．次いで眉毛側の切開を行うが，この際やや眉毛側にメスを傾けるようにすると，デザイン通りに切り易い．

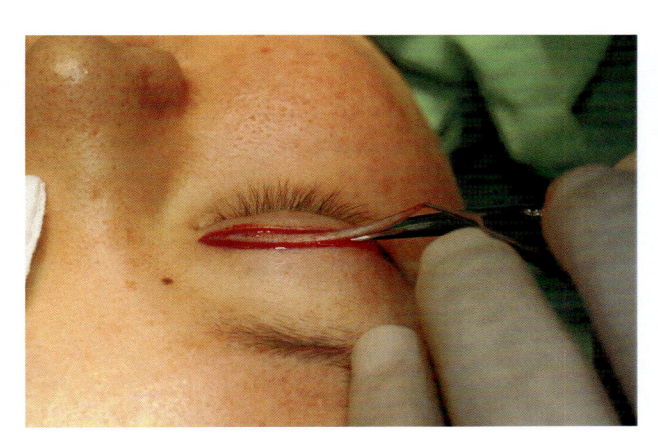

図 5. 皮膚を剪刀で切除する．

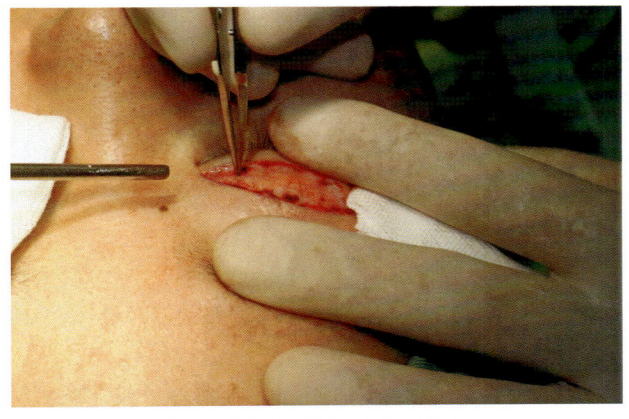

図 6. 止血は丁寧に十分に行う．

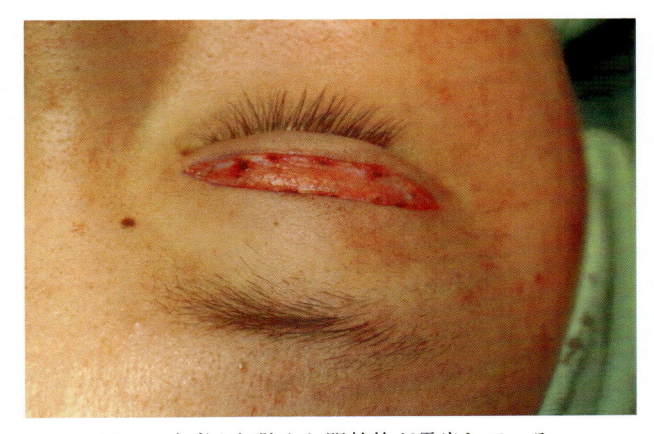

図 7. 皮膚が切除され眼輪筋が露出している．

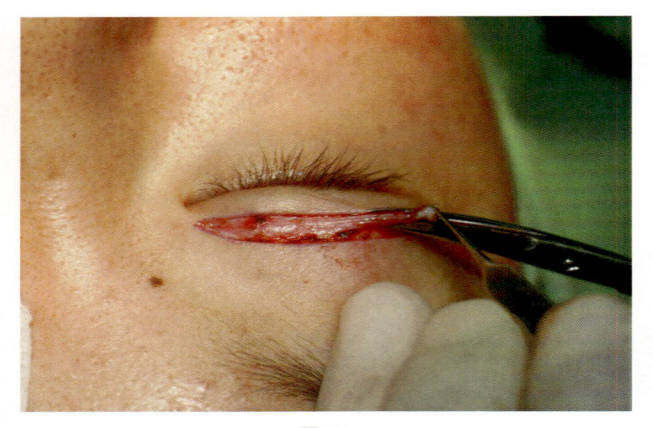

図 8.
睫毛側より紡錘形に開いた創の約 2/3 程度の眼輪筋を睫毛側よりで切除する．眉毛側よりでの眼輪筋の切除は，三重瞼の予防のため避けるよう注意する．

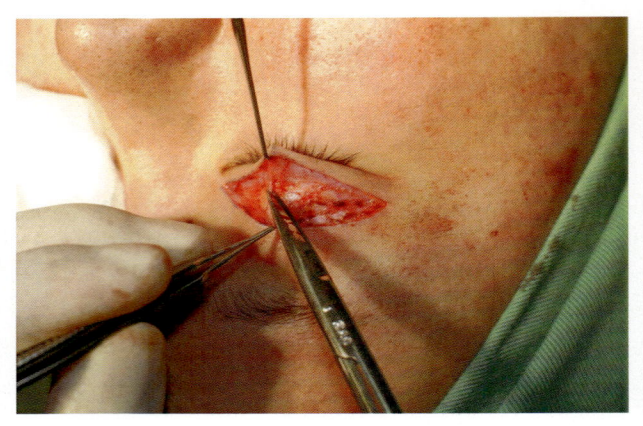

図 9.
瞼板前組織を剝離し，瞼板上に薄く組織を残すようにし，余剰の瞼板前組織は切除する．瞼板前組織を過剰に切除すると重瞼は強固になるが，閉瞼時にやや不自然となることがあるので，薄く組織を残している．

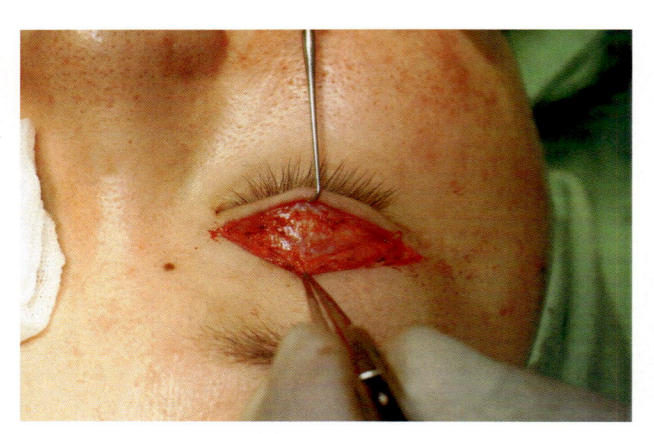

図 10. 瞼板前組織を薄く残した状態

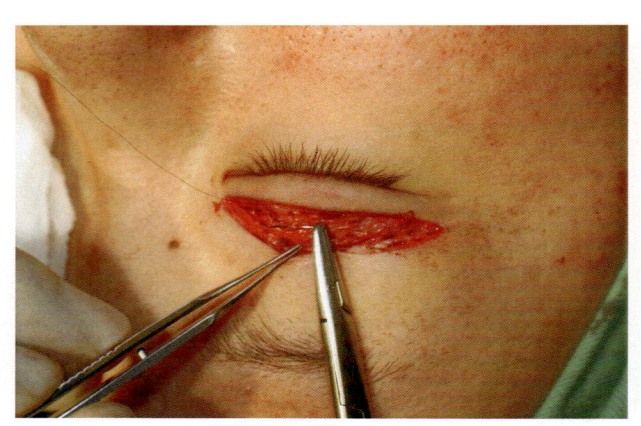

図 11. 皮膚と瞼板前組織を 7-0 ナイロンで結節縫合する．

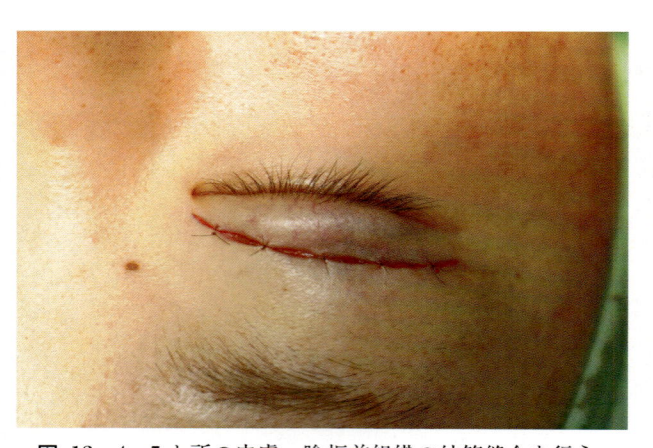

図 12. 4～5 か所の皮膚，瞼板前組織の結節縫合を行う．

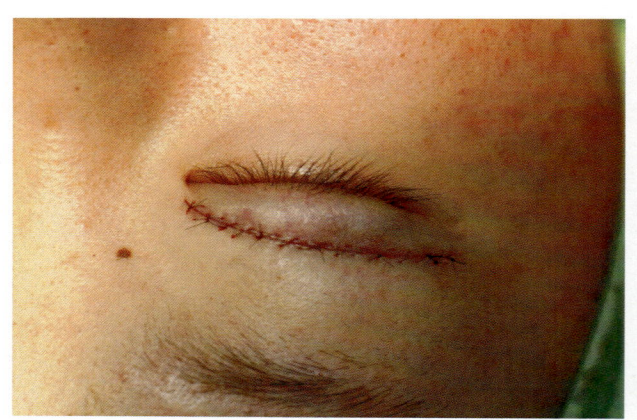

図 13. 7-0 ナイロンの連続縫合で創を閉鎖する．

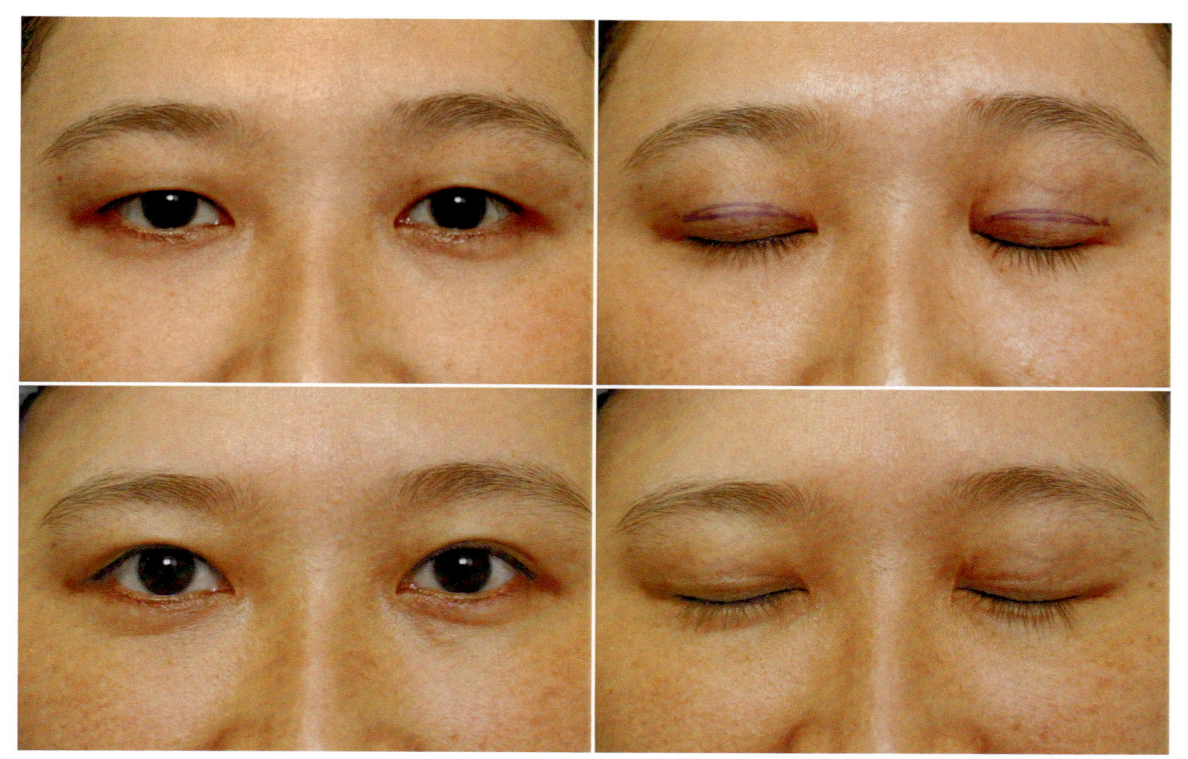

a	b
c	d

図 14. 症例 1：32 歳, 女性
末広型の重瞼希望(a). 睫毛より 6 mm の位置から約 2 mm 幅の皮膚の切除を行い(b), 重瞼術を行った. 術後 1 年目の開瞼時と閉瞼時を示す(c, d).

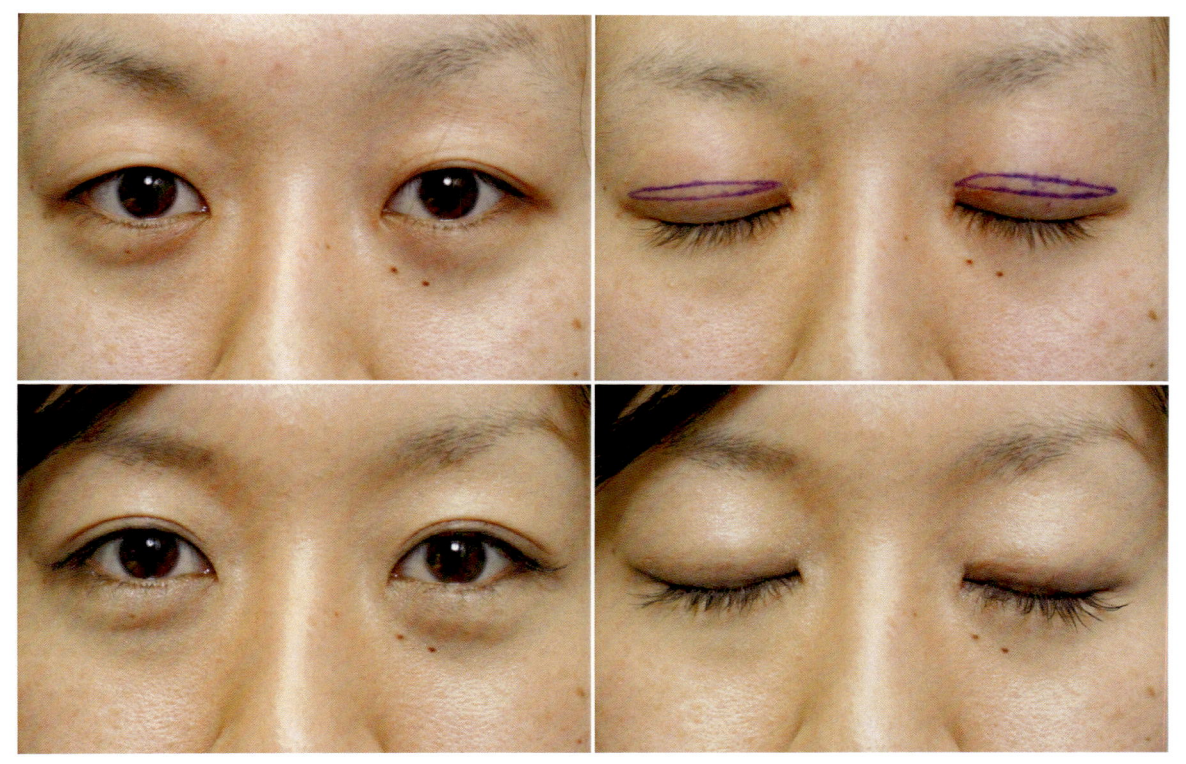

a	b
c	d

図 15. 症例 2：24 歳, 女性
平行型の二重を希望(a). ブジーによるシミュレーションで蒙古ひだの上に重瞼ラインが作成できると判断し, 目頭切開を行わずに平行型の重瞼を作成することを計画した. 睫毛より 7 mm の位置から約 3 mm の皮膚切除を行い(b), 重瞼術を行った. 術後 5 か月目の開瞼時と閉瞼時を示す(c, d).

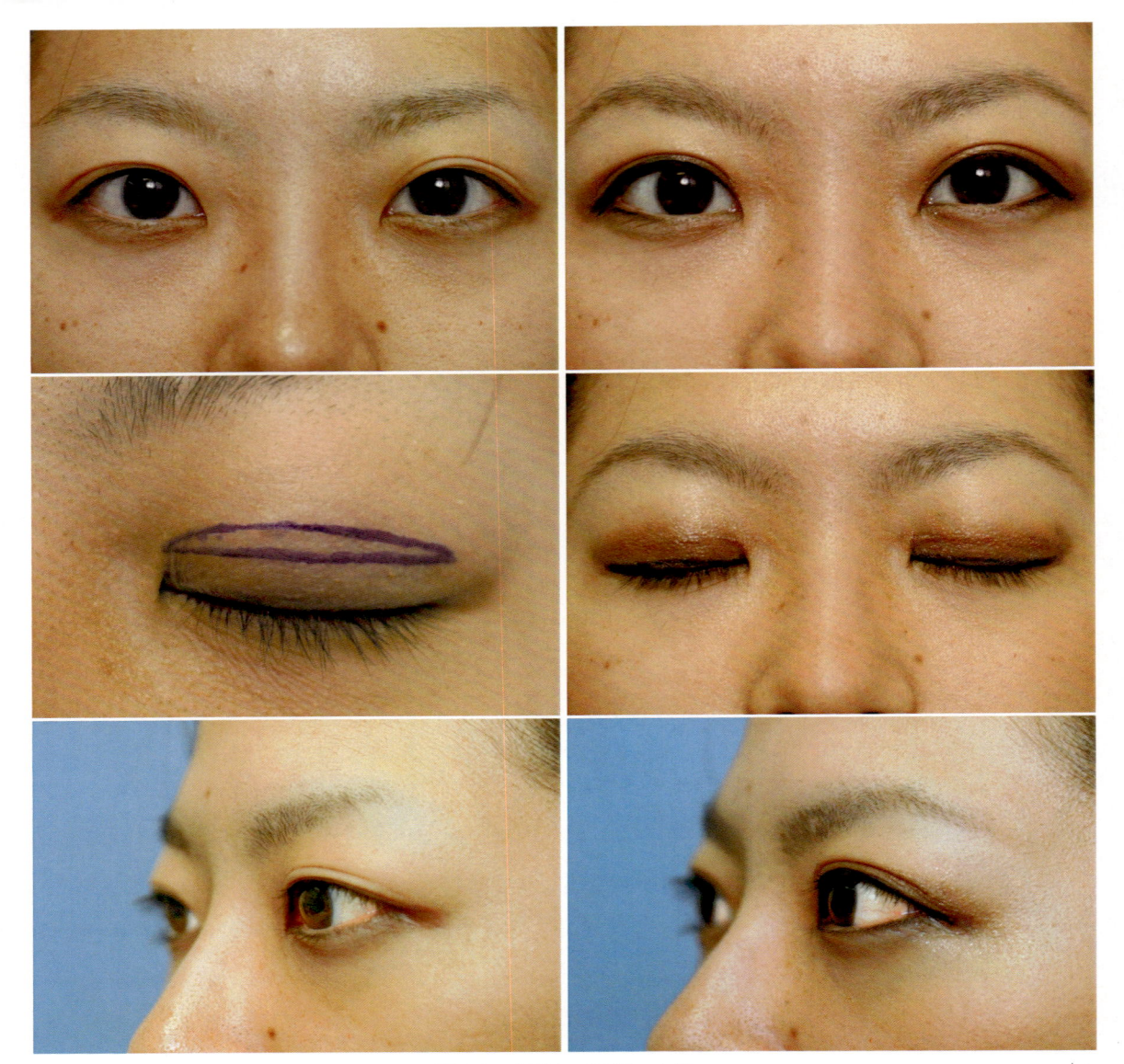

図 16. 症例 3：25 歳，女性
すでに重瞼であるが左右差がある．平行型の二重を希望し，また睫毛の上に皮膚が被さりアイラインが引きにくいという訴えもあった．すでに右側では蒙古ひだの上に重瞼ラインが浅くできていたため，その位置に合わせて平行型の二重を作成することを計画した．睫毛より 7 mm の位置から約 3 mm の皮膚切除を行い，重瞼術を行った．左右ほぼ対称の重瞼が作成され，睫毛上の皮膚のかぶりも減少し，アイラインが引きやすくなったとのことである．
a，c：術前，b：デザイン，d～f：術後

a	d
b	e
c	f

まとめ

　二重の手術は美容外科手術の中でも非常にポピュラーであり，埋没法という非常に簡便な方法が存在するため，尚更広く受け入れられている手術だと思われる．もちろん術後のダウンタイムや瘢痕などのことを考えれば，埋没法は優れた術式であるが，確実性を考えると切開法の適応は意外に多いと考えている．古くは西洋人に憧れ，非常に幅の広い重瞼を望む方が多かったようである

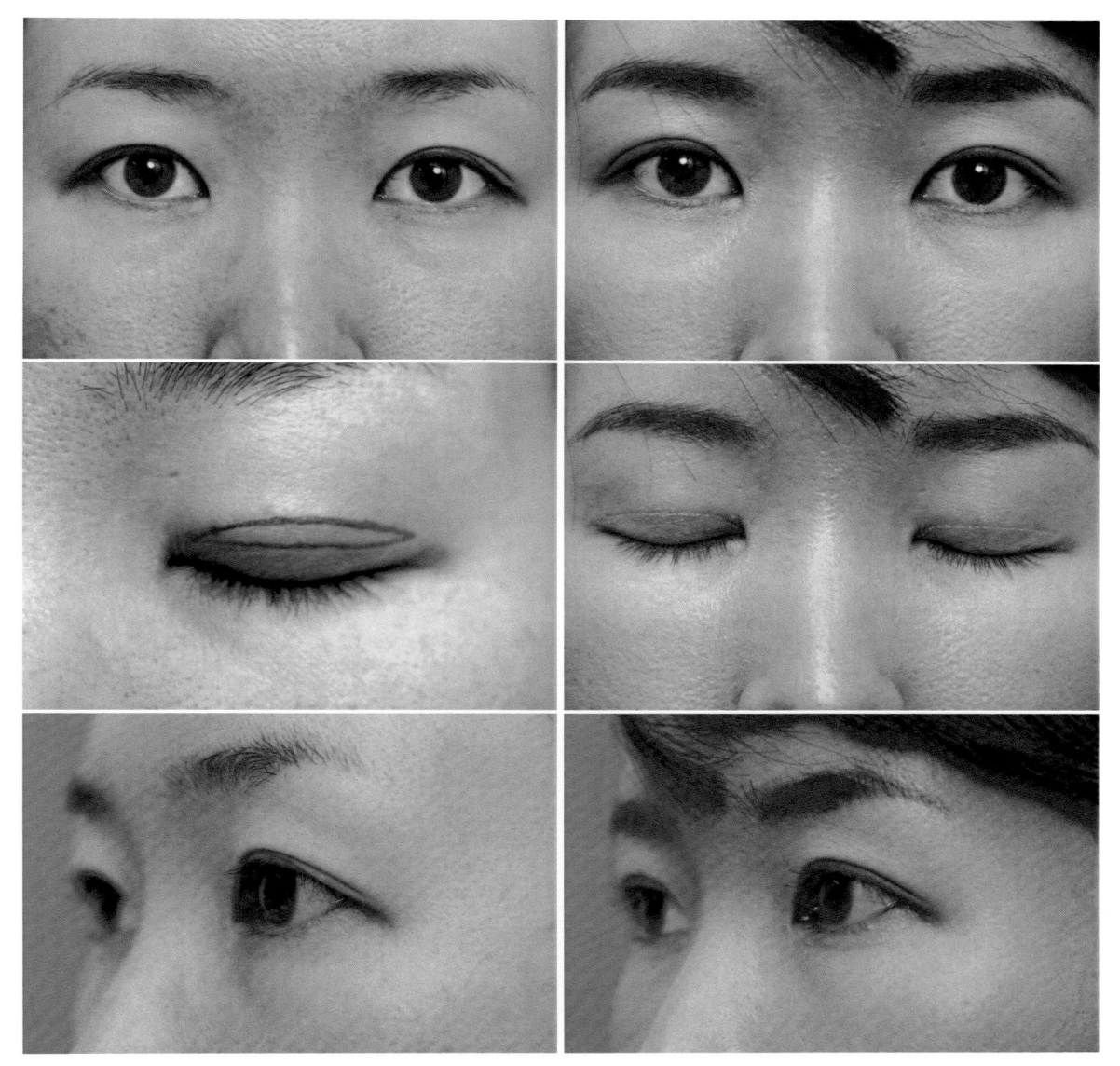

a	d
b	e
c	f

図 17. 症例 4：28 歳, 女性
すでに重瞼であるが, 左右差があるため, 右側は今よりも広く, 左側は皮膚のたるみを取り, 左右の大きさを合わせたいとの希望があった. 睫毛より 7 mm の位置から約 3 mm の皮膚切除を行い, 重瞼術を行った. 術後 6 か月目の開瞼時と閉瞼時を示す(d〜f). ノーメイクでは瘢痕自体は目立たないが, メイクをすると写真(e)のように化粧がたまることがある. 術前後の斜位を比較すると, 睫毛上のたるみが改善していることがわかる. このように皮膚の切除を行うことにより, アイラインが引きやすくなるといったメリットがある.
a, c：術前, b：デザイン, d〜f：術後 6 か月

が, 現在は化粧映えする自然な重瞼を希望する患者が多いように思う. アイライン一つをとってみても, 埋没法で作成した重瞼は皮膚を切除できないことから, どうしても希望の重瞼幅を作るために重瞼ラインを高くする必要があるため, 開瞼時に睫毛と重瞼ラインの間の皮膚にたるみができてしまい, アイラインが引きにくいという欠点がある. 私が切開法において原則として皮膚を切除するのには, この欠点を解消する目的が一つある. また, 私が部分切開法や小切開法を選択しない理

由もここにある．切開法を行うということはたとえ，目立たなくなるとはいえ少なからず瘢痕を残すことになるので，そのためには最大限の効果を得るべきではないかと考えている．

また，二重を希望される患者は一重とは限らない．もともと二重であっても左右差があったり，睫毛上に皮膚が被さりそれが気になっていたり，埋没法を行った後だったりと様々な患者がいる．そのような症例にも切開法は有用な方法であり，特に埋没法を行ったことがある患者は，将来的な不安を感じ埋没糸を取りたいといった要望もあるため，切開法により確実な視野のもと埋没糸の抜糸を行うことができるといった利点がある．

このように，切開法は適応を十分に吟味し，十分なインフォームドコンセントのもと行うことにより非常に有用な方法と考える．

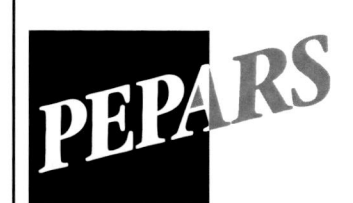

◆特集／眼瞼の美容外科 手術手技アトラス
上眼瞼形成術：重瞼線アプローチ

酒井成身[*1] 酒井成貴[*2]

Key Words：上眼瞼(upper eyelid)，上眼瞼形成術(blepharoplasty)，眼瞼下垂(eyelid ptosis)，二重瞼(double eyelid)

手技のポイント 上眼瞼の余剰皮膚がかぶさってきて開瞼しても上眼瞼の皮膚が邪魔になると眼瞼下垂と同じようにうっとうしく，美容的にもこの余剰皮膚は切除したい[1)〜4)]．この切除には皮膚だけを切除する場合と，眼瞼下垂も修正する場合がある．特にハード・コンタクトレンズを長期装用していた場合は眼瞼下垂を合併する場合が多い[5)]．眼瞼挙筋や挙筋腱膜が伸びても下垂が軽度の場合は挙筋や腱膜の短縮[6)7)]，下垂が重度になると筋膜移植により前頭筋に吊り上げたりすることが必要となる[8)]．皮膚の切除部位には眉毛下での切除[9)]と重瞼線部での切除があるが，皮膚のみを切除する場合は眉毛下でも重瞼線部でもどちらでもよい．重瞼線部がしわで三重瞼になっていたり，眼瞼下垂を合併している場合は重瞼部分での皮膚切除がよく，眼瞼下垂の修正がしやすく合理的である．ただ重瞼線部からのアプローチでは，重瞼線の幅を考えたり，左右対称の幅にしたり，睫毛の上向き方向を整えたり，手技的にいろいろな要素が含まれてくる．その時に，腫れぼったい上眼瞼においては脂肪切除することも美容的には必要である[10)]．

重瞼線からのアプローチの手術手技

1．デザイン（図1，2，4）

余剰皮膚を重瞼部分で切除すべく，鑷子などで摘み切除幅を決める．上眼瞼から外側まで伸ばして重瞼に沿った紡錘形にデザインするが，皮膚に余剰部分が多い場合にはいわゆるカラスの足跡部分まで切除するように，外眥部で瞼裂を越えて10〜15 mm 外側まで伸ばす．切除幅は瞼縁より5〜6 mm 離し，それを出来上がりの重瞼線の位置とし，その頭側の皮膚を摘まんで取れるだけの幅を描く．

2．局所麻酔

切除線上から0.5％キシロカインEを注入し局麻を施す．特に瞼縁部は後で局麻を追加すると左右の浮腫の状態が違ってくるので，最初から十分行う．

3．皮膚切開（図2，4）

メスで一気に眼輪筋を含む深さまで切開を加え，皮膚・皮下組織とその下の眼輪筋も一緒に切除する．この時，重瞼線部で左右同じ位の組織量が残るようにしないと重瞼の幅に左右差が生じる．片側を切除したら止血せずにガーゼで圧迫し，反対側を切除する．反対側を切除している間にガーゼの圧迫でほとんど止血され電気メスでの止血はわずかで済む．

4．挙筋群の確認

皮膚や皮下組織切除を左右均等に行った後，眼瞼下垂がある場合は瞼板前組織を切除しつつ挙筋群を探す．切開部の皮膚辺縁に5-0ナイロン糸などを掛けて創を開くようにモスキート鉗子で上下に振り分けると瞼板前組織や眼瞼挙筋群・腱膜を観察しやすい（図2-c, d, e）．創を開いた状態で開瞼させると，挙筋群は収縮し後方へ引き込まれるので確認できる（図2-d）．隔膜と挙筋群との間を剝がしつつ挙筋群を引き出す．隔膜を切開する必

[*1] Shigemi SAKAI, 〒108-8329 東京都港区三田1-4-3 国際医療福祉大学形成外科，教授
[*2] Shigeki SAKAI, 〒606-8507 京都市左京区聖護院川原町53 京都大学再生医科学研究所

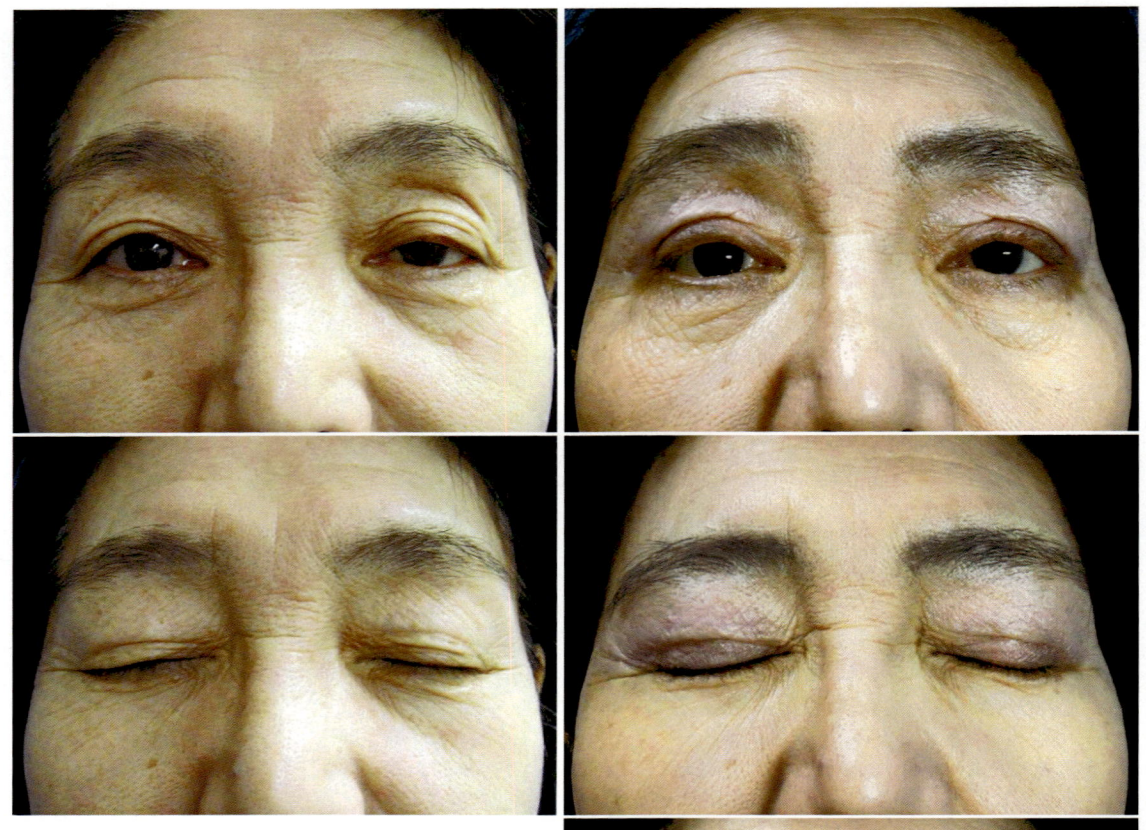

図 1.
症例 1：70 歳，女性．上眼瞼形成を希望
上眼瞼のしわと下垂の修正を希望した女性．左のみ 16 歳から 54 年間ほどハード・コンタクトレンズを装用していたため，左の眼瞼下垂が強く三重瞼となっている．両側上眼瞼余剰皮膚切除と下垂を挙筋群と腱膜の前転 tacking で修正した．

a：術前
　① 開瞼時．上眼瞼に皮膚のゆとりとしわがあり，左の眼瞼下垂が強い．
　② 閉瞼時．両側上眼瞼に余剰皮膚があり，左は三重瞼である．

b：術後 1 年
　① 開瞼時．しわは軽減し眼瞼下垂は修正され，重瞼線も修正された．
　② 閉瞼時．閉瞼も十分でき，三重瞼は修正された．
　③ 45°下方視．左右対称に下方視できる．

a①	b①
a②	b②
	b③

要はなく挙筋群とその腱膜が見つかれば，それを前転すればよい．

5．挙筋群の前転 tacking

老化による下垂の場合は下垂がそれほどひどくない場合がほとんどなので，挙筋群を探し出したらその表面に 6-0 ナイロン糸を掛け，瞼板前組織へ tacking 固定する．この時角膜縦径の 2/3～3/5 ほど露出するように瞼縁の位置を調節する．下垂の状態によるが，4～8 mm ほど短縮すれば軽度の下垂は修正される．かなりの下垂の場合でも 10～12 mm ほど tacking すれば足りる．これより重度な下垂は，挙筋群を結膜から剝がし引き出して短縮切除する必要がある．Tacking 後は開瞼させて下垂の修正が左右差なくできているかを確認する．

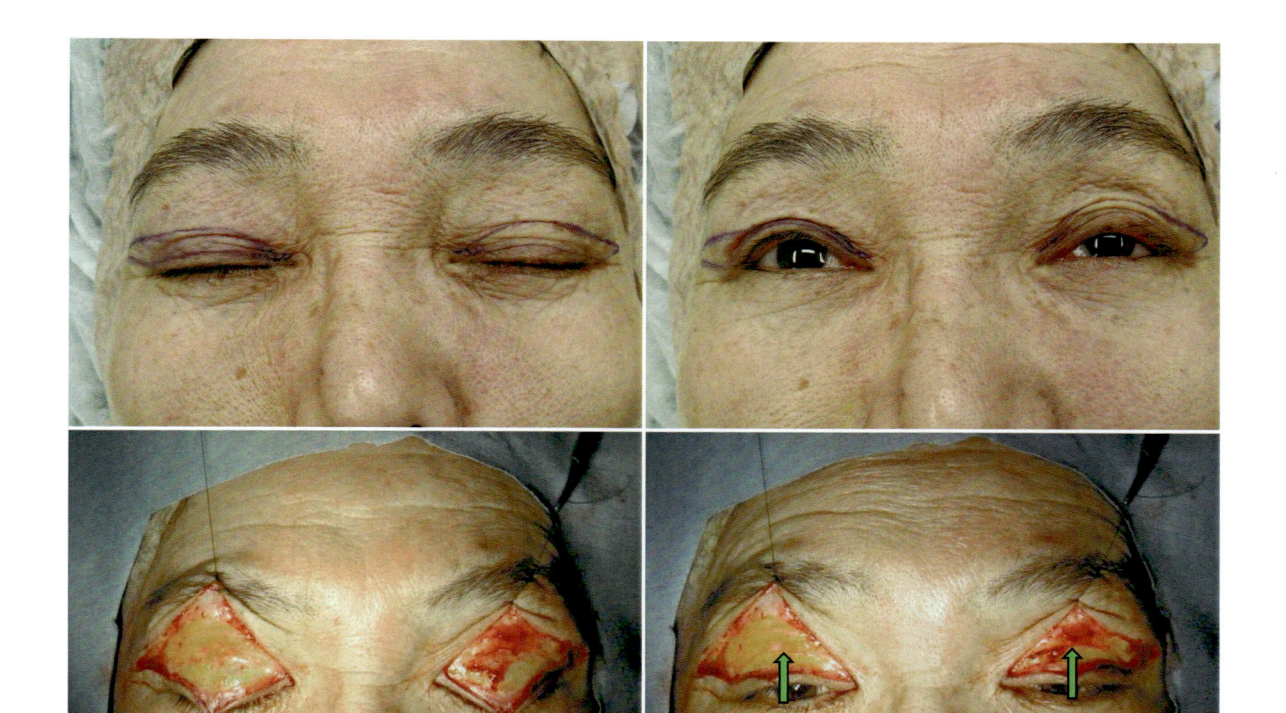

a：デザイン（閉瞼時）．もとの重瞼線より重瞼幅をせまく摘まんで取れる範囲の皮膚を切除するようにデザイン．外側でも皮膚に余剰がありカラスの足跡となっているため外眼角を越えて皮膚切除のデザインを行った．
b：デザイン（開瞼時）
c：皮膚・皮下組織を切除し挙筋群腱膜を露出．固定しやすいように瞼板前組織は薄く残す．
d：挙筋群腱膜が露出したところで開瞼を命じ，挙筋群部分（緑矢印先端部）が眼窩内へ引き込まれていくのを確認しているところ
e：挙筋群腱膜を前転し6-0ナイロン糸で瞼板・瞼板前組織にtacking固定（青色矢印先端）

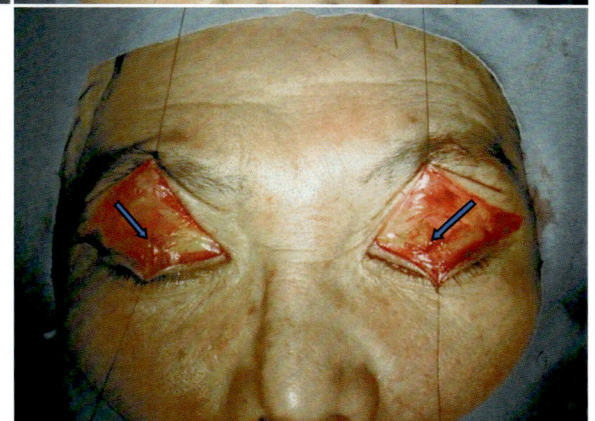

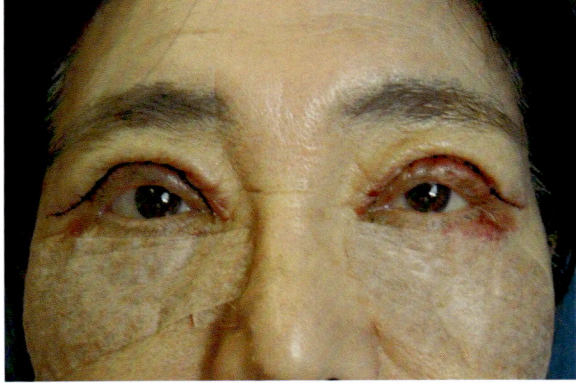

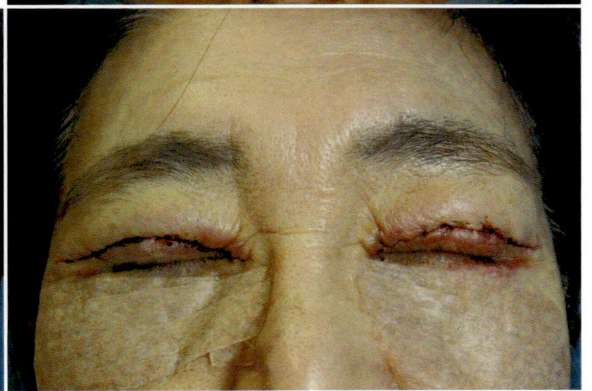

図2．症例1のつづき．術中，術直後

f：術後2日目（開瞼時）．下眼瞼にスキントーン・テープを貼って皮下出血のあとが残らないようにしている．
g：術後2日目（閉瞼時）．眼瞼は最も腫れる時期である．皮下出血もそれほどみられない．重瞼線は左右対称である．

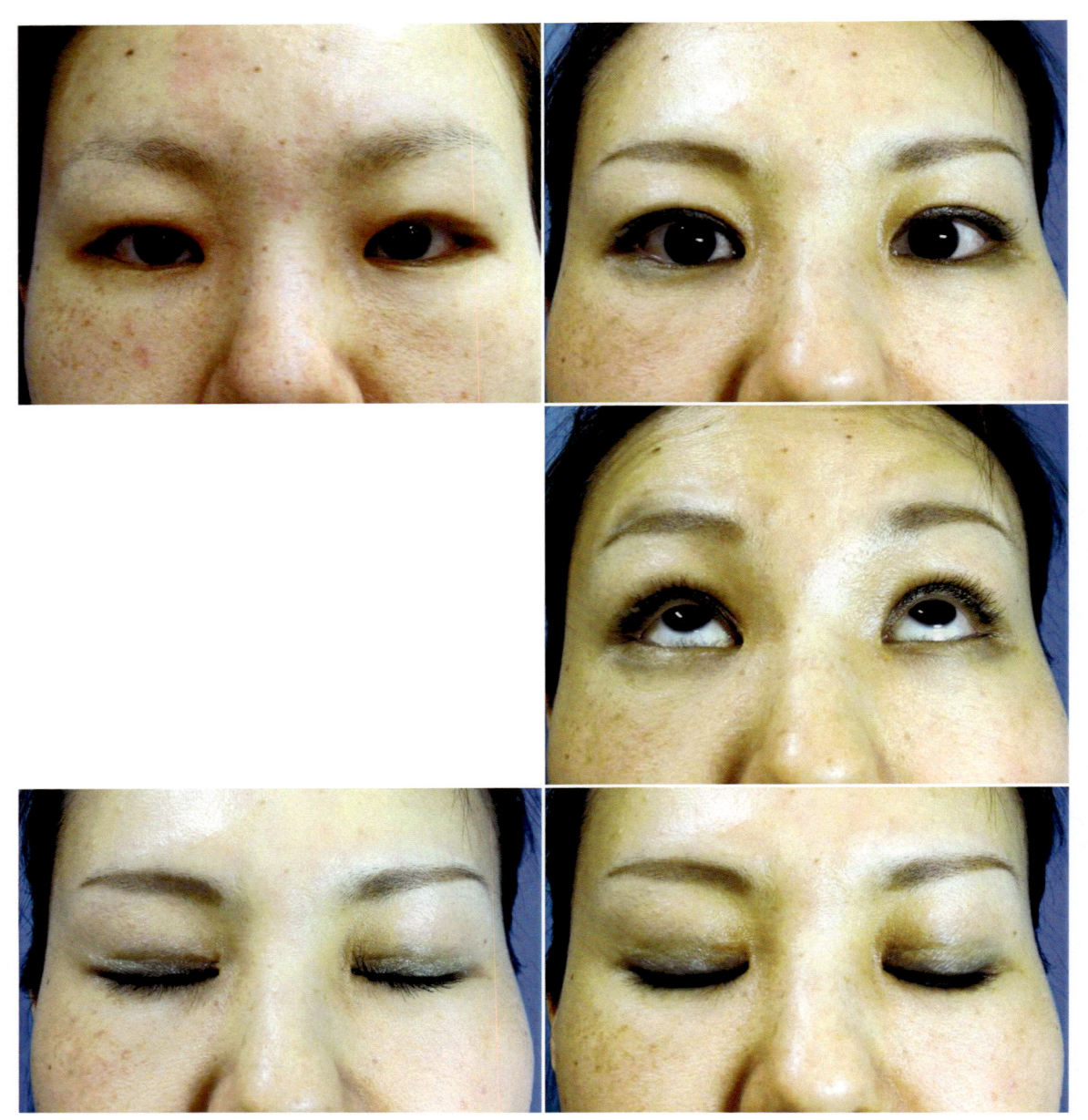

図 3. 症例 2：37 歳, 女性. 上眼瞼が腫れぼったいのと重瞼線修正を希望
上眼瞼が腫れて, 10 数年前に他院で受けた重瞼術の重瞼がわからなくなってしまったと
脂肪取り上眼瞼形成術と重瞼術を希望していた. 同時に内眥形成も希望
 a：術前. 上眼瞼は脂肪が多く腫れぼったい状態
 b：術後 2 年(開瞼時). 上眼瞼はすっきりして重瞼も左右対称であり, 睫毛も上向きに
  なり, 本人は満足している.
 c：術後 2 年(上方視)
 d：術後 2 年(閉瞼時)
 e：術後 2 年(45°下方視). 眼瞼挙筋などへ眼瞼下垂の手術の操作はしていないため,
  eyelid lag はみられない.

a	b
c	
d	e

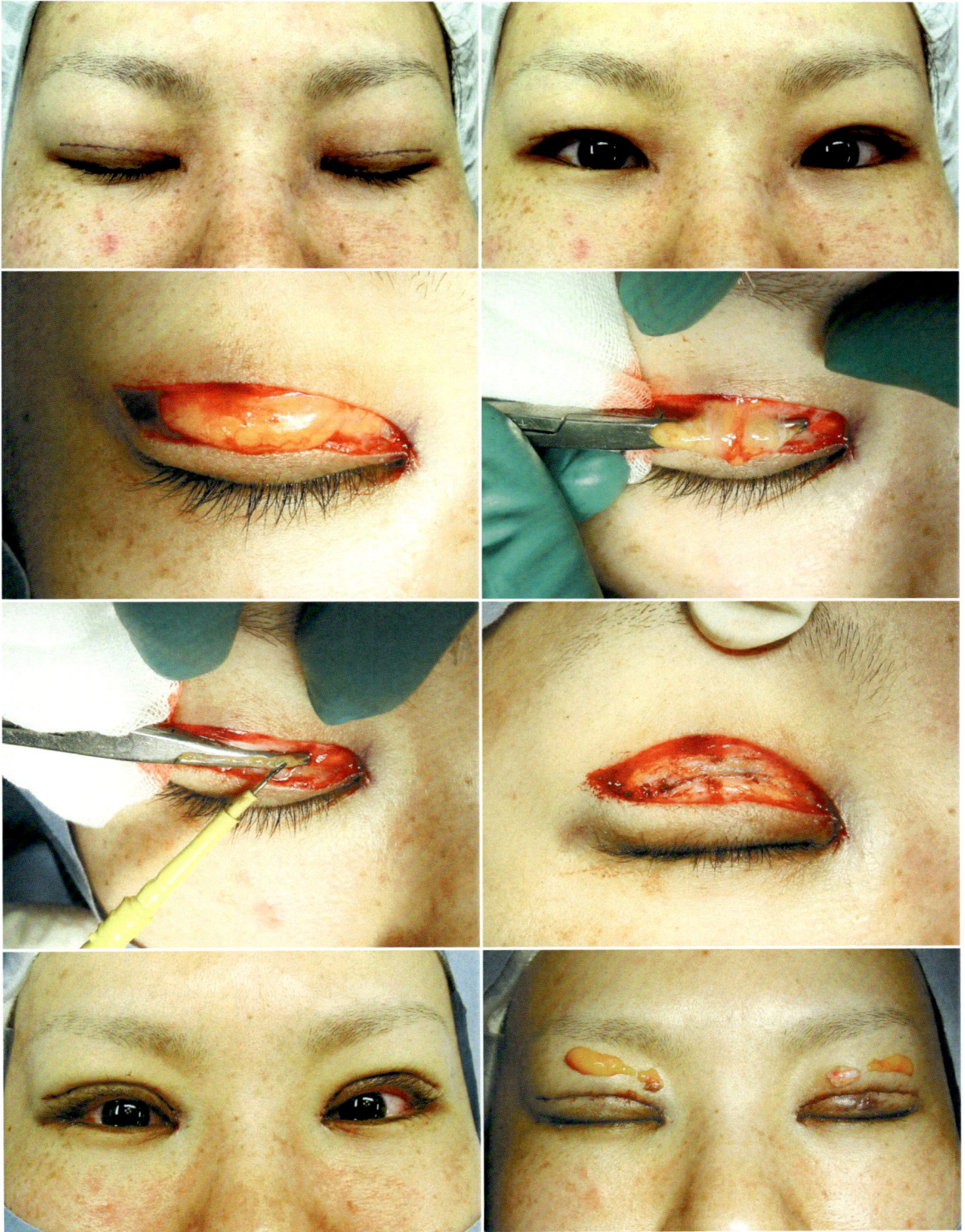

図 4. 症例2のつづき. デザインと術中

a：デザイン. ①閉瞼時. 新たな重瞼線を描くべく瞳孔頭側で瞼縁より6 mmのところに切開線をデザインした. ②開瞼時. 重瞼線はもとの重瞼と重なってみえにくい.
b：皮膚切開後にその下の眼輪筋など皮下組織も隔膜が出てくるまで一部切除し, 隔膜に切開を加えて脂肪が露出したところ
c：突出した脂肪を切除すべく脂肪部に局麻を施してモスキート鉗子で挟んだところ
d：モスキート鉗子で挟んだ部分をハサミで切除し, 出血しないように電気メスで焼灼しているところ. 他の部分がやけどしないようにガーゼを挟んでいる.
e：焼灼後モスキートを離したところ. 出血はしていない.
f：術直後. ①開瞼時. ②閉瞼時. 取り出した脂肪を上眼瞼に置いてみたところ

6．皮膚縫合と重瞼線の作成

皮膚縫合は瞳孔の頭側でまず皮膚辺縁，重瞼にしたい幅の部位の瞼板前組織（ほとんどが挙筋を固定した部分）に左右1針ずつ縫合し，開瞼させて左右のバランスを確認する．この時左右の重瞼幅が違っていたらすぐ掛け直す．このように1，2針左右に掛けては開瞼させて左右のバランスを見ていくと左右を揃えやすい．

7．脂肪切除の方法（図3, 4）

上眼瞼に脂肪が多く腫れぼったい感じのする眼瞼は，脂肪切除するとすっきりする．その方法は，① 隔膜を切開すると脂肪が突出してくることがほとんどだが，下眼瞼部を軽く圧迫すると脂肪が突出してくる．② それらの脂肪をモスキート鉗子などで挟むが（図4-c），痛がる場合もあるので突出した脂肪の挟む位置に局麻を打ってから挟む（図4-d）．挟まれた脂肪をハサミで切除する．③ その後，切除部をしっかり焼いて止血しておかないと（図4-e），モスキートを離すと切除部分は奥へ引き込まれ，その後は出血部を探すのが非常に厄介になるので，十分に止血しゆっくりと止血を確認しながら離す．これらの眼瞼形成術の後に眼球後方で出血して失明したケースも報告されている．

8．術後の管理

術直後は重瞼線の切開部に1cm幅の細いガーゼを当てテープで圧迫する．また下眼瞼から頬部にかけてもスキントーン・テープなどで3～4日圧迫を行うと皮下出血で顔面が青くなることを防ぎ得る（図2-f, g）．術直後はアイスノンにハンドタオルなどを巻いて眼部にあて20～30分ほど圧迫冷却してから帰宅させて，自宅でも同じように何回か冷やすように指導する．

文　献

1) 野平久仁彦：上眼瞼除皺術，重瞼線部切除法．美容外科基本手術—適応と術式—．酒井成身編．pp20-22，南江堂，2008．
2) 酒井成身：老人性眼瞼下垂に対する上眼瞼形成術 重瞼線部皮膚切除法を中心に．PEPARS．30：8-16, 2009．
3) 出口正巳：手術による若返り術：上眼瞼．形成外科．51(8)：879-885, 2008．
   Summary　上眼瞼解剖とともに皮膚切除のデザインを解説．
4) 河野太郎，前川二郎，醍醐佳代：老人性眼瞼下垂における上眼瞼皮膚切除の検討．日美外報．28(3)：136-141, 2006．
   Summary　上眼瞼皮膚切除の計測によるデザインを詳しく紹介．
5) 酒井成身：コンタクト・レンズ長期使用によると思われる眼瞼下垂．形成外科．34：1145-1151, 1991．
   Summary　コンタクト・レンズを長期に装用していると眼瞼下垂が起こることが非常に多く，これを解説．
6) 衛藤明子，大慈弥裕之，高木誠司：挙筋前転術における術中調整と術後結果との関連について．形成外科．56(7)：695-702, 2013．
   Summary　上眼瞼縁が角膜縦径の75％以上あれば正常域，60～75％で軽度下垂，50～60％を中等度下垂，50％未満を重度下垂として，修正後の経過を観察している．
7) 酒井成身：眼瞼下垂に対する修正術，挙筋前転法．美容外科基本手術—適応と術式—．酒井成身編．pp23-27，南江堂，2008．
   Summary　挙筋短縮の手術を症例写真とともに解説．
8) 酒井成身：眼瞼下垂に対する修正術，筋膜移植法．美容外科基本手術—適応と術式—．酒井成身編．pp28-31，南江堂，2008．
   Summary　眼瞼下垂の眼瞼挙筋機能を検査する方法と大腿広筋膜を人文字様に1か所のトンネルで移植し前頭筋へ吊り上げる方法を解説．
9) 林　寛子，冨士森良輔：上眼瞼除皺術，眉下切開法．美容外科基本手術—適応と術式—．酒井成身編．pp17-19，南江堂，2008．
   Summary　眉下切開法を最初に報告した著者らが解説．
10) 酒井成身：上眼瞼脂肪切除術．美容外科基本手術—適応と術式—．酒井成身編．pp14-16，南江堂，2008．
    Summary　西洋人と東洋人の上眼瞼の解剖の違いや腫れぼったい眼の美容的な脂肪切除を紹介．

腋臭症・多汗症治療の決定版！！

腋臭症・多汗症 治療実践マニュアル

編集／大阪大学形成外科, 教授　細川　亙
　　　大阪大学形成外科, 病院教授　坂井靖夫

B5判　オールカラー　138頁　本体価格5,400円＋税　2012年3月発行

エキスパートが教える診療のコツ—すぐに使える実践書です！

目　次

Ⅰ．腋臭症・多汗症のメカニズム
①総論
②腋臭症(ワキガ臭)とはどういうものか(臭いの生じる原因／臭い物質の探索)
③多汗症はなぜ起こるのか？(汗の出る仕組み)

Ⅱ．腋臭症・多汗症を診る
①腋臭症の診断
②多汗症の診断

Ⅲ．腋臭症・多汗症を治す
①保存的治療
デオドラント機能を持つ外用剤について／塩化アルミニウム液外用, 抗コリン薬内服, 水道水イオントフォレーシス／脱毛／ボトックス®／精神安定剤(臭い恐怖症など)
②外科的治療
皮弁法／稲葉法／キューサー法／クワドラカット法／脂肪融解レーザーを用いた腋臭症, 多汗症の治療経験／交感神経遮断術
診断・治療の工夫　私のこだわり：固定法の工夫／ローラークランプ法／試験切開

Ⅳ．最新腋臭症・多汗症診療と展望
①腋臭症の遺伝子診断／②ABCC11遺伝子の機能／③腋臭症・多汗症診療の今後の展望
コラム　足立文太郎先生のこと／腋臭に関する話／においに関するセンサ

こちらも併せて手にお取り下さい！

形成外科領域雑誌ペパーズ PEPARS No.68　レーザー・光治療マニュアル

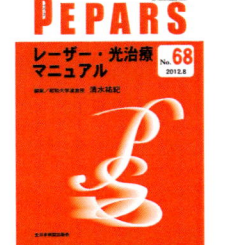

編集／昭和大学准教授　清水祐紀

2012年8月号　オールカラー　82頁　本体価格3,000円＋税

色素レーザーによる治療／ルビーレーザーによる治療／アレキサンドライトレーザーによる治療／Nd：YAGレーザーによる治療／炭酸ガスレーザーによる治療／IPLによる皮膚治療／Er：YAGレーザーによる治療／Er：YSGGレーザーによるSkin resurfacing／レーザー脱毛

レーザー治療に携わる各医家必読の1冊！

(株)全日本病院出版会　〒113-0033　東京都文京区本郷3-16-4
TEL：03-5689-5989　FAX：03-5689-8030

おもとめはお近くの書店または弊社ホームページ(http://www.zenniti.com)まで！

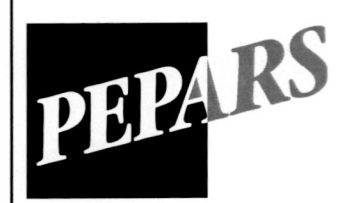

◆特集／眼瞼の美容外科 手術手技アトラス

上眼瞼形成術：
眉毛下切開と重瞼ラインからのアプローチを併用した上眼瞼のblepharoplasty：術式と適応

与座 聡*

Key Words：上眼瞼の眼瞼形成術(upper eyelid blepharoplasty)，眉毛下アプローチ(sub-eyebrow approach)，上眼瞼除皺術(upper eyelid rhytidectomy)，骨膜弁(periosteal flap)

手技のポイント　上眼瞼の加齢的変化に対するランドマークには，眉毛下垂，外眥部のたるみと特徴的な皺(crow's feet)，眼瞼中央部の陥凹などが挙げられる．したがって整容を目的とした上眼瞼形成術はこれらの改善として計画され，たるみの改善を目的とした眉毛下でのアプローチと重瞼ラインを延長した皮切で行う眼瞼除皺術に大別されるが，本稿では双方の手技を必要とする症例について述べる．デザインは座位で行い眉毛下―重瞼ライン切開の順で行う．眉毛下での皮切は眉毛の外側下縁 2/3 とし内側部分には行わない．理由は筆者が行う骨膜弁を用いた上眼瞼の牽引固定で前頭神経の損傷を避けるためである．睫毛上縁の皮切は外側への切開延長を避け，重瞼ライン内に留める．

　整容的改善を目的とした上眼瞼形成術は，外側部眉毛縁と重瞼ラインからのアプローチに大別される．

　重瞼ラインからのアプローチは眼瞼除皺術あるいは眼瞼形成術と呼ばれ，主に睫毛近傍に生ずる眼輪筋の脆弱化と皮膚の硬化(dermachalasis)や，眼瞼内側，および外側部の特徴的なたるみやしわ(crow's foot)を対象とする．一方眉毛縁からのアプローチは主に眼瞼外側のたるみ(hooding)の改善が目的であり，皮膚切開は，眉毛上縁と外側眉毛下縁に分類される．眉毛の位置は，加齢に伴い開瞼保持のために前頭筋の持続的収縮をきたし継続的に挙上の状態を保持する場合が多く上眼瞼外側部のたるみ，もしくは過剰な下垂を生じ，視野障害をきたす状態となる(図1)．本稿では重瞼ラインと眉毛外側下縁での切開が必要とされる上眼瞼形成術の適応例について述べる．

　具体的には，整容的改善が主となる眉毛の挙上と上眼瞼外側部の下垂で，重瞼ラインを用いた眼瞼形成術のみでは術後の自然な顔貌が得られにくい場合，もしくは，眉毛，眼瞼の著明な左右差を認める場合などが挙げられる．機能的改善を必要とする症例としては，眉毛下垂に腱膜性眼瞼下垂を伴った症例，顔面神経麻痺による眉毛位置の左右差が著明な症例などが挙げられる．すなわち上眼瞼の整容的改善には眼瞼周囲における老化や機能の改善のみならず，眉毛と上眼瞼，さらに眼のバランスや印象が重要であるとの観点に立つ．本稿では眉毛挙上において，眉毛外側下縁での切開を行い，眼窩上縁での骨膜弁による SOOF (sub-orbicular-oculi fat pad)・眼輪筋の挙上固定を行い眉毛の再下垂を予防している．ただし女性に一般的に見られる眉毛外側の刺青・眉墨を用いた人工的修正が行われている場合は描かれた眉毛の下縁で行う．手術の内容から機能障害を有する症例は 60～70 歳に多く，整容的適応は 50～60 歳代に多く認められた．

---

* Satoshi YOZA，〒169-0073　東京都新宿区百人町 2-9-14 ミズホアルファビル 3 階　百人町アルファクリニック，院長

図 1.
加齢における上眼瞼の変化
眼窩中央部の陥凹，眉毛・前額の挙上，眼輪筋の萎縮による睫毛近傍皮膚の肥厚（dermachalasis），眉毛外側から上眼瞼外側部の下垂と特徴的な皺（crow's feet）を認める．さらに機能的障害として腱膜由来の眼瞼下垂（menbranous blepharoptosis），眼瞼外側の皮膚の下垂による視野の制限（blepharochalasis）などが出現する．

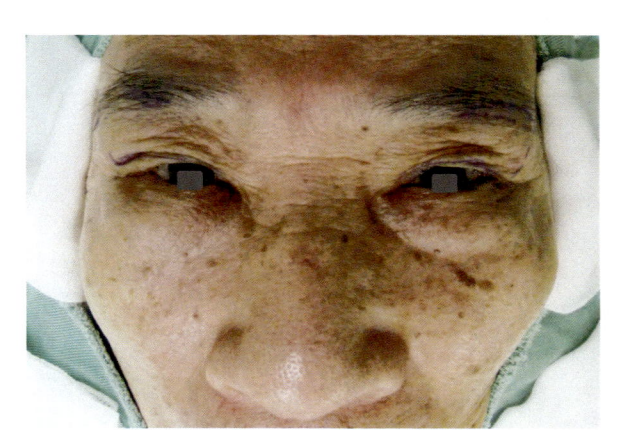

図 2. 術前の作図
眉毛下切開の作図は座位で行う．切開線は眉毛外側2/3で眉毛縁に沿って行うが，眉の化粧を行う女性の場合は化粧ラインの下縁とする方が創は目立ちにくい．眉毛下での切除幅は用手的に眉毛を垂直に挙上し，眼瞼外側の弛みが消失する位置とする．

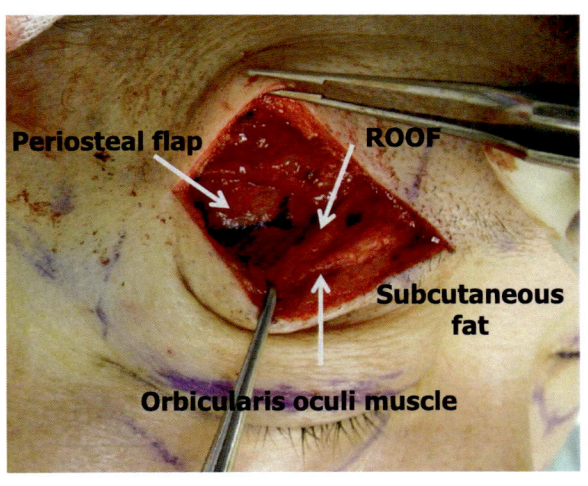

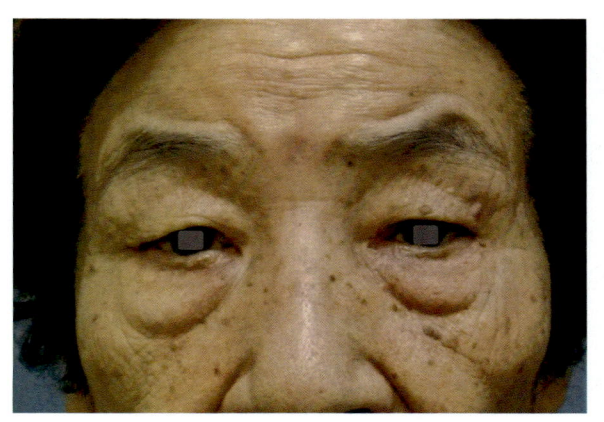

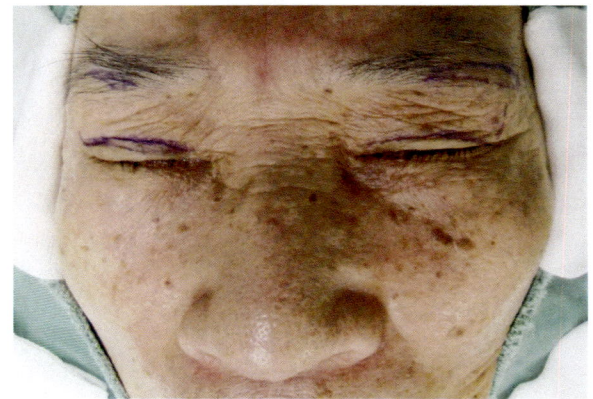

図 3. 重瞼ラインの皮切のデザイン
加齢が進むと睫毛上部の皮膚は不連続な横皺を形成し下垂を生ずる場合が多いので，座位でのデザインは皮切部位の確認に留め，仰臥位で補正する．目の印象が変わるのを嫌がる場合は，ラインを狭くする．皮膚切除の幅はデザインしない．

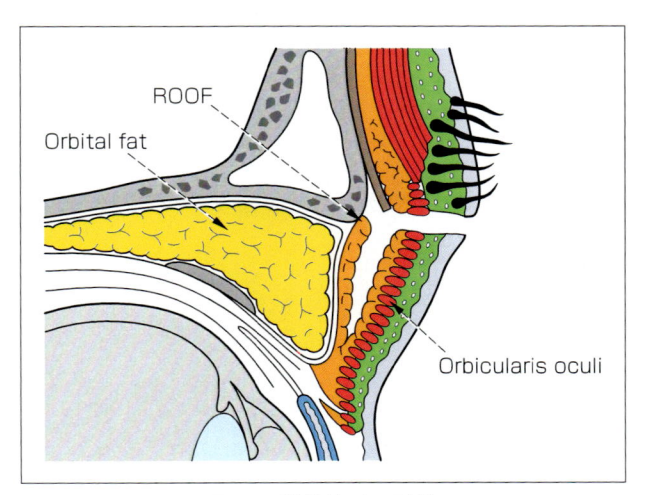

図 4. 眉毛下切開
最初に行う．皮膚・眼輪筋を切開し，眼輪筋下脂肪層（ROOF）に至る．横走する浅側頭動静脈の分枝で涙腺動脈に向かう血管を損傷しないように気を付ける．さらに切開を進め骨膜上に達したら眼窩縁まで剝離し，眼窩縁から5 mm離して10×7 mm程度の下向きの骨膜弁をデザインする．

図 5. 眼輪筋下の剝離
次に眼輪筋の断端部から眼輪筋下層で，脂肪を含めて外眥部まで鈍的に剝離する．眼輪筋を前額部方向へ牽引して吊り上げの効果を確認し，必要ならば剝離を追加する．

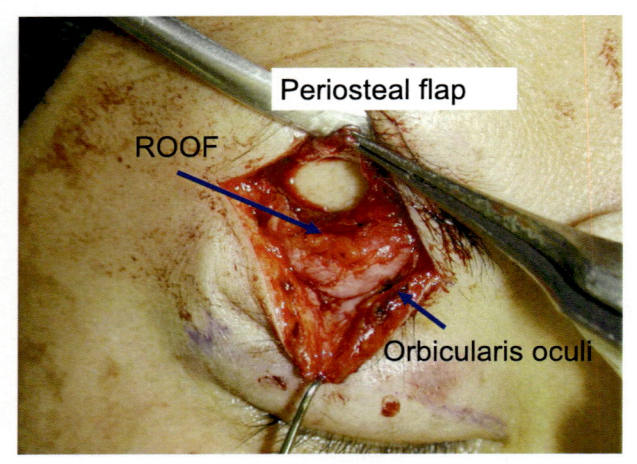

図 6. 術後眉毛下垂を防ぐ骨膜弁の挙上（図 6〜9）
眉毛の尾根の位置に合わせ骨膜弁を挙上する．

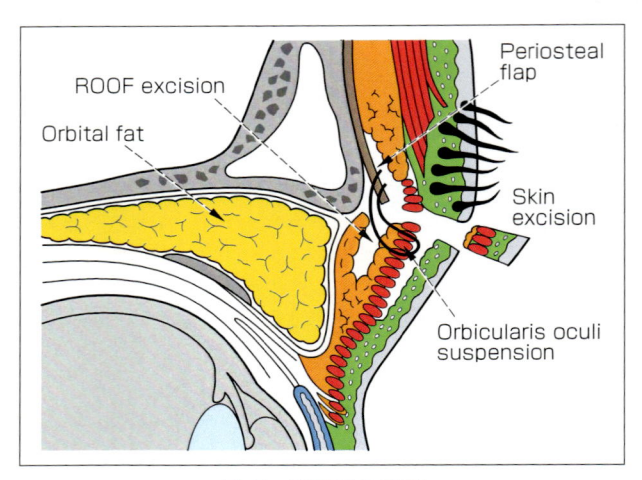

図 7. 眉毛下の処理
眼輪筋を骨膜弁に引き上げ固定することで，牽引の負荷を減じ，眉毛の形態に影響を与えないようにする．余剰部分の眼輪筋は切除した後，断端を前頭筋・帽状腱膜に縫合する．引き上げの際眉毛が膨隆する場合は，眼窩縁上下で ROOF の部分切除を行う．

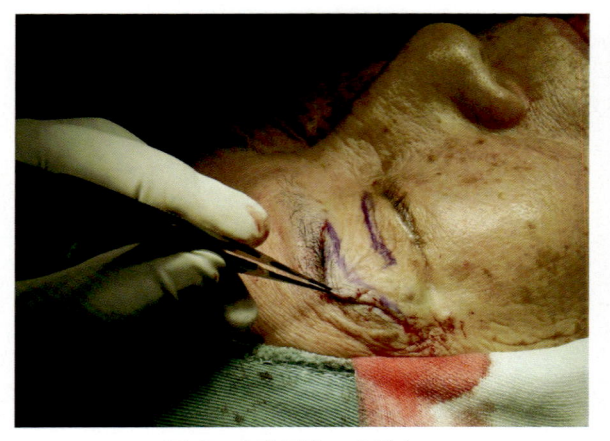

図 8. 皮膚切除のデザイン
縫合部の皮膚は皮下剝離を 10 mm 程度行い，やや伸展させた状態にすると結果がよい．

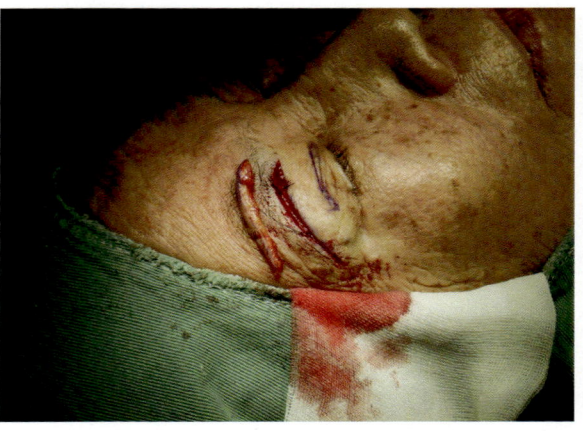

図 9. 余剰皮膚の切除
眼瞼外側部の挙上が確認される．

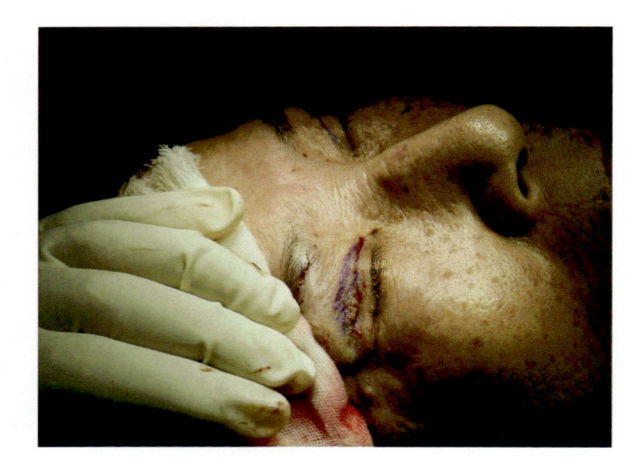

図 10.
重瞼ラインからの blepharoplasty（図 10〜13）
重瞼ラインの再設定
術前のデザインは外眥側の挙上により外側が引き上げられた状態になっているので，再度開眼させてデザインの調整を行う．整容的観点より皮切の外側は外眥を超えないようにし，このラインからの ROOF 切除は行わない．すなわち一般的に行われる重瞼術のデザインに準ずる．

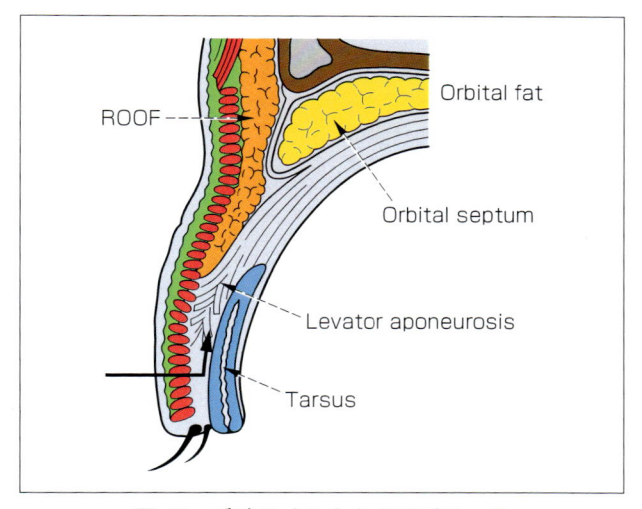

図 11. 重瞼ラインからのアプローチ
修正したラインで切開し眉毛側に向かって眼瞼挙筋腱膜上を剝離する．睫毛側の剝離は行わない．剝離の範囲は瞼板の上縁を超えない．

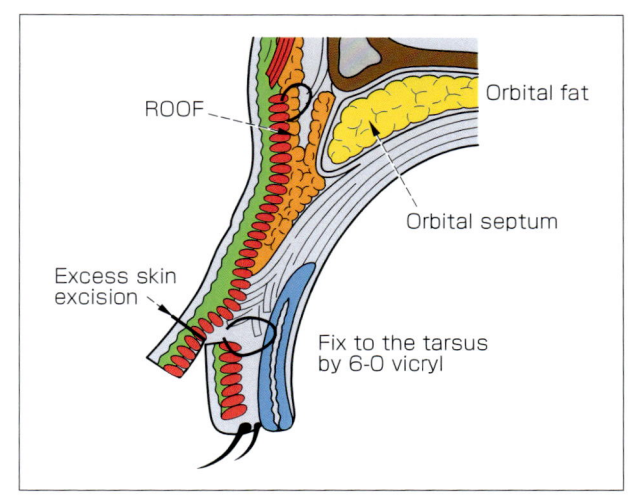

図 12. 余剰皮膚の切除
剝離した皮膚・眼輪筋を伸展させ重瞼ラインと重なる位置で切除する．眼窩脂肪の逸脱があれば処理する．

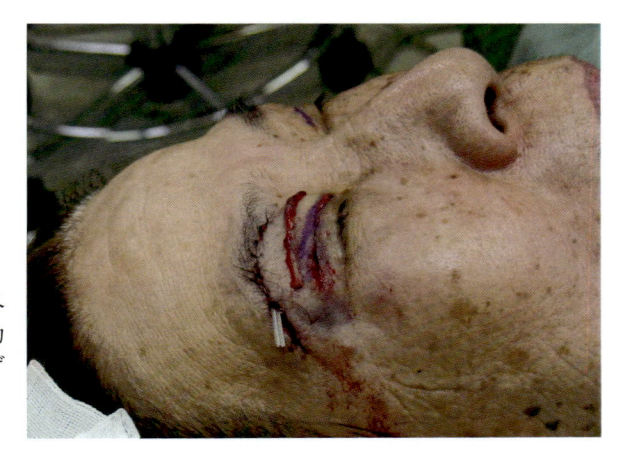

図 13.
皮膚切除
5 mm を超えないようにする．眉毛下での眼瞼外側の引き上げが行われているので 2～3 mm で効果が得られる場合が多い．眉毛外側での引き上げによる歪みが修正されている．

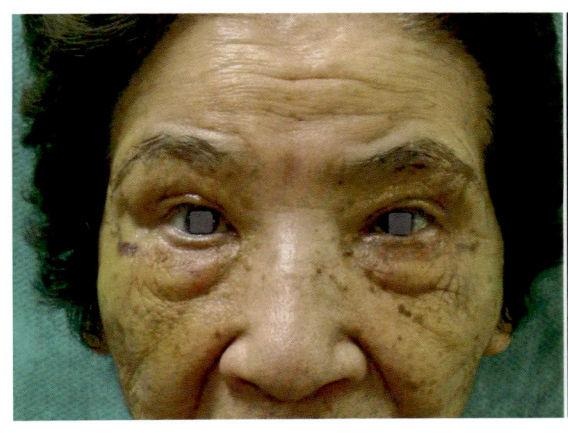

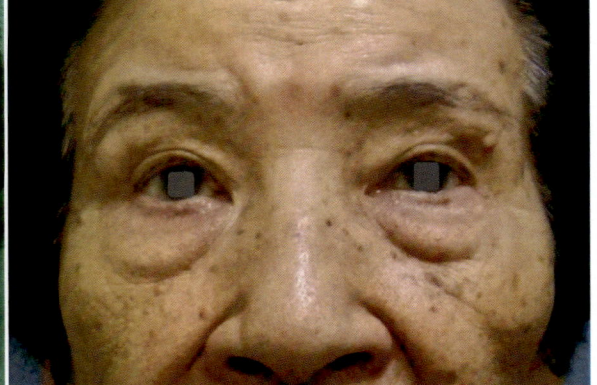

a | b
図 14. 術後経過
a：術後 10 日目．眉毛の過伸展は改善されないが左右差は得られている．上眼瞼外側部の下垂も改善された．
b：術後 1 年目．創部の瘢痕も目立たず外眥外側部の形態も保持されている．前頭筋の緊張は続いているが，眉毛・上眼瞼の伸展は改善されている．

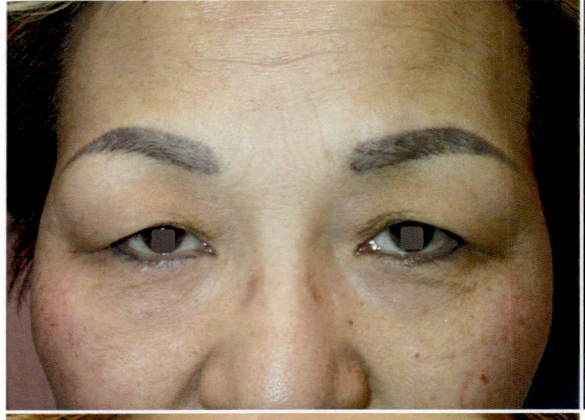

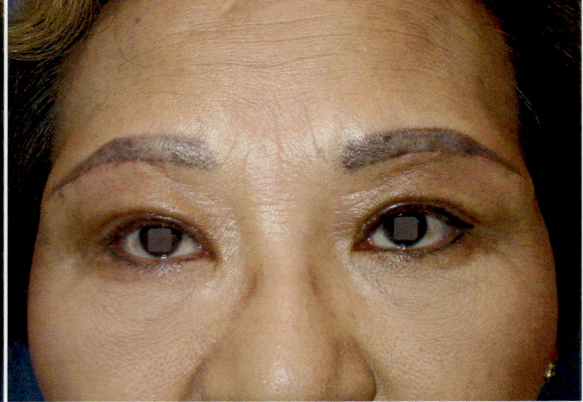

図 15.
症例 1：65 歳，女性
 a：術前所見．上眼瞼外側における ROOF の下垂と皮膚性眼瞼下垂（blepharochalasis）を認める．下垂した外側眉毛は剃毛され，刺青による修正が行われている．重瞼線の乱れと左右差を認める．
 b：術後 3 週目．刺青で作成された眉毛下縁に沿って切開し，眼輪筋の骨膜弁を用いた挙上による上眼瞼外側部の改善を行った．重瞼ラインの切開では皺の改善と対称性の獲得に留意した．上眼瞼の腫脹はまだ消失していないが，左右差は得られている．
 c：術後 1 年目．瘢痕は目立たず，眉毛と重瞼ラインのバランスも許容範囲に収まっている．

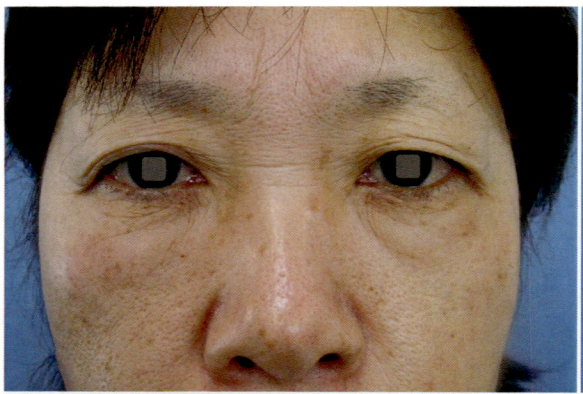

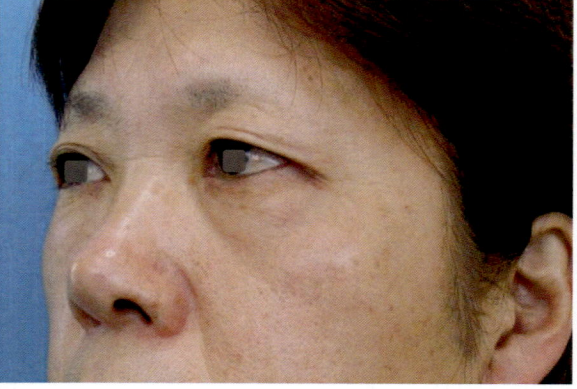

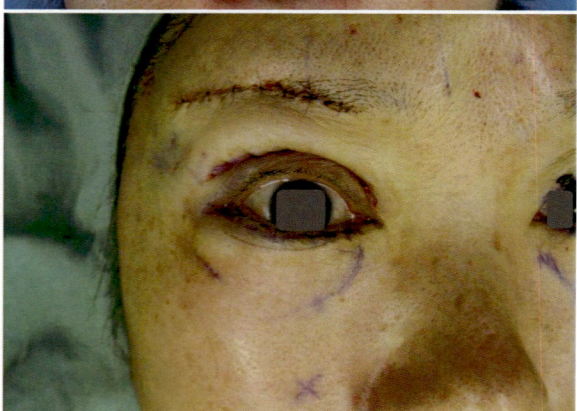

図 16-a〜c.
症例 2：55 歳，女性
 a：正面像．上眼瞼のたるみを主とした変化で左右の重瞼線も不整である．眉毛は外側部で剃毛されている．
 b：斜位の所見．外眥部で皮膚のかぶさりがあり，重瞼線に似た浅い皺を認める．
 c：術中所見．眉毛部での余剰皮膚幅は 4 mm，重瞼ラインでの皮膚切除は 2 mm であった．この症例では ROOF の切除は行っていない．

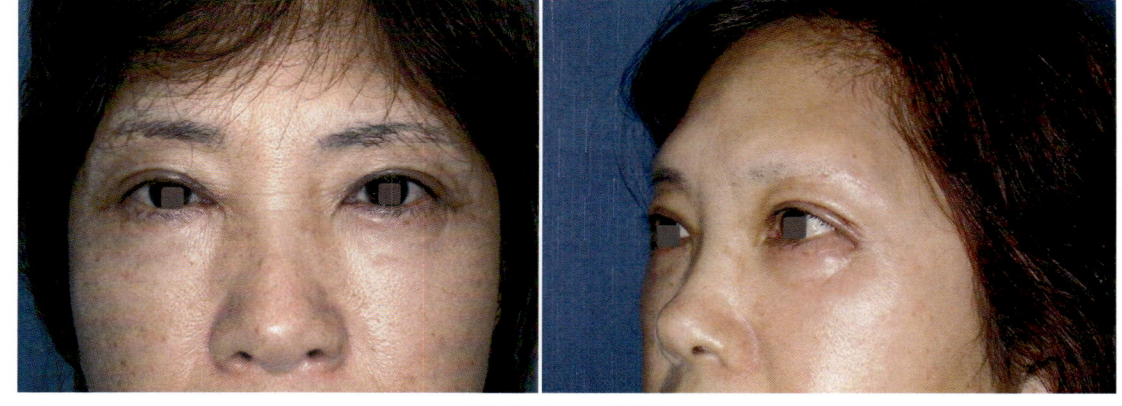

図 16-d, e. 症例 2
d：術後 6 か月の正面像．上眼瞼外側部の形態は改善し眉毛部の瘢痕も目立たない．
e：術後 6 か月の斜位像．重瞼部の皮膚に軽度腫脹を認める．

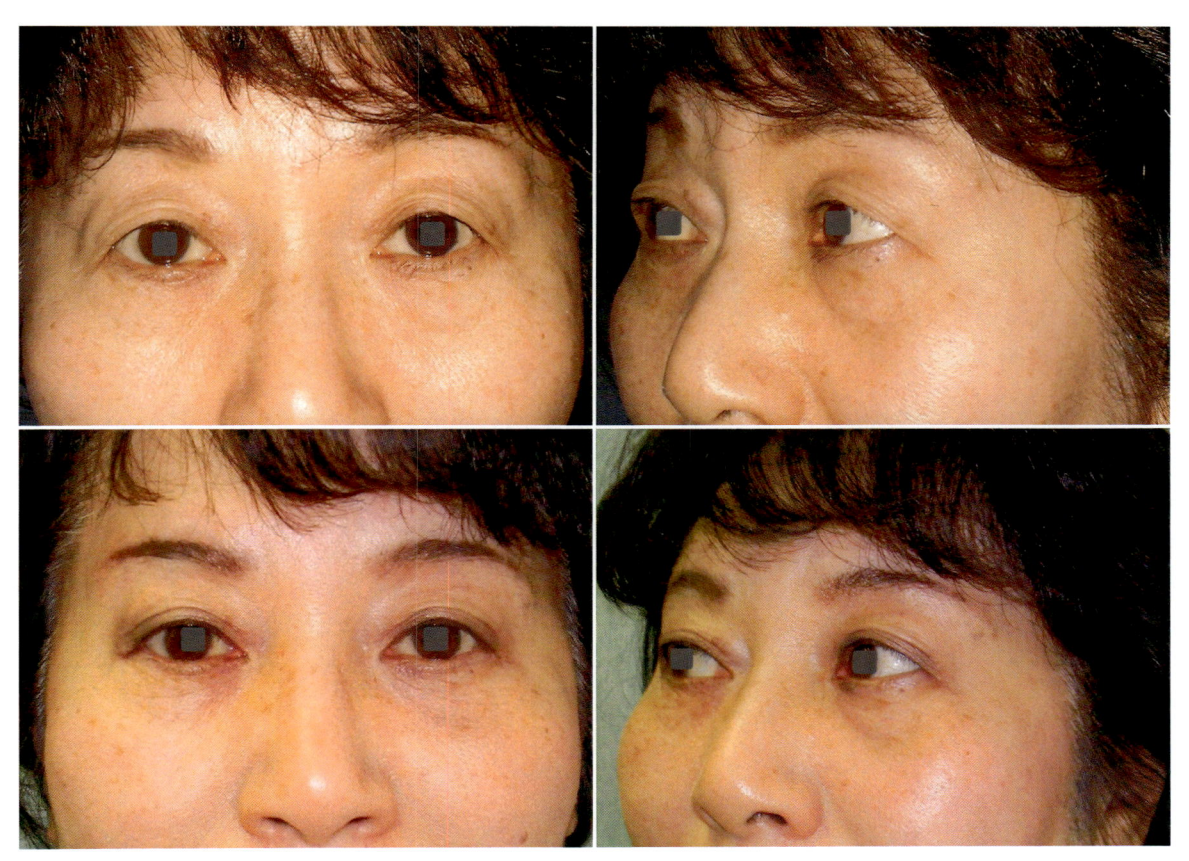

図 17. 症例 3：49 歳, 女性
a：正面像．前頭筋の緊張による眉毛の挙上と眼瞼の下垂が特徴で，加齢を感じさせる変化となっている．軽度の腱膜性眼瞼下垂と診断した．
b：斜位像．眼窩中央部の陥凹と重瞼ラインに皮膚のたるみが認められる．挙筋短縮を予定した重瞼ラインからの blepharoplasty だけでは皮膚の切除幅が大きく想定され，不自然な重瞼を示唆される症例で眉毛下での挙上を併用した．
c：術後 1 年目．重瞼ライン切開部より 3 mm 程度の挙筋前転法を行った．眉毛下での皮膚切除を加えることで重瞼ラインでの余剰皮膚切除は 2 mm に収まり浅い重瞼を作成することでより自然で若い印象を獲得できた．
d：斜位像．挙筋短縮によって眉毛の挙上が改善され，機能的，整容的にも良好な結果となった．

まとめ

　上眼瞼の加齢的変化を細かく観察し解剖学的な考察のもとに整容的改善が行われるようになったのは1970年代からであり[1)2)],その中でも上眼瞼から外側眉毛下に存在する眼窩隔膜前脂肪を切除することで上眼瞼外側部に生ずる下垂や膨隆を改善することが効果的であると報告したのはOwsleyが最初とされる[3)].

　この脂肪層はROOF(retro-orbicular-oculi fat)と命名され[4)],上眼瞼外側部に存在し眼窩隔膜上で前頭筋下脂肪層に連絡する.この脂肪層の存在により眉毛,上眼瞼の可動性は高くなり,豊かな表情の形成に関与するが,加齢において眉毛,外側上眼瞼の下垂(hooding)が生じやすい原因ともなっている.

　この脂肪を切除することで上眼瞼外側,眉毛部の膨隆を軽減させることが容易であることから,近年では上眼瞼形成術におけるROOF切除の効果を支持する論文が多い[5)].上眼瞼除皺術は一般的には重瞼ラインを利用して行われるが,内側あるいは外側に切開を延長し内眥部から外眥外側部の皺切除を目的とする手術で,単純切縫(Castañares)をはじめいくつかの手技が報告されている.この手技の最大の欠点は除皺術の効果を得るために過剰な皮膚切除(10 mm以上)が要求される場合があり,縫合時に眉毛外側の下垂や,睫毛・眉毛間の狭小を生じ,術後不自然な顔貌を生ずることが多い.加えて重瞼ラインからのROOF切除は,前額・眼下縁から眼窩部の立体構造が平坦な東洋人では,陥凹しやすい傾向にあるので,過剰切除にならないよう気を付ける.

　眉毛下でのblepharoplastyを併用する時は,ROOFの切除は眼窩縁から眉毛隆起部までにとどめ眼瞼外側の下垂したROOFは引き上げた方が,整容的効果は得られやすいと考えている.

　眼瞼における加齢的変化は開瞼の機能,睫毛近傍の皺,上眼瞼のたるみ,眉毛下垂,ひいては前額・前頭部の下垂の総合的な結果であり,部位に対応していくのが求められる.これらの変化が眼瞼から眉毛に及ぶ場合は,眉毛・眼瞼間の離開の改善のみならず上眼瞼の除皺術が望まれる.しかしながら整容的治療としての側面から患者が拡大手術を望まない場合も多く,限られた範囲で最大限の効果を得る努力が要求される.

文　献

1) Castañares, S.: Anatomy for a blepharoplasty. Plast Reconstr Surg. 53(5): 587, 1974.
2) Castañares, S.: Classification of baggy eyelids deformity. Plast Reconstr Surg. 59(5): 629-633, 1977.
   Summary　上眼瞼における加齢的変化の分析と形態についてまとめたもの.
3) Owsley, J. Q. Jr.: Resection of the prominent lateral fat pad during upper lid blepharoplasty. Plast Reconstr Surg. 65: 4-9, 1980.
   Summary　上眼瞼・眉毛外側部の下垂に対して整容的目的で眼輪筋下脂肪の切除を報告し,その有用性を述べている.
4) May, J. W. Jr., et al.: Retro-orbicularis oculi fat (ROOF) resection in aesthetic blepharoplasty; A 6-year study in 63 patients. Plast Reconstr Surg. 86: 682-689, 1990.
   Summary　眼輪筋下脂肪組織(ROOF)が,上眼瞼外側部から外側眉毛下に限局する脂肪であるとの位置づけをした.
5) Aiache, A. E., et al.: The suborbicularis oculi fat pads: an anatomic and clinical study. Plast Reconstr Surg. 95(1): 37-42, 1995.

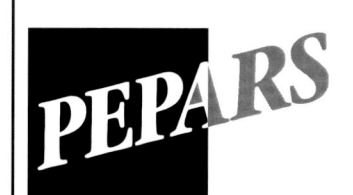

◆特集／眼瞼の美容外科 手術手技アトラス

上眼瞼形成術：眉毛下アプローチ

林　寛子*

Key Words：眉毛下切開(sub-eyebrow incision)，余剰皮膚(excess skin)，眼瞼形成術(blepharoplasty)，上眼瞼(upper eyelid)，眼瞼皮膚弛緩症(blepharochalasis, dermochalasia)

手技のポイント
1．**症例の選択**：眉毛下切開法か重瞼線切開法かその併用かの選択は，皮膚の厚さと被さりの位置の評価がポイントとなる．
2．**デザイン**：被さりの位置と余剰皮膚の量を評価し，A点(＝起点)とB点(被さりの外側端)，C点(最大切除幅)を決定する．A，B，C点を指標に眉の中に少し入り込むように，無理のない紡錘形をデザインする．下すぎるデザインは傷跡が目立つので注意する．B点はA点と同じか，もしくは少し上の高さにすることがポイントである．A点は眉の立ち上がりより5 mm以上離す．
3．**手　術**：皮膚と皮下脂肪のみを切除する．眼輪筋は切除しない．剥離も一切しない．丁寧かつ正確な埋没縫合と，皮膚を愛護的に扱うという基本に尽きる．埋没縫合時に，眼輪筋を一緒に掛けて縫合するとよい．

症例の選択

加齢により弛緩した上眼瞼の余剰皮膚切除を行うにあたり，重瞼線切開法と眉毛下切開法のどちらのアプローチが適するか，まずその選択が重要である．厚く重い瞼と外側に余剰皮膚が多い症例は眉毛下切開法の絶対的適応であり，反対に目頭側に余剰皮膚が多いものと薄い皮膚で重瞼作成を一期的に希望する症例は重瞼線切開法の適応となる．眼瞼下垂症で挙筋前転に加え幅広い余剰皮膚切除を必要とする場合，幅広い皮膚切除は主に眉毛下切開法に任せ，重瞼線での皮膚切除は行わないか必要最小限にする方が望ましい．筆者は重瞼線切開法での皮膚切除は最大幅7～8 mmまでとしている．その方がダウンタイムも短く切開線の長さも短く自然な仕上がりとなる．症例によってそれぞれの利点を活かし，併用することが肝要である．

また，微妙な重瞼幅(見かけの重瞼線の高さ)の調整や左右差の修正を希望する場合にも眉毛下切開法は大変有用である(症例3，4)．

---

* Tomoko HAYASHI, 〒604-8172　京都市中京区烏丸通姉小路下ル場之町599 CUBE OIKE 3階　烏丸姉小路クリニック，院長

表 1.

	重瞼線切開の適応	眉毛下切開の適応
厚く重い瞼(図1)	×	◎
薄く軽い瞼(図2)	○	○
目頭側に余剰皮膚が多い瞼(図3)	◎	×
外側に余剰皮膚が多い瞼(いわゆる三角目)(図4)	×	◎
中心に余剰皮膚が多い瞼(図5)	○	○
重瞼作成を一期的に希望	◎	× (二期的に行う)

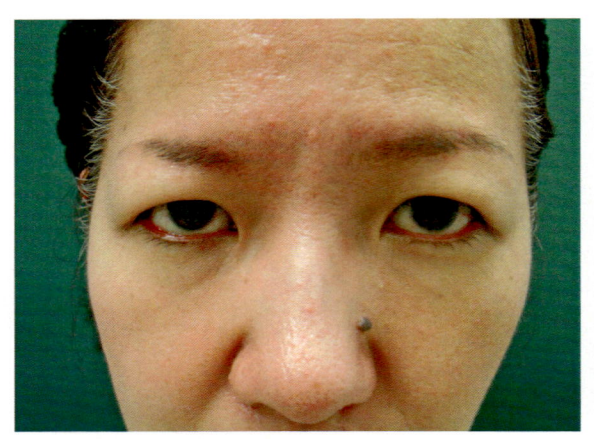

図 1. 厚く重い瞼

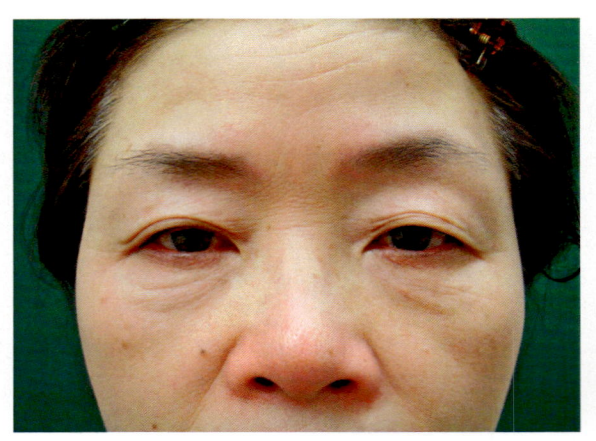

図 2. 薄く軽い瞼

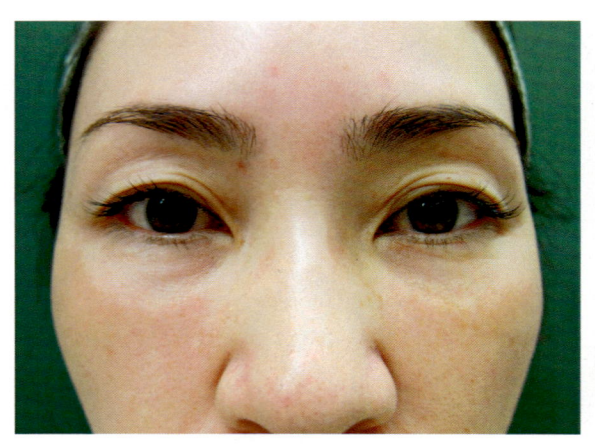

図 3. 目頭側に余剰皮膚が多い瞼

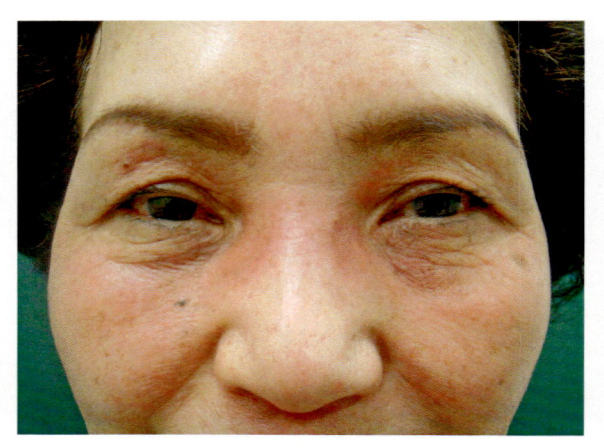

図 4. 外側に余剰皮膚が多い瞼

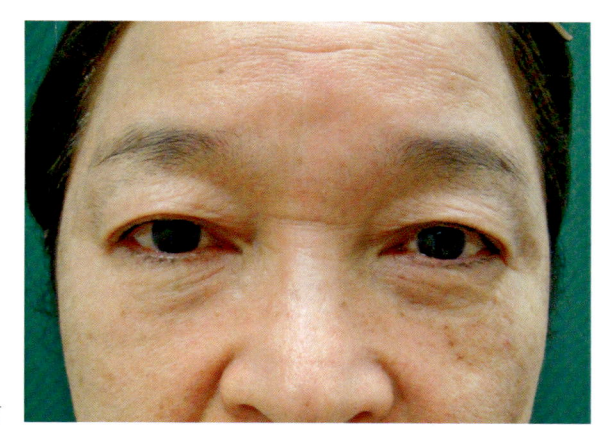

図 5.
中心に余剰皮膚が多い瞼

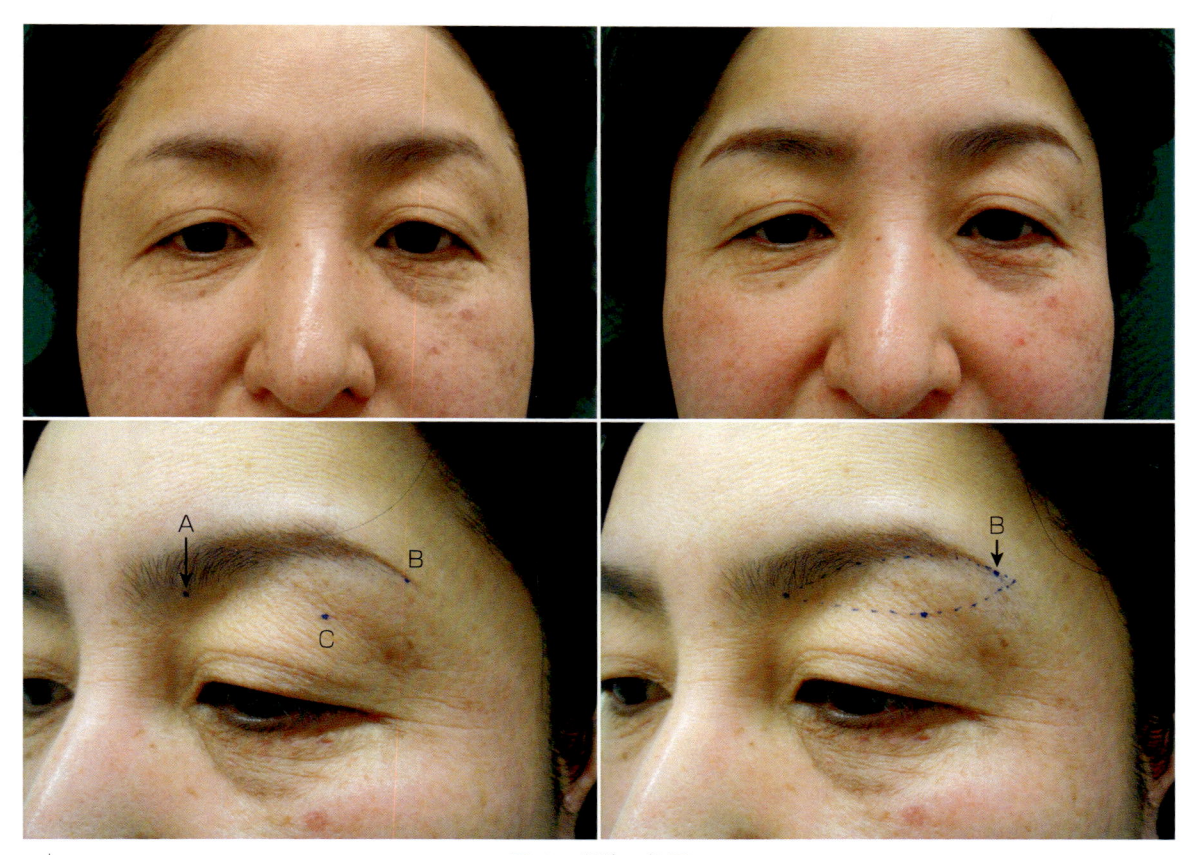

a	b
c	d

図 6. 術前の作図

症例 1：53 歳，女性．やや薄い皮膚で，外側に余剰皮膚が多いタイプである．
 a：術前，正面視．外側に余剰皮膚が多いことから，眉毛下切開法の適応と判断する．
 b：まず眉墨で眉を描く．
 c：描いた眉墨のラインに沿って被さりのある部分の両端（A 点と B 点）をマークする．それから最も余剰皮膚の多い部分に最大切除幅となる点を置く（C 点）．
 d：A, B, C 点を指標に紡錘形をデザインする．紡錘形の外側の終点は最初に置いた B 点より外側にあることに注意．広い切除幅が必要な場合，外側の終点が眉毛の有毛部を超える場合も少なくない．Dog ear を回避するためにも無理のない紡錘形を描くことが優先されるからである．反対に起点となる A 点は同じ位置とする（A 点＝起点）．

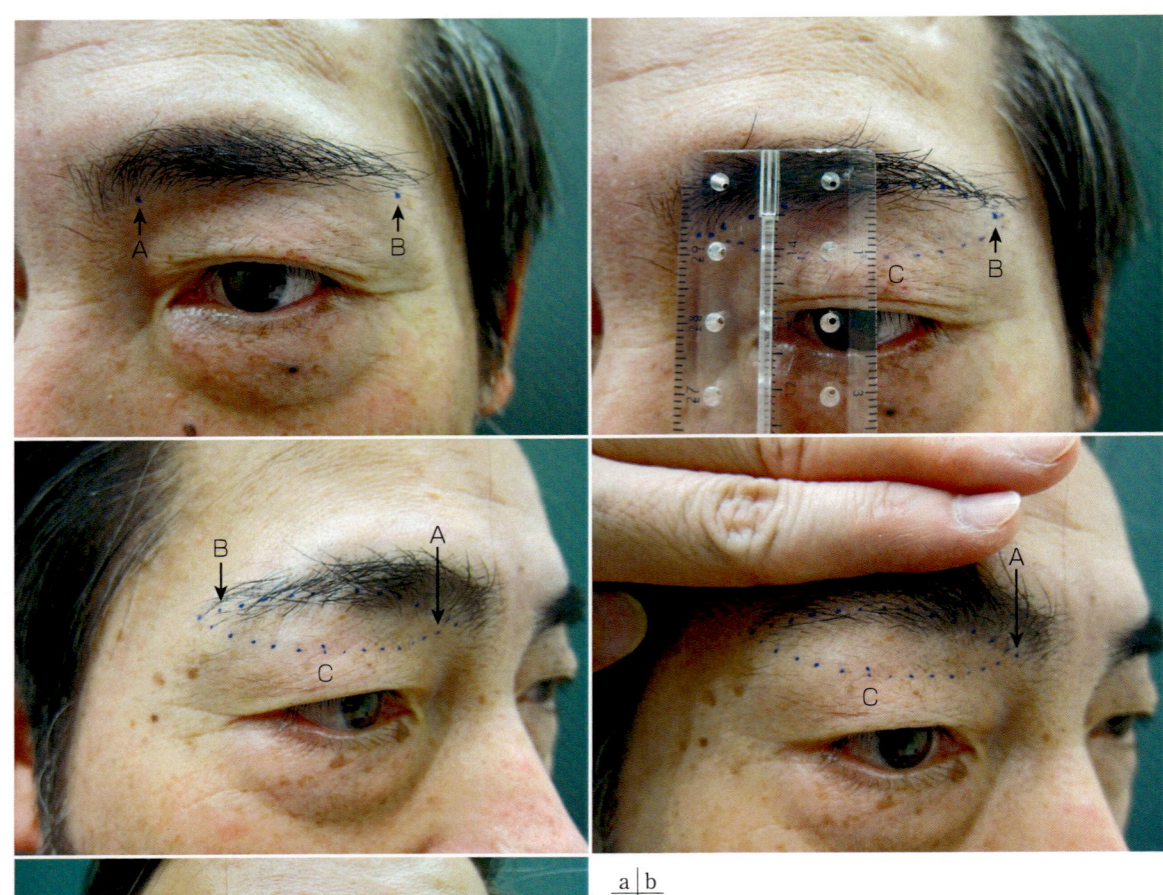

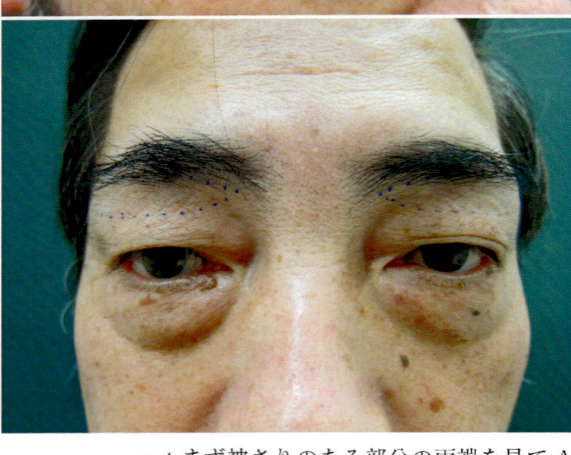

図 7. 術前の作図
症例 2：57 歳，男性
中等度の皮膚の厚みで，中央部に余剰皮膚が多いタイプである．

a：まず被さりのある部分の両端を見て A 点（＝起点）と B 点（余剰皮膚の終わりの点）をマークする．
起点となる A 点は眉毛の立ち上がりより 5 mm 以上離す．これより内側は傷が目立ちやすいため避ける．
b：ピンセットや指でかるく皮膚をつまみ上げ，余剰皮膚の最も多い部分が最大幅になるように紡錘形をデザインする．この症例では最大幅は 12 mm である．
c：斜め 45° からデザインを見たところ．紡錘形の外側の終点は最初に置いた B 点より外側にあることに注意
d：眉毛下切開法では少し眉毛の中に入るようにデザインすることが重要である．また，外側の終点を A 点と同じかもしくは少し高い位置に置くこともポイントである．
e：デザイン終了時，正面視

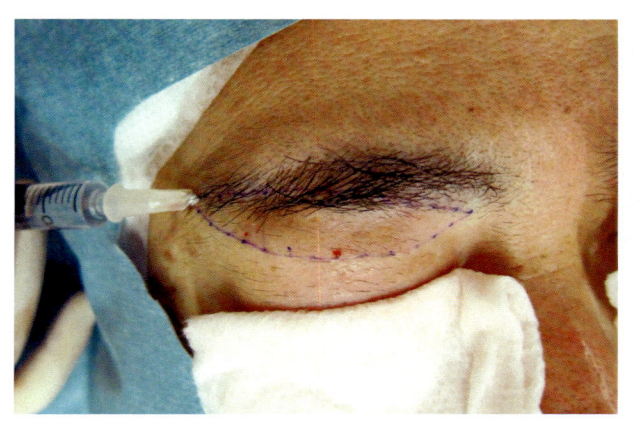

図 8. 術中写真（図 8～13；全て症例 2）
看護師に指示し，術者が入室する前から冷却した生理食塩水に浸したガーゼで術野をよく冷やしておく．十分な冷却の上で 30 G 針を装着した注射器で麻酔を行う．筆者は 0.5％エピネフリン加リドカインと 0.75％ロピバカインと生理食塩水を 1：1：1 でカクテルにしたものを使用している．皮膚と眼輪筋の間へ眼輪筋を穿かないよう留意しながら注意深く注入する．麻酔量は片側で約 1.0～1.5 ml である．

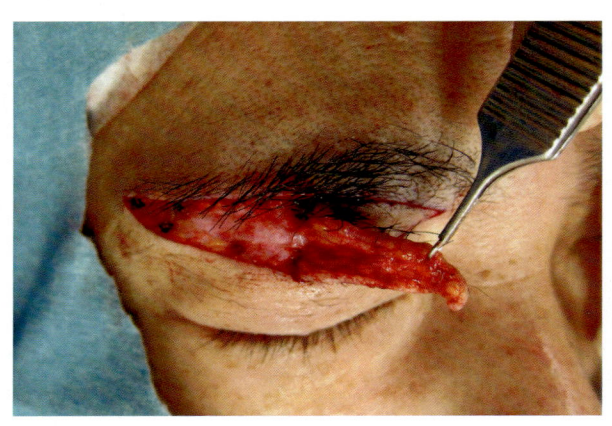

図 9. デザインに沿って皮膚切開し，止血しながら皮膚を切除する．切開時，眼輪筋を傷つけないように注意する．

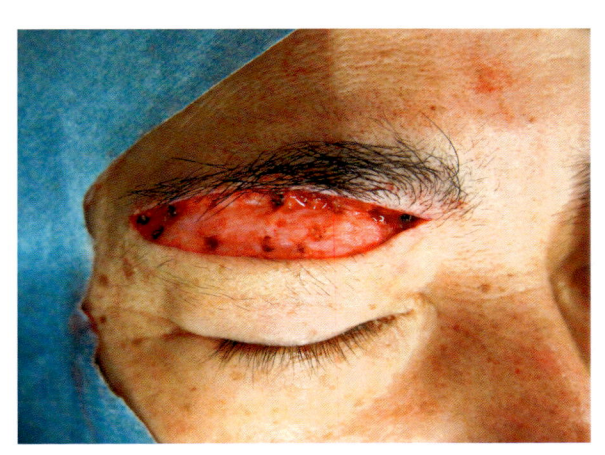

図 10. 皮膚切除が終了したところ
切除するのは皮膚と皮下脂肪のみで，眼輪筋は切除しない．また，剥離も一切行わない．

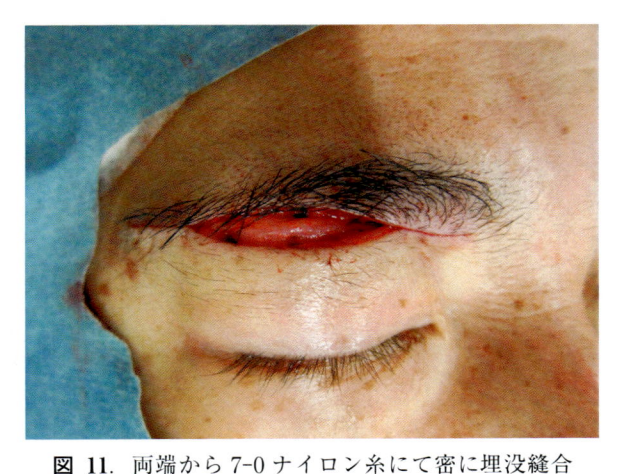

図 11. 両端から 7-0 ナイロン糸にて密に埋没縫合を行う．
この時 dog ear を作らないように注意する．ポイントとしては剥離をせず眼輪筋の一部を一緒にかけて縫合する方が出血も少なく固定力が強い．

図 12. 埋没縫合が終了したところ

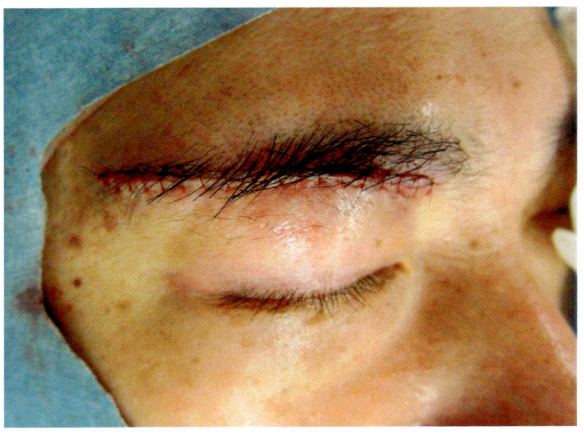

図 13. 表皮縫合が終了したところ
男性の場合，眉毛が長いため縫合創が目立ちにくい．

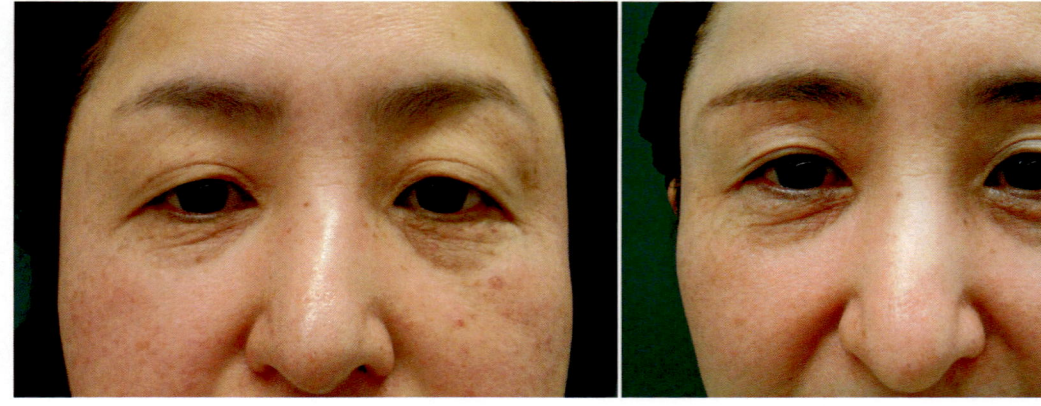

a．術前，正面視   b．術後6か月目，正面視

図 14. 症例1（術前の作図と同じ症例）

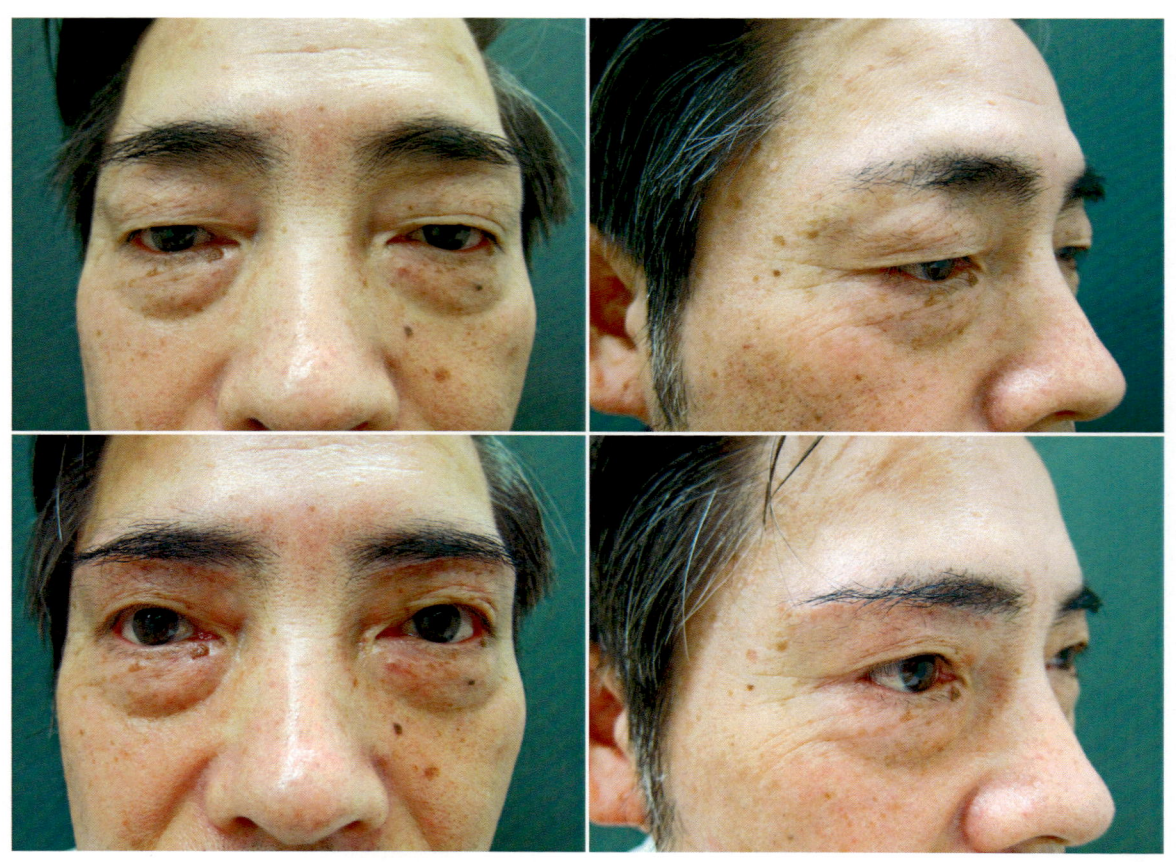

図 15. 症例2（術前の作図・術中写真と同じ症例）
a：術前，正面視　　　　　b：術前，斜め45°
c：術後1か月目，正面視　　d：術後1か月目，斜め45°

a	b
c	d

a|b

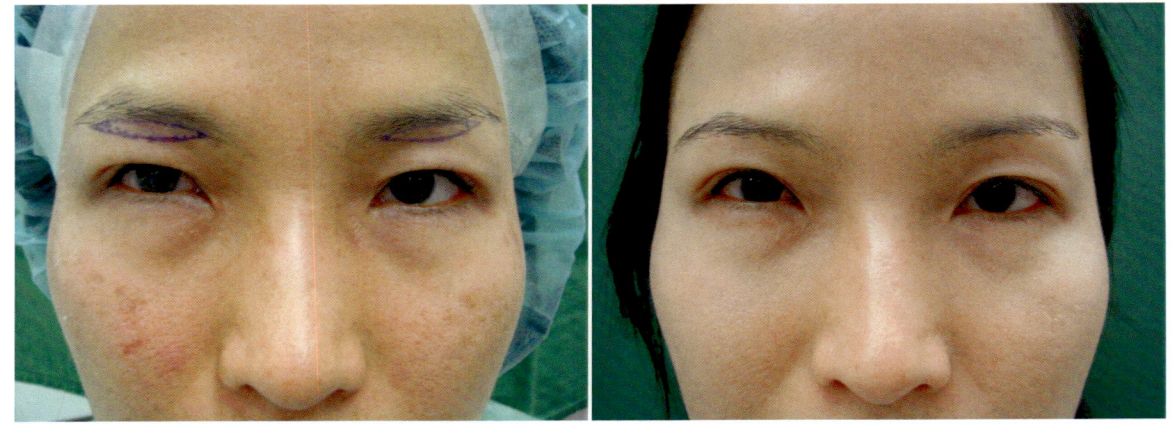

図 16. 症例 3：39 歳，女性
眼瞼下垂症の挙筋前転術後，皮膚の被さりにより重瞼線がきれいに出ないことを訴えた症例．このようなケースは重瞼線での皮膚切除できれいに重瞼幅を表出することは困難なため，眉毛下切開法のよい適応になる．
　a：術前デザイン．被さりのある中央部で皮膚をつまみ上げ，必要な量の切除幅を決定する．
　b：術後1年．自然な重瞼線が安定している．

a|b
c|d

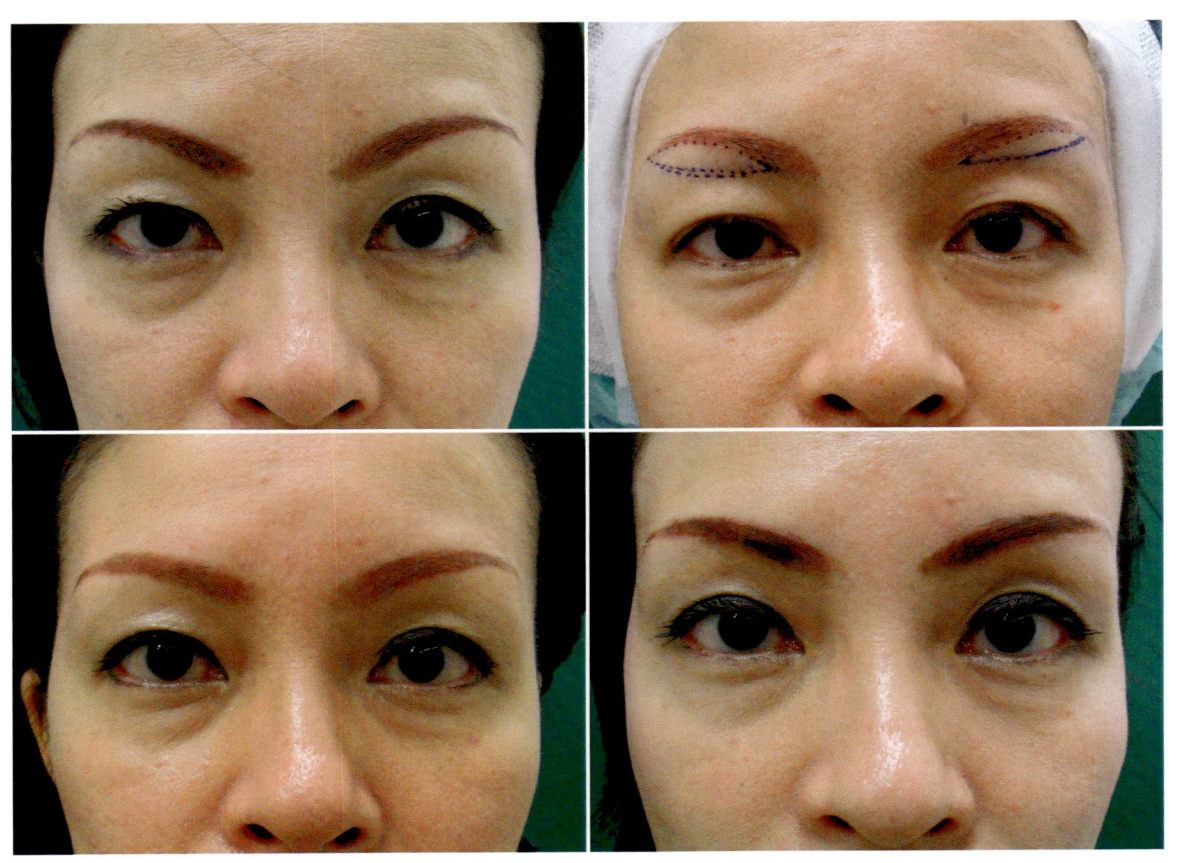

図 17. 症例 4：42 歳，女性
重瞼幅の左右差を主訴に来院した症例．このような微妙な左右差を調整するにも眉毛下切開法は大変有用である．
　a：初診時，正面視
　b：術前デザイン．皮膚をつまみ上げ，余剰皮膚の左右差を測り，それに応じた切除幅を決定する．
　c：術後3か月．左右差は解消しており，傷跡も目立たない．
　d：術後4年．重瞼幅は安定している．

まとめ

　筆者が日常行っている眉毛下切開法の手技について紹介した．重瞼線アプローチと眉毛下アプローチのどちらを選択するかについては皮膚の厚み，被さりの位置（内側か中央か外側か）がポイントである．デザインにおいては被さりの位置と余剰皮膚の量を正確に見極めることがポイントである．手技としては皮膚を愛護的に扱い，丁寧かつ正確な埋没縫合に尽きる．剥離を一切行わず，眼輪筋を温存することがダウンタイムを短くする．2003年にこの方法を報告して以来，方法はほとんど変えていない．

　美しく自然な上眼瞼形成を行うためには重瞼線と眉毛下の2つのアプローチのどちらが適するかを判断し，症例によってはそれぞれの利点を生かし併用することが望ましい．

文　献

1) 林　寛子ほか：眉下皺取り術の効果．日美外報．**25**(3)：28-32，2003．
2) 林　寛子：眉下切開法による眼瞼下垂形成術．フェイスリフト実践マニュアル．PEPARS．8：33-36，2006．
3) 林　寛子ほか：上眼瞼除皺術―眉下切開法．美容外科　基本手技―適応と術式―．酒井成身編．17-19，南江堂，2008．
4) 野平久仁彦：上眼瞼除皺術―重瞼線部切開法．美容外科　基本手技―適応と術式―．酒井成身編．20-22，南江堂，2008．
5) 村上正洋：眉毛下皮膚切除術．眼手術学．野田実香編．330-339，文光堂，2013．
6) 林　寛子：皮膚切除術―重瞼線切開法．眼手術学．野田実香編．322-329，文光堂，2013．

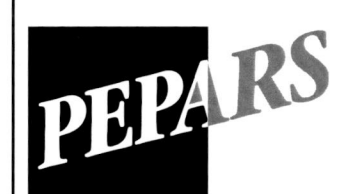

◆特集／眼瞼の美容外科 手術手技アトラス
上眼瞼形成術：
拡大眉毛下皮膚切除術

一瀬　晃洋*

Key Words：拡大眉毛下皮膚切除術（extended infrabrow excision blepharoplasty），眉毛内毛幹斜切断（intrabrow incision perpendicularly to the hair shaft），眼瞼皮膚弛緩症（dermatochalasis），アジア人の瞼形成術（blepharoplasty for Asians）

手技のポイント　適切にデザインを行い，正確な皮膚切開・縫合を行う．必要に応じて付加手術を同時または二期的に組み合わせることが，機能的および整容的に効果的である．付加手術としてよく用いるものは，眼窩脂肪中央脂肪織や外側脂肪織切除，皺眉筋切除，眼輪筋広範切除，切除皮膚の真皮脂肪移植，眉毛固定（挙上）術，内側前額リフト，上眼瞼内側皮膚切除・内眼角形成術である．重瞼の乱れのある症例には部分切開法重瞼術，腱膜異常がある症例には部分切開法眼瞼挙筋腱膜前転術などであらかじめ修正しておく．

拡大眉毛下皮膚切除術[1)2)]は，眉毛下の皮膚切除[3)4)]の切除範囲を眉毛内に大きく拡大した術式である．本術式は，通常 10 mm 以上の幅で皮膚切除を行うため上眼瞼・前額の皮膚弛緩が多い症例に対しても効果的な上眼瞼の除皺が可能である．本術式の利点は，重瞼など上眼瞼の形態を壊すことなく除皺が行えるために比較的自然な仕上がりとなること，厚い皮膚が切除できること，術式が簡便であること，回復も比較的早いことである．術式の欠点は，眉毛の減少，瘢痕，眉毛下降などであるが，術式の工夫や付加手術で軽減させることが可能である．本術式は，上眼瞼の単純除皺のみならず，眼瞼下垂症修正術後や重瞼術後の余剰皮膚切除や，顔面神経不全麻痺などにも用いることができるなど応用範囲が広い．症例を選べば女性のみならず男性にも適用可能である．本術式には優れた点は多いが，皮膚切除量の増加に伴う合併症への対策を考慮する必要がある．本稿では，当科で行っている拡大眉毛下皮膚切除術の術式や，合併症を防ぐコツなどを解説する．

術前の作図

油性マーカーでデザインを行う（図 1）．皮膚切除の幅は，眼瞼や前額の皮膚の余剰の程度によって増減を行う．瞳孔中心からの垂線上にて皮膚を瞼縁から眉毛下縁まで 25 mm 以上残すと失敗が少ない．本術式では残すべき眼瞼の幅をあらかじめ決めるので，皮膚切除可能な最大の幅は，患者がどれくらい眉毛の減少を許容できるかでほぼ決定される．高年齢で眉毛がかなり薄くなっている女性では，眉毛を残すメリットはあまりないと考えてデザインを行っている．男性や若年の女性では，眉毛を細くしても外側端の近くまで残すようにしている．眉毛の刺青を入れている症例では，術後の眉毛下降を考慮し刺青の外側を含んで切除した方がよい．前額の余剰が多い場合は切除量を増やすか，眉毛固定術や眉毛下制筋群切除によって眉毛の下降の軽減を図ることも検討可能である．デザインは最終的に患者に確認をする．

* Akihiro ICHINOSE, 〒650-0017　神戸市中央区楠町 7-5-2　神戸大学大学院医学研究科形成外科／神戸大学医学部附属病院美容外科，特命准教授

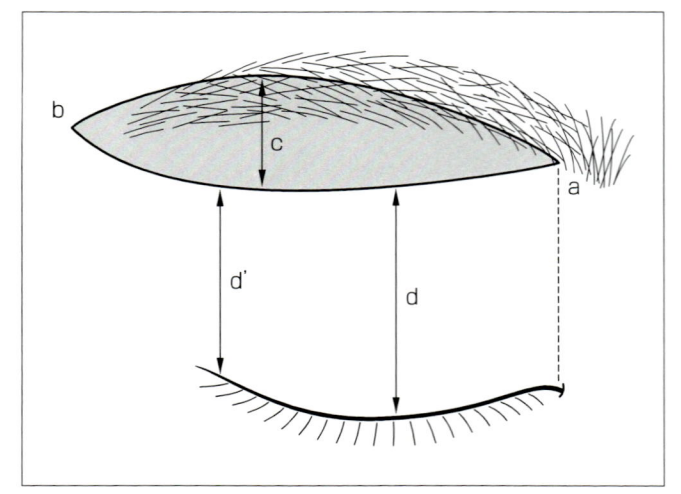

図 1.
拡大眉毛下皮膚切除のデザイン
　a：切除デザインの内側端
　　内眼角の直上まで，または眉毛内側端の 5 mm 外側まで
　b：切除デザインの外側端
　　眉毛外側より 5～10 mm 程度
　c：皮膚切除の最大幅
　　8～20 mm 以上（一般的には 10～16 mm 程度）
　d：瞳孔中心を通る垂線上で，皮膚切除下端から瞼縁までの距離
　d'：皮膚切除下端から外眼角までの距離
　　d，d' とも 25 mm 以上残す．

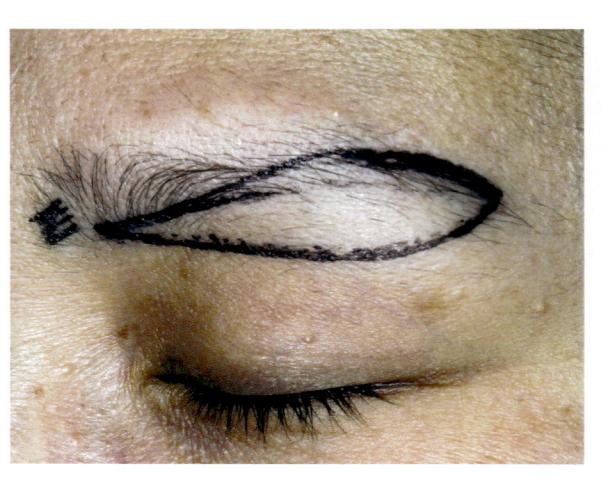

図 2. デザイン

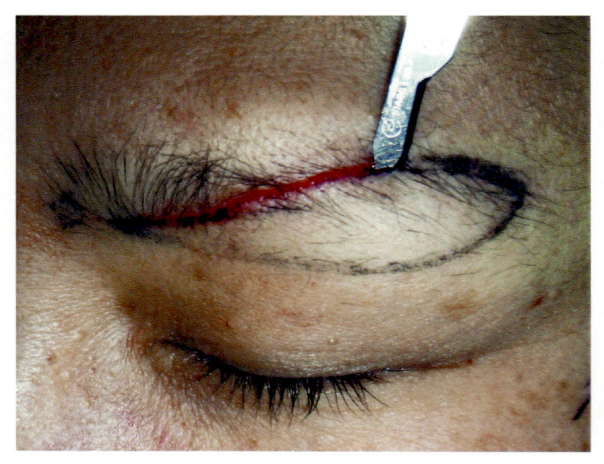

図 3. 毛包斜切断法による眉毛部の皮膚切開

手術手技

1．麻　酔

デザイン（図 2）を行った後，エピネフリン加 2% リドカイン溶液，0.5% ブピバカイン溶液，7% 炭酸水素ナトリウム溶液を 5：4：1 の割合で混合する．片側で 2～3 cc を 30 G の注射針で皮下注入する．

2．皮膚切除

筆者は，毛包斜切断法によって眉毛部の皮膚切開を行う（図 3）．まず，切除する皮膚の上方のライン（眉毛内）の切開を行う．皮膚に対して 11 番メスを斜め 45° 以上寝かせて切開を開始する．最初から深く切開すると，皮膚がたわむなどして正確に皮膚を斜切断することは難しい．特に皮膚切開のラインから最初の 3 mm 程度は皮膚を薄くデヌードするように注意深く切開してなるべく毛包の保存を行い，その後はメスの刃を少し立てて切開し眼輪筋上まで到達する．切除皮膚の下方のラインは，上方皮弁と角度が合うように斜切開する．眼輪筋上で皮膚を切除する．皮弁の外側端の少し外側の皮下脂肪を切除すると術後のドッグイヤーを軽減できる（図 4）．必要に応じ，眼輪筋を切開して皺眉筋切除や眼窩脂肪切除などを行う．

3．皮膚縫合

眼輪筋，真皮縫合は 5-0 PDS II® を用いる．眼輪筋のタッキングは，内上方へ 30～45° の角度で 2～3 針行う．皮膚縫合の前に止血を確認する．特に眉毛下制筋群の切除や眉毛固定を行った症例では，丹念に止血を行っておかないと腫脹や紫斑の原因となる．真皮縫合（図 5）は内側を除いて 4 針

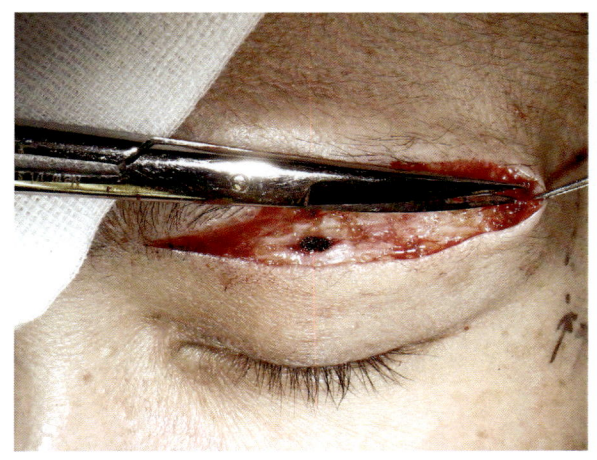

図 4. 術後ドッグイヤーの軽減のため，皮弁外側端の少し外側の皮下脂肪を切除する．

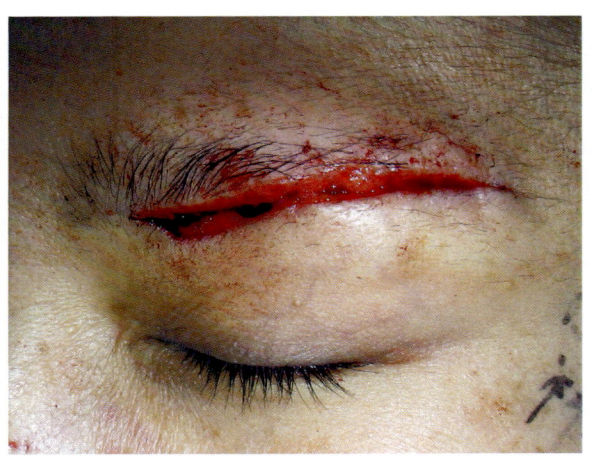

図 5. 内側を除いて 4 針程度真皮縫合

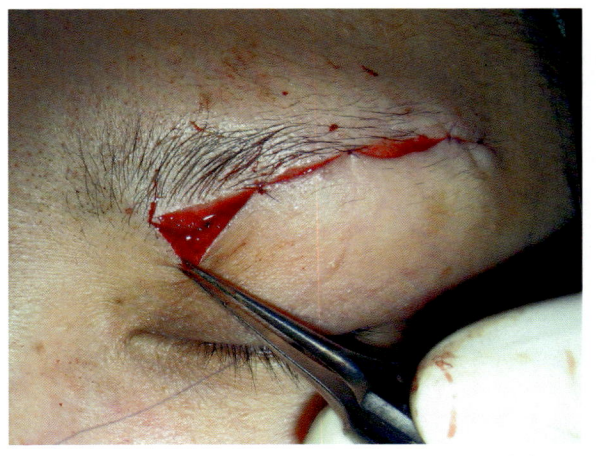

図 6. 眉毛内側の緊張がかかりやすい部分の皮膚に余裕をもたせると，術後の陥凹変形や襞の予防になる．

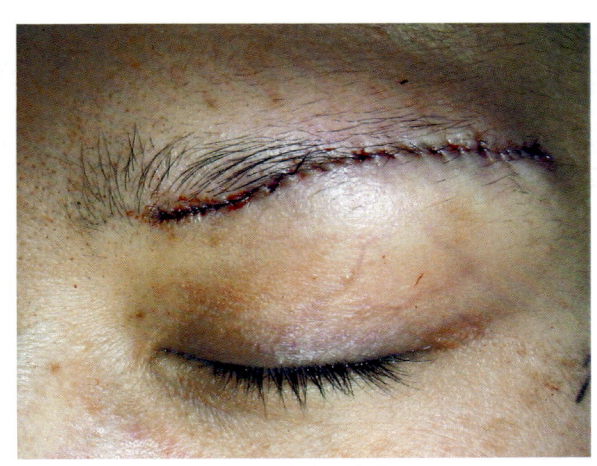

図 7. 表皮縫合後

程度行う．縫合糸は強く締めすぎなければ毛胞斜切断された真皮にかけて差し支えないが，眉毛を巻き込まないようにする．本術式の合併症として，眉毛下の内側付近から内下方に伸びる線状の陥凹変形や襞が生じることがある．この変形は，皮膚切除が多い症例や眉毛固定を行った症例にしばしば生じ，臥位では目立たないために手術中は気づかないが，立位で目立つようになるため注意が必要である(参照：症例4；図11)．予防策としては，内側の真皮縫合を避けることと，下方の皮弁を5 mm 程度内側に移動させて縫合し，眉毛内側の緊張がかかりやすい部に皮膚を余らせて若干のふくらみを出すようにする(図6)ことであるが，変形が残らないように縫い上げるには慣れを要する．

表皮縫合(図7)には，筆者は，6-0 PDS Ⅱ®を用いている．斜切開された両皮弁の表皮の断端をきちんと合わせるように注意する．適宜 bite の小さな結節縫合を加えると表皮のずれが少なく縫合できる．

4．術後処置など

少量の抗生剤入り眼軟膏を創に塗布し，抗生剤の内服および抗生剤含有点眼液を使用する．ドレッシングやテープ固定は行わない．洗顔と洗髪は翌日から許可する．術後1週間前後に全抜糸を行う．

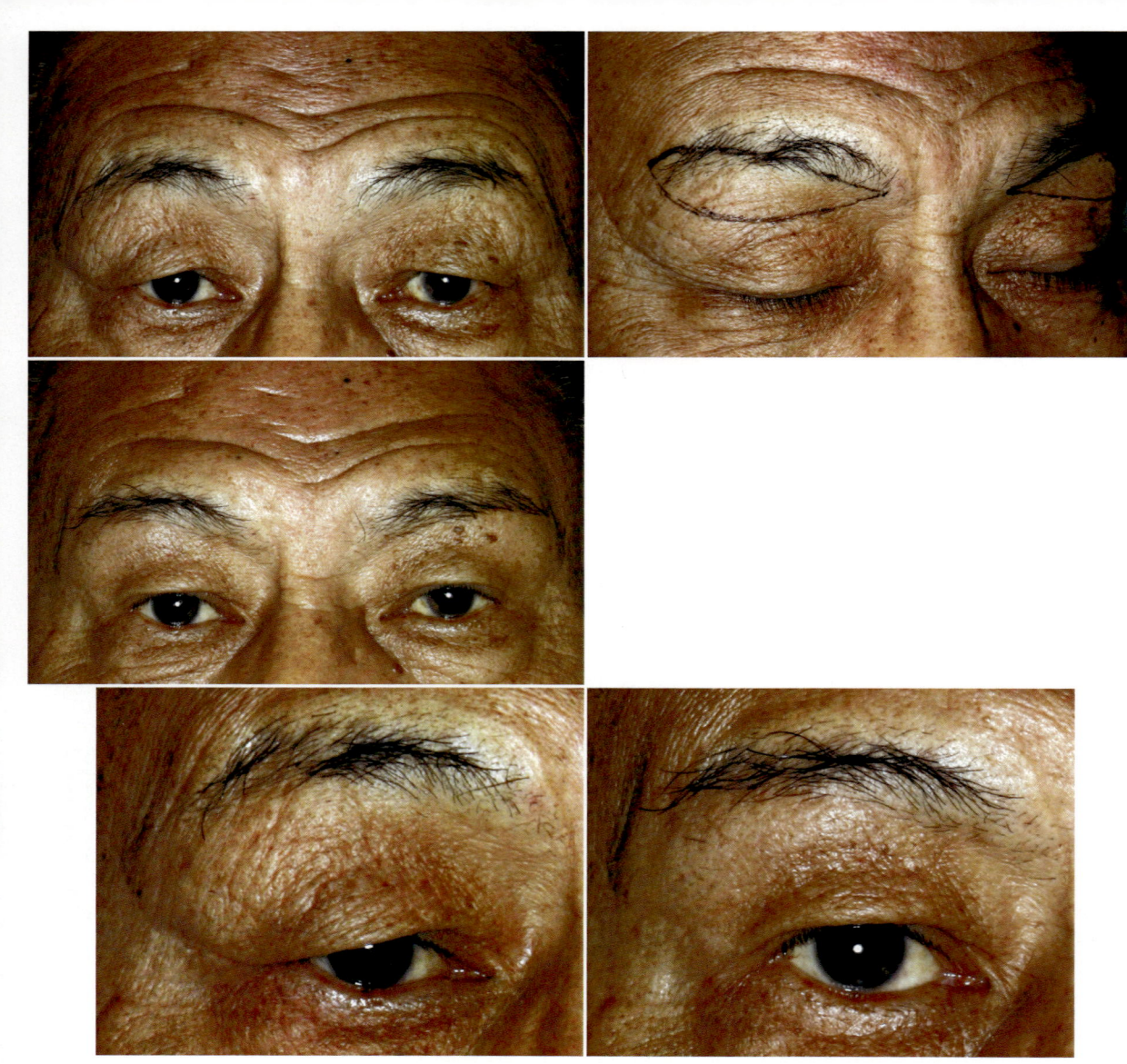

図 8. 症例 1：70 歳，男性．両上眼瞼皮膚弛緩症
a：術前．上眼瞼皮膚弛緩に伴う高度の開瞼困難を自覚し，前額の横皺を認めた．
b：最大幅 18 mm の拡大眉毛下皮膚切除術を毛包斜切断で行った．
c：術後 6 か月．両上眼瞼皮膚余剰および前額の横皺の改善を得た．上眼瞼皮膚弛緩および開瞼困難は著しく改善した．
d：術前．
e：術後 6 か月．上眼瞼皮膚弛緩および開瞼困難は著しく改善した．瘢痕は比較的目立たない．眉毛形状の変化は許容範囲内であった．瘢痕付近より発毛が認められる．

まとめ

　眉毛下の皮膚切除術は 1950 年代に米国で報告されたが[3)4)]，日本で注目され普及したのは，1990 年代からである[5)]．重瞼線皮膚切除術に比較して普及が遅れた原因は，瘢痕が目立つ症例が多いのではないかとの先入観があったことと，眉毛下に切除可能な皮膚が少なく除皺効果が少ない症例が多かったことなどが考えられる．故に，その適応症例は制限され，眉墨で眉毛部の瘢痕を隠すこと

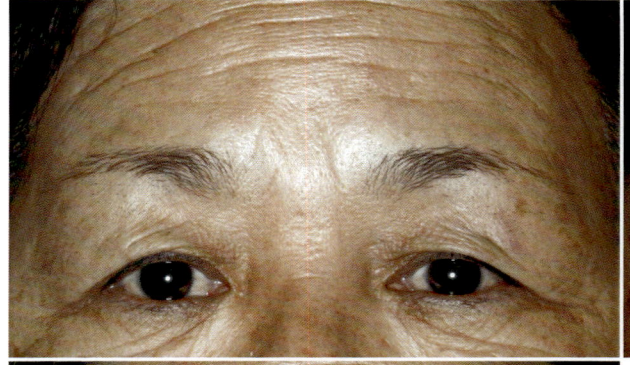

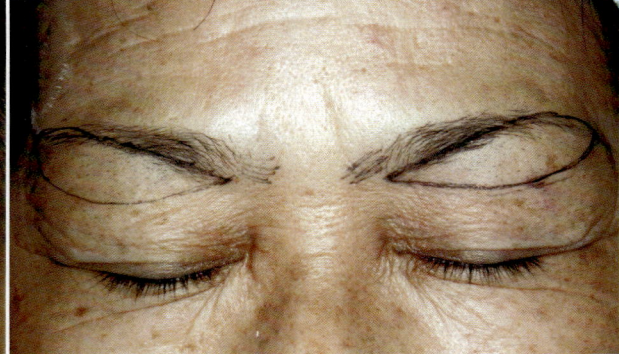

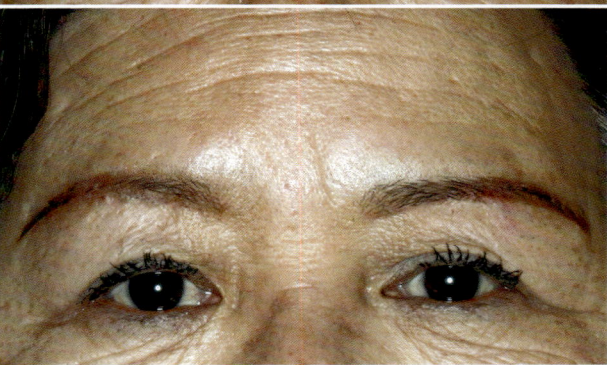

図 9.
症例 2：73 歳，女性．両上眼瞼皮膚弛緩症
  a：術前
    上眼瞼皮膚弛緩により，開瞼困難を自覚した．術前より眉毛外側は脱毛しており，眉墨を使用していた．
  b：最大幅 16 mm の拡大眉毛下皮膚切除術を毛包斜切断で行った．皺眉筋切除術を追加した．
  c：術後 6 か月
    両上眼瞼弛緩は改善し，容易な開瞼を得た．瘢痕は比較的目立たないが，術前と同様に眉墨を使用している．

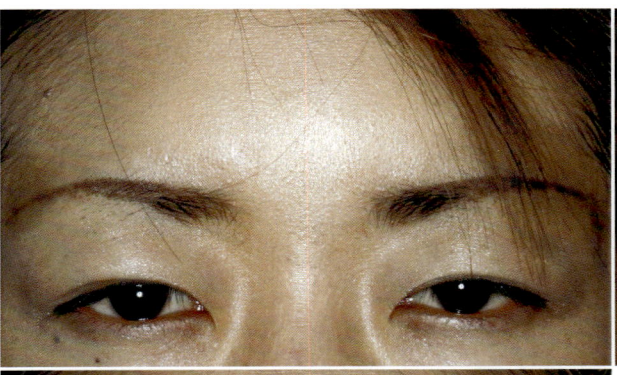

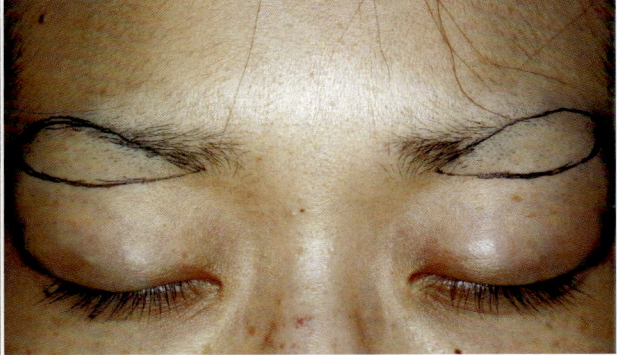

a	b
c	

図 10.
症例 3：28 歳，女性．眼瞼痙攣
  a：術前
    眼瞼緊張により高度の開瞼困難を自覚した．術前より眉毛外側の毛を剃り，眉墨を使用していた．
  b：開瞼に対する負荷の軽減のため，最大幅 15 mm の拡大眉毛下皮膚切除術を毛包斜切断で行った．
  c：術後 6 か月
    眼瞼緊張は消退し，開瞼困難は著しく改善した．瘢痕は比較的目立たないが，術前と同様に眉墨を使用している．

a	b
c	

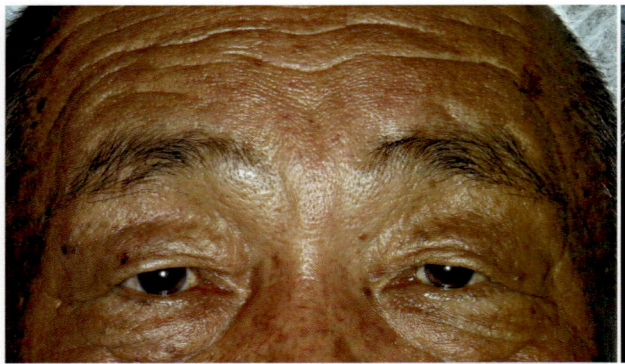

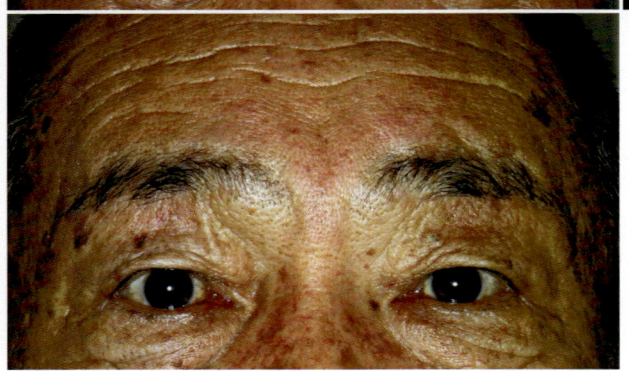

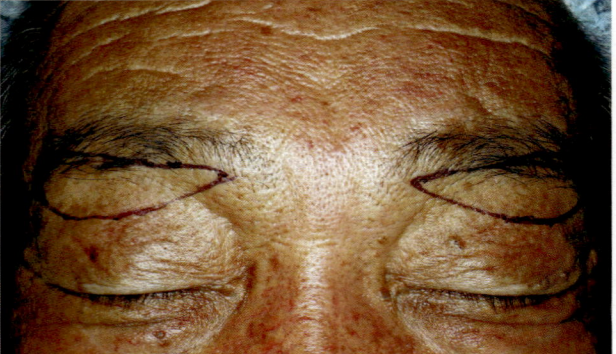

図 11.
症例4：71歳，男性．両上眼瞼皮膚弛緩症
a：術前
上眼瞼皮膚弛緩に伴う高度の開瞼困難を自覚した．
b：最大幅18 mmの拡大眉毛下皮膚切除術を毛包斜切断で行った．
c：術後6か月
上眼瞼皮膚弛緩および開瞼困難は著しく改善した．瘢痕は比較的目立たず，眉毛形状の変化は許容範囲内であった．しかし，右上眼瞼内側には皺襞が認められており，皮膚縫合の際のわずかな歪みが原因と考えられる．

ができる中高年の女性に対して用いられていたようである．最近は，切除デザインや切開・縫合法，術式の用い方などについて対策が行われ，自然で効果的な除皺が可能な術式として普及が進んでいる．筆者は，拡大眉毛下皮膚切除術を上眼瞼除皺術の第1選択として用いており，最近は重瞼線皮膚切除術[6]の選択は減少した．本術式は，必要に応じて小さな付加手術を組み合わせることにより，歪みが少なく効果的な眼瞼除皺が可能であり，高い患者満足度を得やすい術式として推奨する．

参考文献

1) 一瀬晃洋，杉本　庸，杉本孝郎ほか：【顔のアンチエイジング美容外科手術】老人性眼瞼下垂に対する上眼瞼形成術　拡大眉毛下皮膚切除術．PEPARS．30：17-21，2009．
   Summary　拡大眉毛下皮膚切除術を報告した．
2) Ichinose, A., Sugimoto, T., Sugimoto, I., et al.: Extended infrabrow excision blepharoplasty for dermatochalasis in Asians. Arch Facial Plast Surg. 13：327-331, 2011.
   Summary　拡大眉毛下皮膚切除術を報告した．
3) Parkes, M. L.：Correction of upper lid blepharocholasis. Eye Ear Nose Throat Mon. 33：349-350, 1954.
   Summary　西洋人の上眼瞼除皺法として，眉毛下皮膚切除術を初めて報告した．
4) Sugimoto, T.：Facial cosmetic surgery in Orientals. Blepharoplasty in Orientals. Aging eyelids. Problems in Plastic and Reconstructive Surgery. 1：510-519, 1991.
   Summary　東洋人の高齢者の上眼瞼除皺法として，眉毛下皮膚切除術を記載した初の文献である．
5) 林　寛子，冨士森良輔，廣田龍一郎ほか：眉下皺取り術の効果．日美外報．26：114-118，2004．
   Summary　眉毛下皮膚切除術を改良し，中高年女性に適応を拡大した．
6) Ichinose, A., Tahara, S.：Extended preseptal fat resection in Asian blepharoplasty. Ann Plast Surg. 60：121-126, 2008.
   Summary　東洋人のまぶたを薄くするための中隔前脂肪・ROOF切除法について，その術式および合併症を報告した．

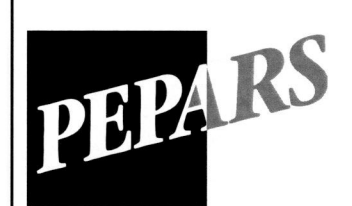

◆特集／眼瞼の美容外科 手術手技アトラス

眼瞼下垂症手術：
開瞼抵抗を処理する眼瞼下垂症手術

伴 緑也[*1] 伴 碧[*2]

Key Words：眼瞼下垂(blepharoptosis)，眼瞼形成(blepharoplasty)

手技のポイント
1) 目尻の眼輪筋を減量して開瞼抵抗を減らし，垂れのないスッキリとした目尻にする．
2) 眼窩隔膜は眼窩上縁に沿って高い位置で切開し，眼窩隔膜の断端が開瞼抵抗とならないようにする．
3) 上眼瞼が厚い症例では中央結合組織を減量する．
4) 開瞼抵抗となる下位横走靱帯を切離する．
5) 腱膜前転固定時にひきつれとなる lateral horn を切開する．
6) 組織を傷付けないように丸針の縫合糸を用い，眼瞼挙筋腱膜を瞼板へ固定する．腱膜を前転し過ぎると眉毛下垂を生じるので注意する．
7) 皮膚と挙筋腱膜もしくは眼窩隔膜を縫合して重瞼術を行う．力学的に無理のある重瞼術は開瞼抵抗となり，瞼の重たさになるので注意する．
8) 重瞼術の際に眼窩脂肪も一緒に縫合することで，重瞼の乱れを予防し，sunken eyelid を修正することができる．
9) 過剰な眼窩脂肪が開瞼抵抗となる場合は，眼窩脂肪の減量を行う．

　開瞼は，上眼瞼挙筋速筋の随意的収縮によりミュラー筋機械受容器が伸展されて生じる三叉神経固有感覚が，三叉神経中脳路核を介して動眼神経核を刺激し，上眼瞼挙筋遅筋を反射的収縮させることで維持される[1〜4]．加齢や瞼をこする習慣，コンタクトレンズ装用やアイメイクなどの物理的刺激により，上眼瞼挙筋腱膜が瞼板より外れると腱膜性眼瞼下垂症となる[5)6]．腱膜性眼瞼下垂症により上眼瞼挙筋だけで開瞼を維持できなくなると，ミュラー筋収縮により開瞼を補助するようになるとともに，ミュラー筋機械受容器からの強い三叉神経固有感覚により前頭筋が反射的収縮し[7]，また，青斑核が刺激されて交感神経亢進症状による様々な不定愁訴(頭痛，肩こり，不眠，冷え症など)が生じる[8]．さらにミュラー筋が菲薄化してくると上眼瞼挙筋遅筋の反射的収縮を維持できなくなり，上眼瞼挙筋が脂肪変性し，上直筋と下直筋を用いて開瞼するとアシュネル反射による副交感神経亢進症状を生じる．眼瞼下垂症手術によりこれら眼瞼の解剖学的構造を修復すると上眼瞼挙筋遅筋の反射的収縮が回復し，ミュラー筋への負荷が軽減することから自律神経症状の改善が期待される．しかし筋肉を前転したり短縮するだけの手術では，自律神経症状の改善が乏しかったり，術後に瞼の違和感や重たさを生じることがある．我々，眼瞼形成外科医による眼瞼下垂症手術は，ただ瞼が開けばよいのではなく，軽くて快適な生活ができる瞼を目指すべきである．そのためにはミュラー筋機械受容器を介した開瞼のメカニズムと，解剖学的な開瞼抵抗を考えて手術を行う必要がある．特に下位横走靱帯，眼窩隔膜，中央結合組織が発達した固くて折り畳まれにくい瞼では[9)10]，これら開瞼抵抗となる組織を減量するのが望ましい．

[*1] Ryokuya BAN，〒390-8621　松本市旭3丁目1番1号　信州大学医学部形成再建外科学講座，講師
[*2] Midori BAN，同，診療助教

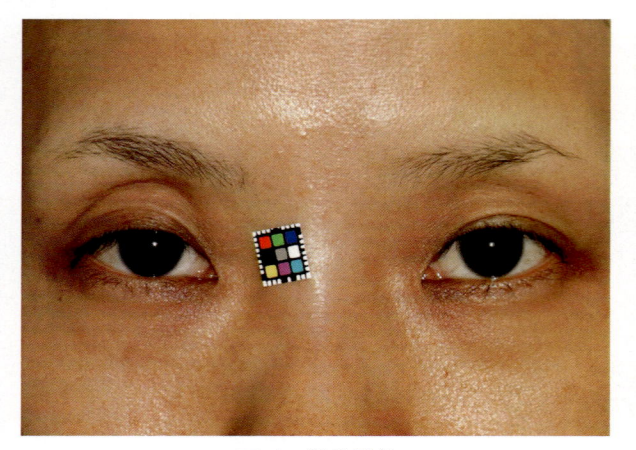

図 1. 術前写真
右優位の腱膜性眼瞼下垂症．上眼瞼がくぼんで sunken eyelid となっている．

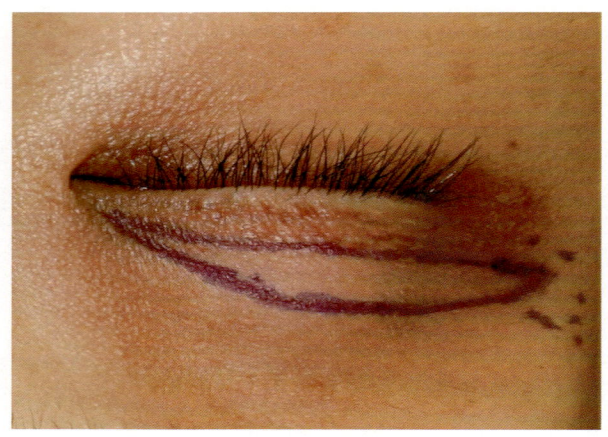

図 2. 手術デザイン
重瞼幅は 6〜7 mm で余剰皮膚を切除するようにデザインする．アドレナリン含有 1%リドカインを用いて麻酔を行った後，余剰皮膚を切除する．

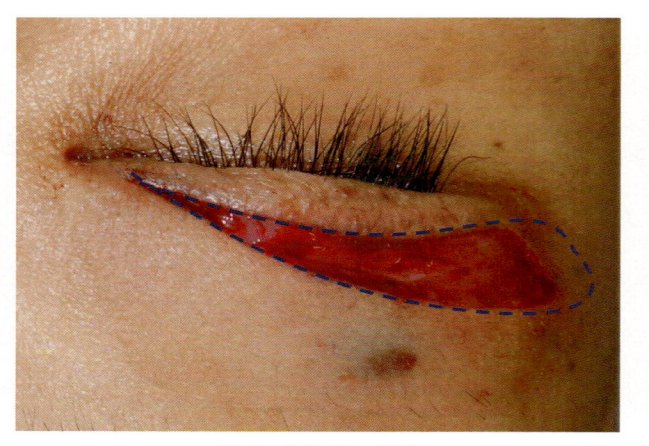

図 3. 眼輪筋の減量
皮膚切除後．眼輪筋収縮は開瞼抵抗となるため，眼輪筋が肥厚している場合は眼輪筋の減量を行う．本症例では皮膚切除部位の眼輪筋を切除すると共に，目尻の眼輪筋を分断し減量する（点線）．これにより開瞼抵抗を減らすと共に，垂れのないスッキリとした目尻にすることができる．

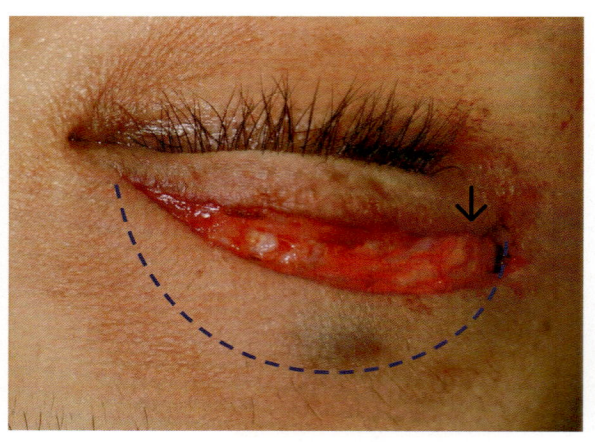

図 4. 眼輪筋減量後
減量前（図3）に比べて，目尻が上がっているのがわかる（↓）．目尻の眼輪筋処理がしっかりされていないと，目尻が下がって重瞼線外側が乱れる．次に点線部まで眼窩隔膜上を頭側へ剝離していく．

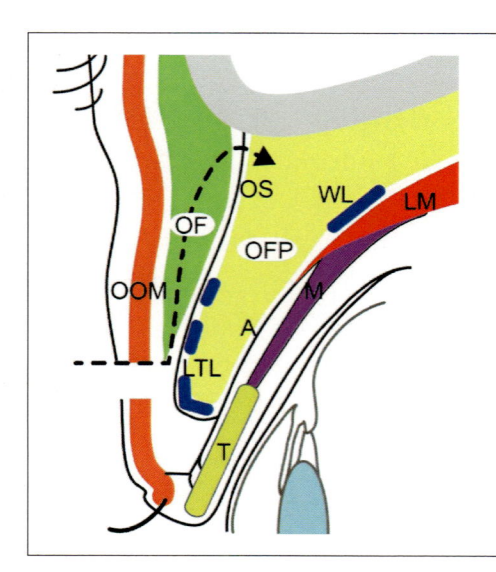

OOM：眼輪筋
OF：中央結合組織
OS：眼窩隔膜
LTL：下位横走靱帯
OFP：眼窩脂肪
A：挙筋腱膜
LM：眼瞼挙筋
M：ミュラー筋
WL：Whitnall's ligament
T：瞼板

図 5.
開瞼抵抗となる組織の減量
下位横走靱帯，中央結合組織，眼窩隔膜が発達し，固くて折り畳まれにくい瞼では，これら開瞼抵抗となる組織を減量する必要がある．余剰な中央結合組織を眼窩隔膜側へ残して剝離し（点線），後に眼窩隔膜とともに切除することで，上眼瞼のボリュームと開瞼抵抗を減少させる．

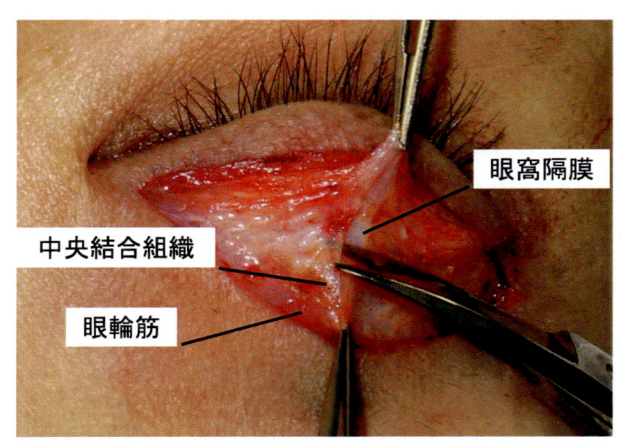

図 6. 眼窩隔膜上の剥離
本症例は上眼瞼が薄くて sunken eyelid となっているため，眼輪筋下の中央結合組織をできるだけ眼輪筋側へ残しながら，眼窩隔膜上を頭側へ剥離している．

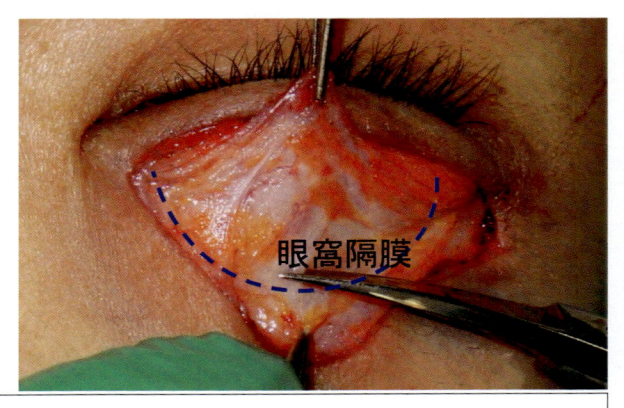

図 7.
眼窩隔膜の切開
眼窩隔膜上を剥離したところ．白い眼窩隔膜の下に黄色い眼窩脂肪が透見される．次に眼窩隔膜を眼窩上縁に沿って高い位置で切開していく（点線）．眼窩隔膜を低い位置の横切開で切開すると，残った隔膜断端が眼窩脂肪をトラップしたり，重瞼の折り畳み抵抗となる．眼窩隔膜は大きな開瞼抵抗であるので処理に注意する．
　a：眼窩隔膜の切開ライン
　b：眼窩隔膜の切開（断面図）

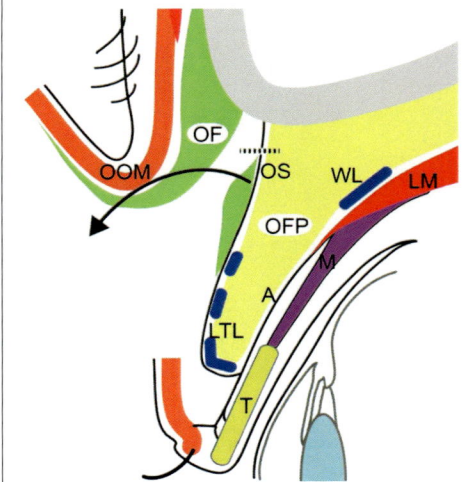

OOM：眼輪筋
OF：中央結合組織
OS：眼窩隔膜
LTL：下位横走靱帯
OFP：眼窩脂肪
A：挙筋腱膜
LM：眼瞼挙筋
M：ミュラー筋
WL：Whitnall's ligament
T：瞼板

図 8.
眼窩隔膜の切開
眼窩隔膜を切開すると眼窩脂肪が突出してくる．眼窩脂肪上で隔膜を切開していけば，基本的に眼瞼挙筋や腱膜を損傷することはない．眼窩脂肪が眼窩深部へ入り込んでいる場合，下眼瞼を押すと眼窩脂肪が深部から出てくる．眼窩脂肪が同定できず，眼窩隔膜と眼瞼挙筋との判別が困難な場合は，患者に開瞼してもらい，動くかどうかで判断する．

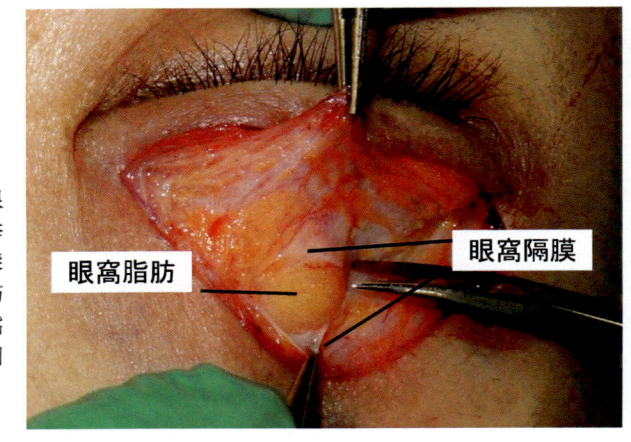

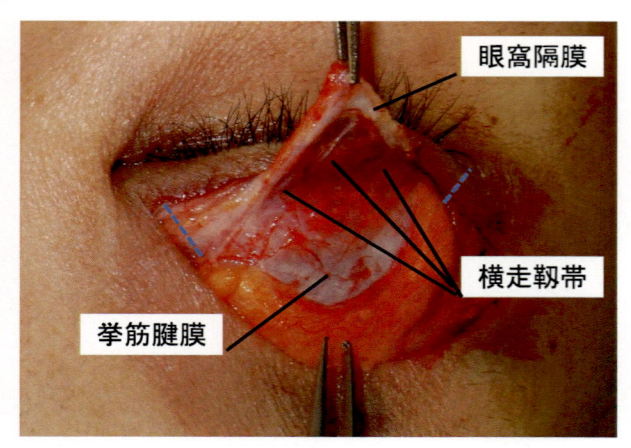

図 9. 眼瞼挙筋腱膜
眼窩脂肪を眼瞼挙筋腱膜から剥離したところ．ひも状の下位横走靱帯を確認できる．次に内外側の残った眼窩隔膜と下位横走靱帯を切離していく（点線）．

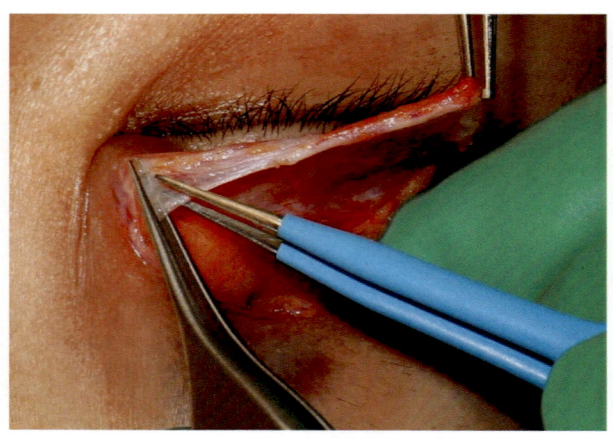

図 10. 下位横走靱帯内側の処理
内側の眼瞼挙筋腱膜を損傷しないように，残った内側の眼窩隔膜と下位横走靱帯を切離する．この処理がしっかりされていないと，上眼瞼内側の挙上が不良になる．

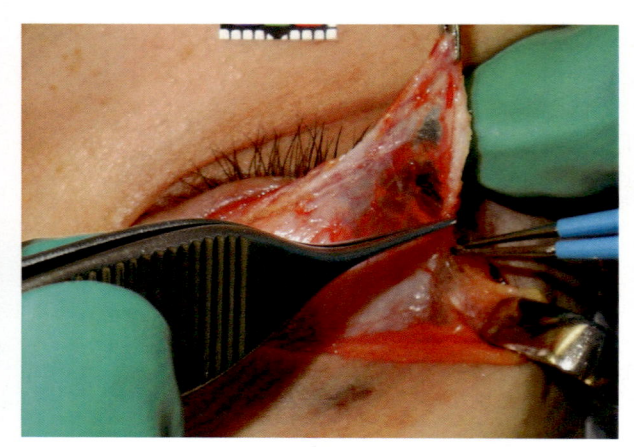

図 11. 下位横走靱帯外側の処理
外側の眼窩隔膜と下位横走靱帯を切離する．この処理を怠ると上眼瞼外側の挙がりが不良になる．

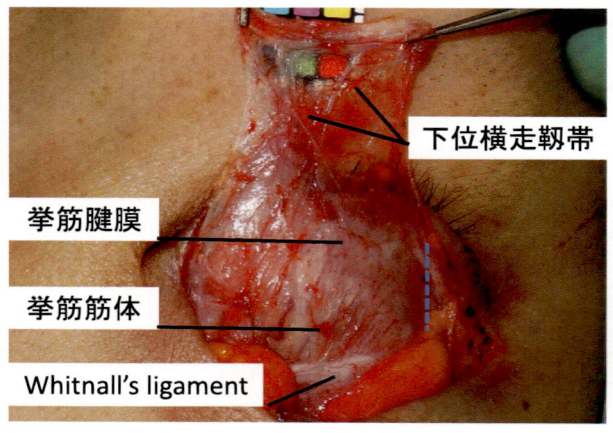

図 12. Lateral horn の切開部位
眼窩隔膜，下位横走靱帯の処理が終了したところ．眼窩隔膜に付着した下位横走靱帯，眼瞼挙筋腱膜，眼瞼挙筋の筋体，Whitnall's ligament を確認できる．次に腱膜前転固定時にひきつれとなる lateral horn を切開する（点線）．

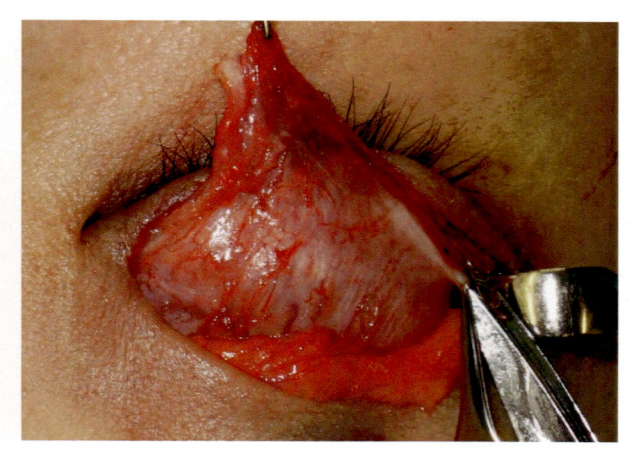

図 13.
Lateral horn 切開
Lateral horn の切開は，挙筋腱膜を尾側へ牽引した際に陥凹して突っ張る部位を減張するように行う．切開する部位は，腱膜下に透けて見える涙腺神経と伴走する動静脈よりも外側が望ましい．Lateral horn 切開を内側で行うと，腱膜固定の際に外側の腱膜が足りなくなるので注意する．まず腱膜のみを鑷子でつかみ，腱膜に小切開を入れる．

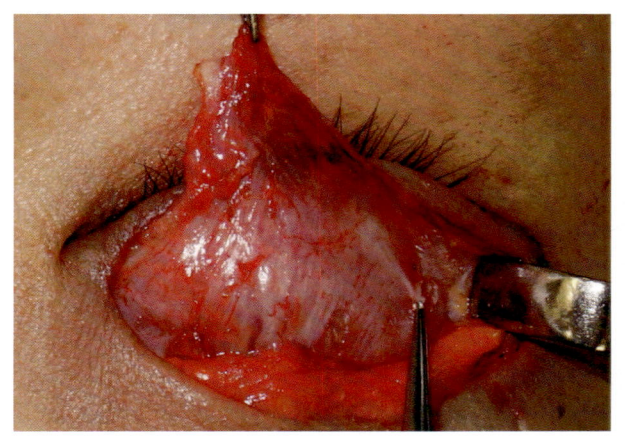

図 14. Lateral horn 切開
挙筋腱膜に小穴が開き，腱膜下に涙腺がみえる．

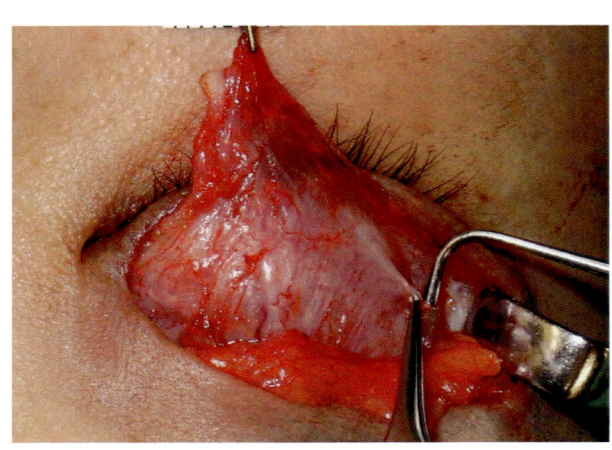

図 15. Lateral horn 切開
腱膜の小切開部位から，涙腺神経の伴走動静脈を傷つけないように腱膜を剝離する．剝離には斜視鉤を用いるとよい．

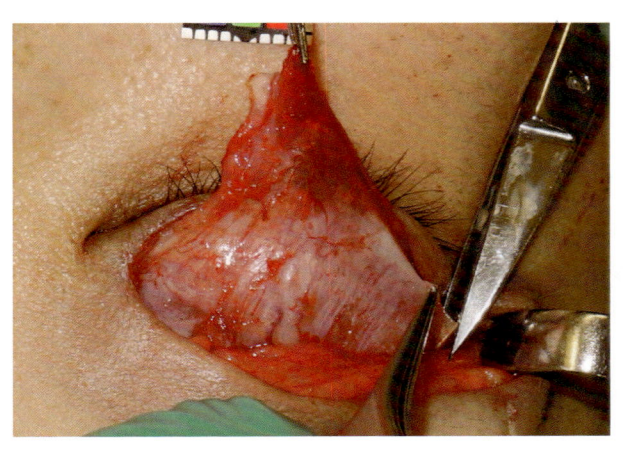

図 16. Lateral horn 切開
剝離した挙筋腱膜を頭側へ切開する．

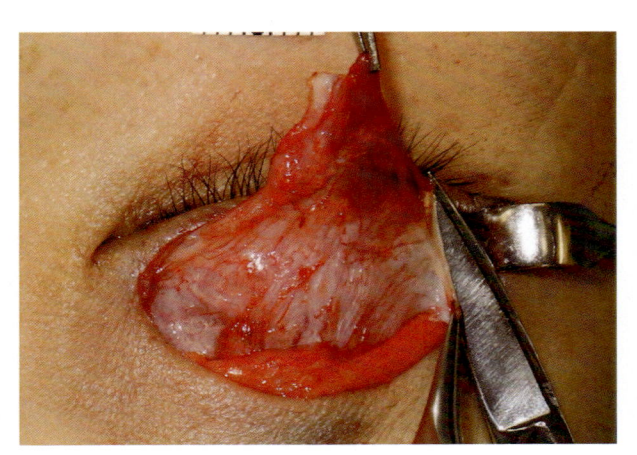

図 17. Lateral horn 切開
血管を損傷しないように注意しながら，挙筋腱膜を尾側へ切開する．

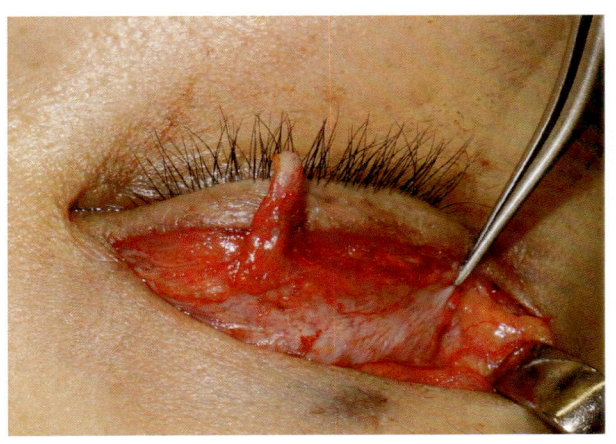

図 18. Lateral horn 切開
Lateral horn の切開が終了したところ

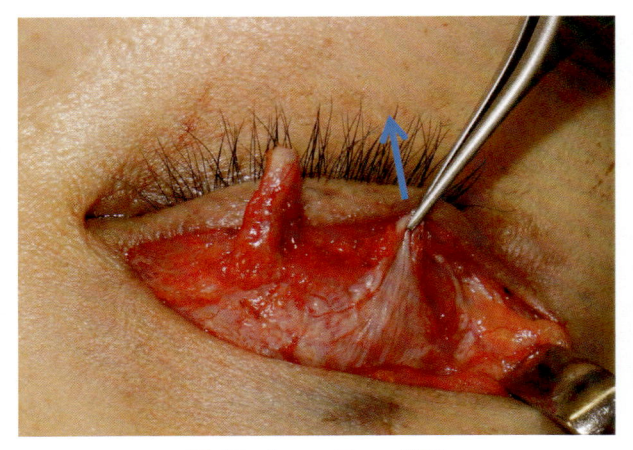

図 19. Lateral horn 切開
Lateral horn が適切に切離されていると，挙筋腱膜を尾側に牽引した際の可動性が上がる．

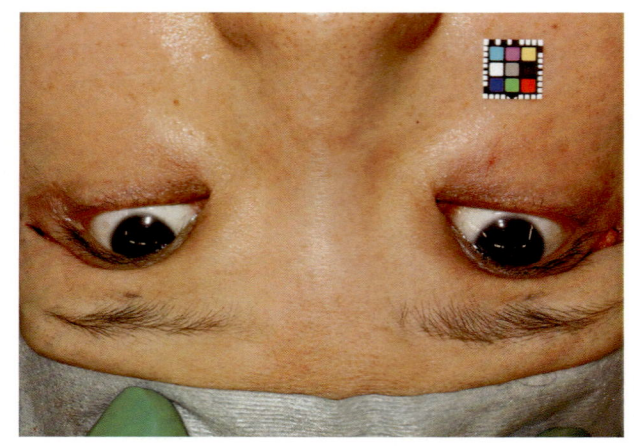

図 20. これまでの処理と左右差の確認
反対側へも同様の処理を行った後，閉瞼，下方視，正面視，上方視をさせ，開瞼に左右差がないか確認する．開瞼の妨げとなる抵抗組織の処理が適切に行われていれば，腱膜を固定する前でも瞼が軽くなったと感じることができる．

左右差がある場合の原因としては，麻酔による眼瞼挙筋の麻痺，眼輪筋の麻痺，抵抗組織（眼輪筋，眼窩隔膜，中央結合組織，下位横走靱帯，lateral horn）処理の左右差などが考えられる．抵抗組織の処理による左右差はここで修正しておく．左右差のあるまま腱膜固定を行うと，挙筋前転量の左右差を生じることになる．

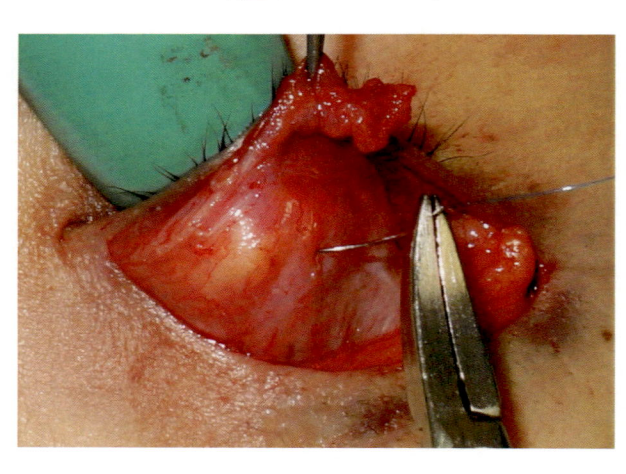

図 21.
腱膜固定
次に利き目側から挙筋腱膜の固定を行う．指で瞼板を眼球から浮かせて，瞼板上縁の形がしっかりわかる状態で，眼瞼挙筋腱膜を前転させながら前転量を決める．

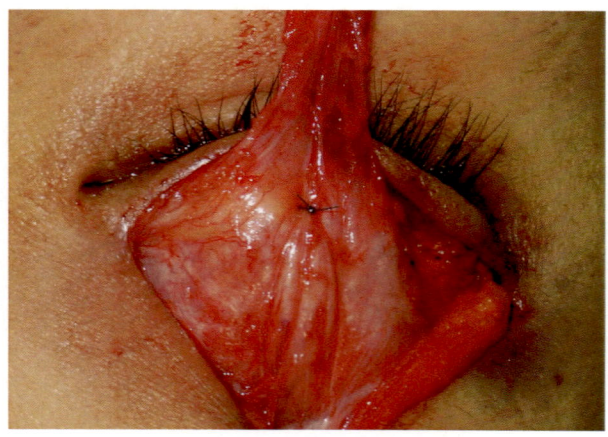

図 22.
腱膜固定
6-0 ポリプロピレン（Prolene，ETHICON）を用い，瞼板正中で瞼板頭側 1/3 の高さで腱膜を瞼板へ固定する．組織を痛めずに確実な固定を行うため，丸針を用いるのが望ましい．反対側も同様に固定した後，開瞼して左右差がないことを確認する．腱膜を前転しすぎると前頭筋の反射的収縮が失われて眉毛下垂するので注意する．

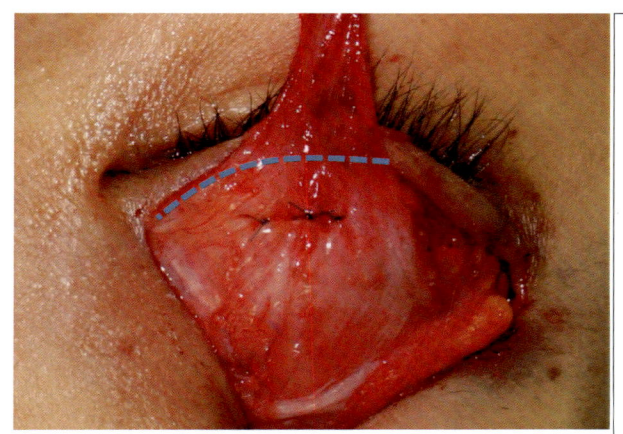

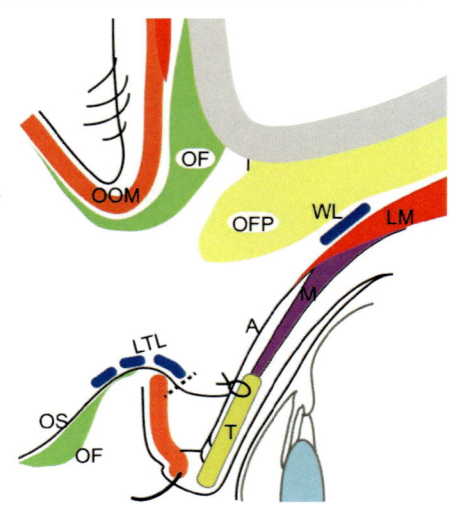

図 23.
腱膜固定の追加と余った隔膜の切除
　a：術中写真
　b：断面図

OOM：眼輪筋　　　　　　　　OF：中央結合組織
OS：眼窩隔膜　　　　　　　　LTL：下位横走靱帯
OFP：眼窩脂肪　　　　　　　A：挙筋腱膜
LM：眼瞼挙筋　　　　　　　　M：ミュラー筋
WL：Whitnall's ligament　　 T：瞼板

内外側へ2か所ずつ，追加の腱膜固定を両眼瞼へ行う．開瞼して左右差がないことを確認したら点線の部位で余った眼窩隔膜を切除する．眼窩隔膜を切除しすぎると，次に行う重瞼術が難しくなるので注意する．
眼球圧迫感がある場合は lateral horn の追加切離を行う．

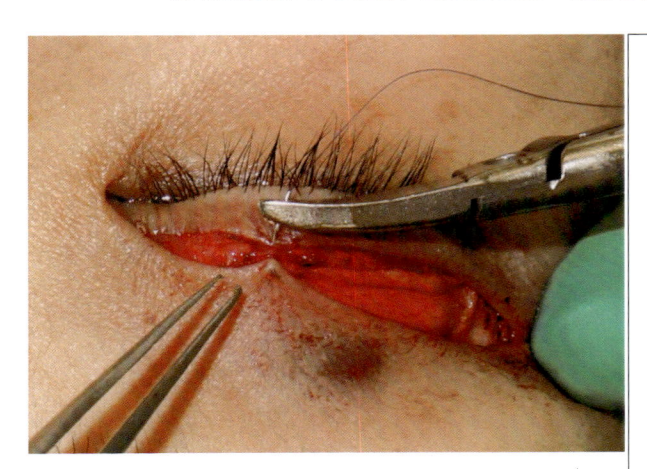

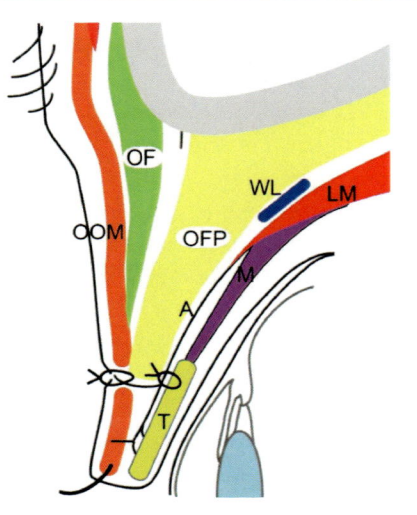

図 24.
重瞼術
　a：術中写真
　b：断面図

OOM：眼輪筋　　　　　　　　OF：中央結合組織
OS：眼窩隔膜　　　　　　　　LTL：下位横走靱帯
OFP：眼窩脂肪　　　　　　　A：挙筋腱膜
LM：眼瞼挙筋　　　　　　　　M：ミュラー筋
WL：Whitnall's ligament　　 T：瞼板

皮膚，挙筋腱膜もしくは眼窩隔膜，皮膚を縫合し，重瞼作成を行う．重瞼のラインが滑らかになるように，3針以上の固定を要する．力学的に無理のある重瞼は開瞼抵抗となり，瞼の重さになるので注意する．重瞼術の際に眼窩脂肪も一緒に縫合すると，重瞼の乱れを予防したり，sunken eyelid を修正することができる．過剰な眼窩脂肪が開瞼抵抗となる場合は，眼窩脂肪の減量を行う．

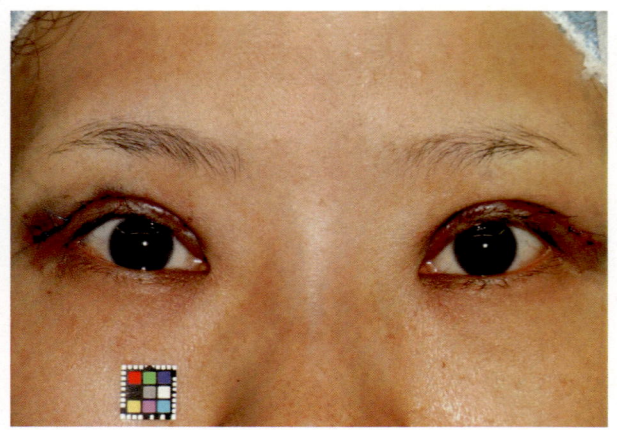

図 25. 手術終了時
座位にして瞼裂縦径，重瞼幅，睫毛の向き，眉毛高などを確認する．左右視させ前頭筋の反射的収縮が残っていることを確認する．

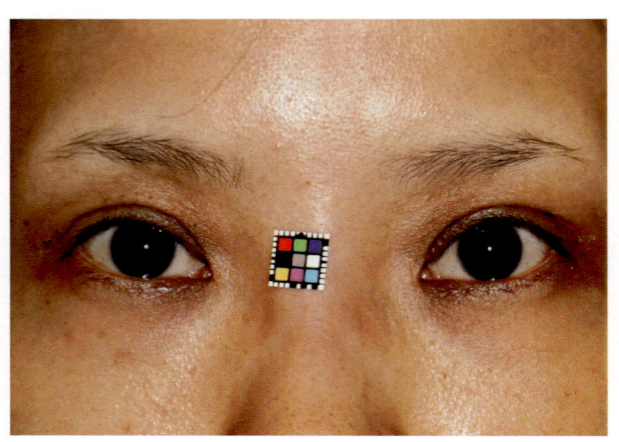

図 26. 抜糸時
術後 10 日目．左右差が大きい場合は修正手術を行う．

文 献

1) Matsuo, K.：Stretching of the Mueller muscle results in involuntary contraction of the levator muscle. Ophthal Plast Reconstr Surg. 18：5-10, 2002.
2) Yuzuriha, S., Matsuo, K., Ishigaki, Y., et al.：Efferent and afferent innervations of Mueller's muscle related to involuntary contraction of the levator muscle：important for avoiding injury during eyelid surgery. Br J Plast Surg. 58：42-52, 2005.
3) Yuzuriha, S., Matsuo, K., Hirasawa, C., et al.：Refined distribution of myelinated trigeminal proprioceptive nerve fibres in Mueller's muscle as the mechanoreceptors to induce involuntary reflexive contraction of the levator and frontalis muscles. J Plast Reconstr Aesthet Surg. 62：1403-1410, 2009.
4) Ban, R., Matsuo, K., Osada, Y., Ban, M., Yuzuriha, S.：Reflexive contraction of the levator palpebrae superioris muscle to involuntarily sustain the effective eyelid retraction through the transverse trigeminal proprioceptive nerve on the proximal Mueller's muscle：verification with evoked electromyography. J Plast Reconstr Aesthet Surg. 63：59-64, 2010.
5) Sultana, R., Matsuo, K., Yuzuriha, S., et al.：Disinsertion of the levator aponeurosis from the tarsus in growing children. Plast Reconstr Surg. 106：563-570, 2000.
6) Fujiwara, T., Matsuo, K., Kondoh, S., et al.：Etiology and pathogenesis of aponeurotic blepharoptosis. Ann Plast Surg. 46：29-35, 2001.
7) Matsuo, K., Osada, Y., Ban, R.：Electrical stimulation to the trigeminal proprioceptive fibers that innervate the mechanoreceptors in Müller's muscle induces involuntary reflex contraction of the frontalis muscles. J Plast Surg Hand Surg. 47：14-20, 2013.
8) Fujita, K., Matsuo, K., Yuzuriha, S., et al.：Cell bodies of the trigeminal proprioceptive neurons that transmit reflexive contraction of the levator muscle are located in the mesencephalic trigeminal nucleus in rats. J Plast Surg Hand Surg. 46：383-388, 2012.
9) Yuzuriha, S., Matsuo, K., Kushima, H.：An anatomical structure which results in puffiness of the upper eyelid and a narrow palpebral fissure in the Mongoloid eye. Br J Plast Surg. 53：466-472, 2000.
10) Ban, M., Matsuo, K., Ban, R., et al.：Developed lower-positioned transverse ligament restricts eyelid opening and folding and determines Japanese as being with or without visible superior palpebral crease. Eplasty. 13：e37, 2013.

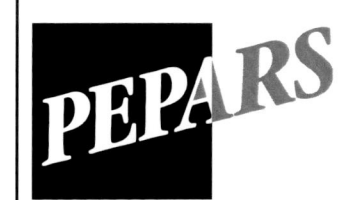

◆特集／眼瞼の美容外科 手術手技アトラス

眼瞼下垂症手術：挙筋腱膜前転法

野平久仁彦[*1]　新冨芳尚[*2]

Key Words：眼瞼下垂(blepharoptosis)，挙筋腱膜前転(levator aponeurosis advancement)，上眼瞼形成術(upper blepharoplasty)，見かけの重瞼幅(pretarsal show)

手技のポイント　眼瞼下垂症の手術のポイントは開瞼幅の矯正と適切な pretarsal show を作製することである．そのためには挙筋腱膜前転を行い，適切な開瞼幅を確保した上で，翻転隔膜に皮膚を固定することにより，患者の好みに合った見かけの重瞼幅を作製することが重要である．それにより機能的かつ整容的に優れた結果を得ることができる．
　また手術操作を手術用顕微鏡下に行うことにより，眼瞼の繊細な組織の扱いがより丁寧になり，術後の腫れを少なくし，きれいな瘢痕にすることができる．

　高齢者の眼瞼下垂は挙筋能が正常の腱膜性眼瞼下垂が主である．また皮膚の余剰があるため皮膚が垂れ下がってこないように皮膚切除や重瞼線の固定が必要になる．
　ここでは我々が行っている方法について以下に写真とともに詳述するが，その前に手術の大まかな流れについて説明したい．
　我々のアプローチは瞼板前切開で瞼板を露出し，眼瞼挙筋腱膜とミューラー筋の間を剥離して腱膜のみの前転[1)2)]を行い，最後に重瞼線の固定をする方法である．我々の皮切の特徴は切開線を，皮膚を伸展させた状態で瞼縁から 10〜13 mm の高さに取る[3)]ことである．皮膚の余剰は単に切除すればよいのではなく，あとで修正できるようにある程度の皮膚の余裕を残しておく．そのため重瞼線を高くして瞼板の上縁付近に重瞼線を固定し，瞼板前部を覆う皮膚の量を多くすることによって見かけの重瞼幅(pretarsal show)を小さめにし，結果的に皮膚切除量を最小限にするというコンセプトである．

　眼瞼下垂症手術は，開瞼幅の矯正と適切な pretarsal show の作製というお互いに影響し合う 2 つの変数をしかも左右対称にするという微妙なコントロールを要する手術である．よい結果をコンスタントに出すためにはステップ毎に調整していくという考え方が有用である．第一の変数である開瞼幅は，先を弯曲させた涙管ブジーを瞼板前皮膚にあて，押し上げて開瞼幅を広げることによりシミュレーションできる．同時にその時に第二の変数である pretarsal show がどの程度になるか，眉毛の下降も含めて術後の結果がほぼ予測できるので，それに基づいた術前デザインを行う．術中に開瞼幅の調整を行い第一の変数を固定した上で，第二の変数である pretarsal show の調整を行う．これにより安定した手術結果を得ることができる．

[*1] Kunihiko NOHIRA，〒006-0061　札幌市中央区南 1 条西 4 丁目大手町ビル 2 階　蘇春堂形成外科，院長
[*2] Yoshihisa SHINTOMI，同，理事長

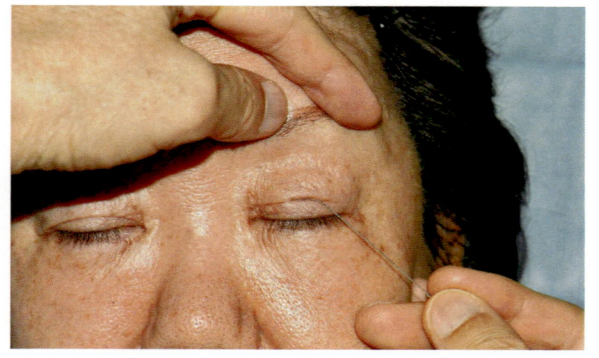

図 1.
先を弯曲させた涙管ブジーを瞼板前皮膚にあてる.
ここでは既存の重瞼線にあてている. 瞼縁からの距離は皮膚を伸展した状態で 13 mm を最大とする.

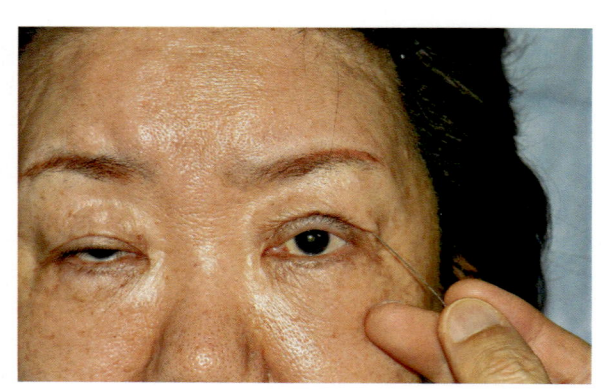

図 2.
ブジーを上へ押し上げるようにして手術による開瞼の状態をシミュレーションする.
この時にブジーの位置を変えてみて見かけの重瞼幅 (pretarsal show) が本人の希望に沿う位置を決める. これを基準線とする. この例では皮膚を伸展させて瞼縁から 10 mm 弱の位置である. この幅では皮膚に余剰がある症例では皮膚がかぶってきて瞼縁を覆い隠す状態になる. その場合には皮膚を伸展させた状態で最大 13 mm まで基準線を上げる.

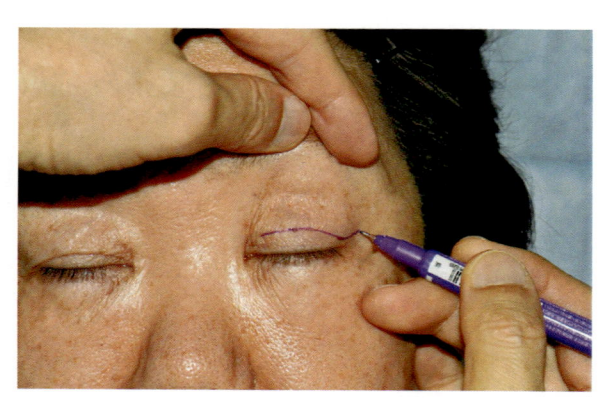

図 3.
希望の大きさが決まったらブジーで押さえた部分を細字の油性ペンを用いて基準線を描く.
内側はやや下げ, 外側は外眼角の部分で下げ, 更に外側では斜め上に向かう線を描く. 内側では pretarsal show がちょうどよい大きさになるようにブジーで押さえる位置を変えてみて適切なラインを決める.

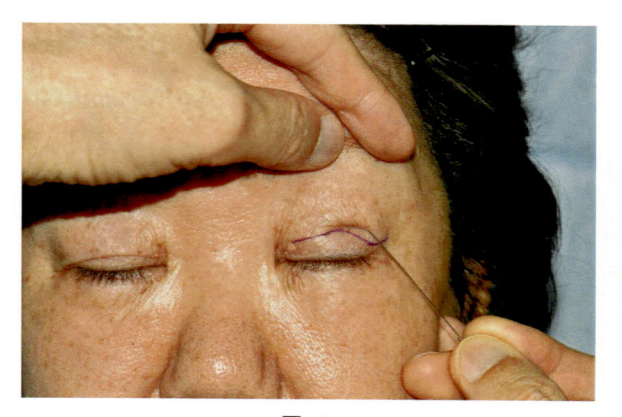

図 4.
外側皮膚切除の上方のラインは, 基準線の間に水平線を引くとよい場合が多い.

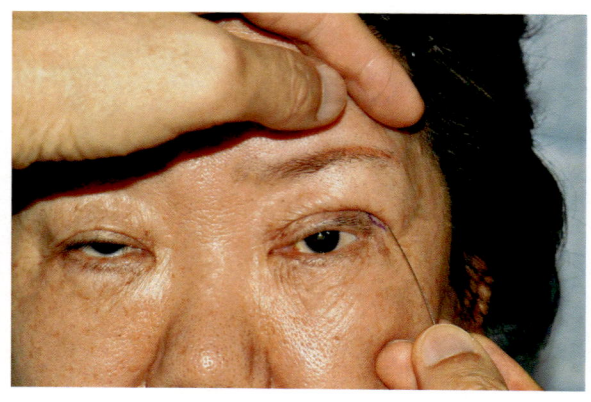

図 5.
実際にブジーをあて, 外側皮膚の垂れ下がりがどの程度改善するか観察する.

図 6.
シミュレーションが終わったらマーカーでラインを引く．内側の皮膚切除はほとんどない．反対側も同様にブジーをあて，上へ押し上げて開瞼のシミュレーションをする．Pretarsal show が左右同じくらいになるか確認する．狭ければ 1 mm 頭側にずらし，広ければ 1 mm 尾側にずらしてみる．
次に両側にブジーをあて，眉毛の高さの左右差がないか確認する．眉毛位置が下がっている方が pretarsal show が狭くなるのでブジーを少し頭側へずらして最終的なラインを決める．

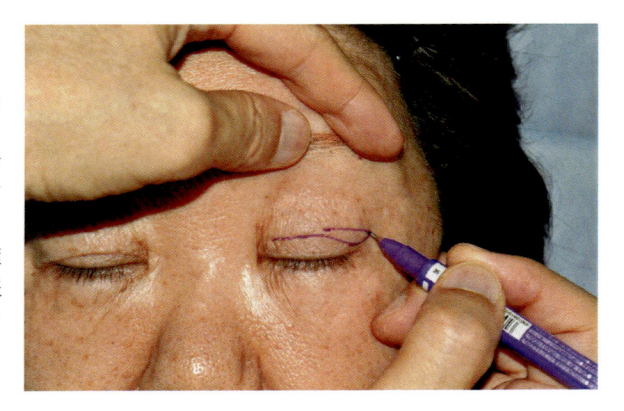

図 7.
最後に正視の状態で瞳孔の垂直線上の瞼板前皮膚に印を付ける．
切開線のデザイン．皮膚切除は外側のみとなっている．

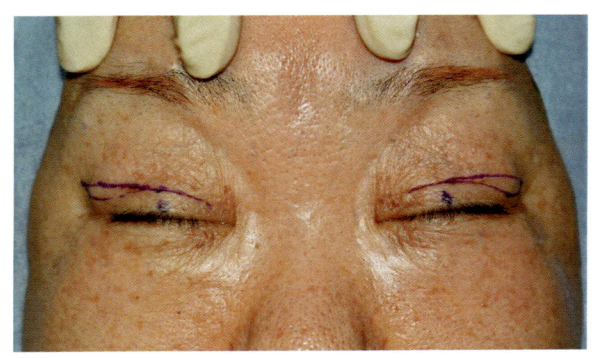

図 8.
1%キシロカイン E と 1%アナペイン同量混合液を 30 G または 32 G 針で皮下注する．皮下の血管に刺すと皮下出血斑をつくるので，それを刺さないように極浅い層に注入する．注入量は一側約 1 cc である．

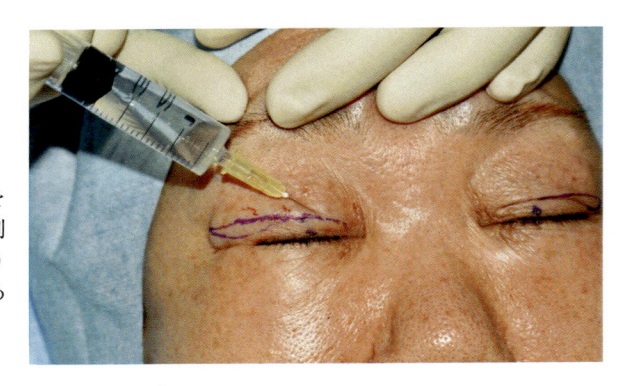

図 9.
手術は 4 倍の手術用顕微鏡下で行う．以下は顕微鏡画像である．右上眼瞼で上が頭側，下が尾側
15 番メスで皮膚切開する．左手で軽く皮膚を伸展させ，刃は眼瞼皮膚の曲面に垂直にあたるように刃の角度を適宜変えながら，皮膚を削がないように切る．
次にモノポーラー鑷子を用いて切開モードで外側皮膚を切除する．この時，皮下の血管も丁寧に凝固する．次の筋肉の切開の際に切開した血管断端が筋肉内に入り込むと皮下出血斑を作るのであらかじめ凝固しておく．

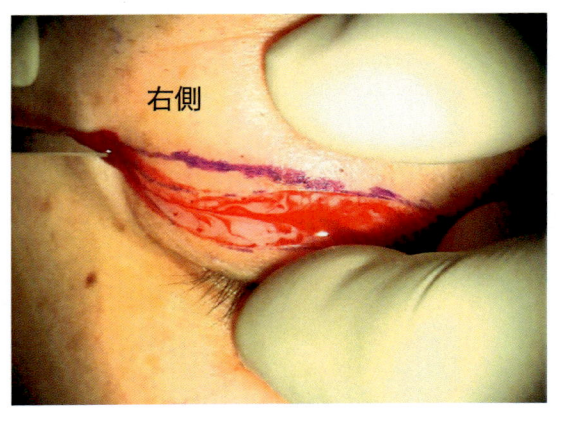

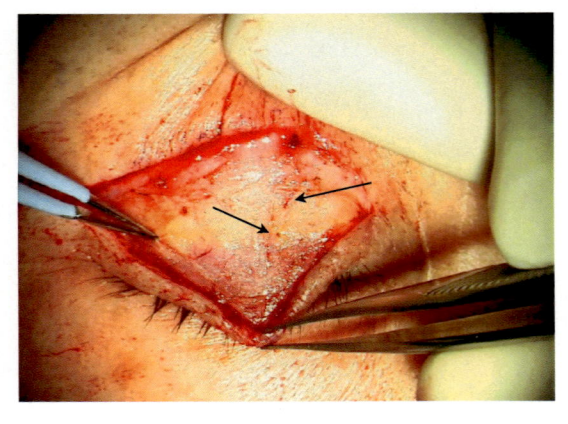

図 10.
眼輪筋を切開して筋直下を睫毛側に向かってモノポーラー鑷子の切開モードで剥離する．この時，縦方向に走る知覚神経と伴走血管（矢印）があるので，その直上を剥離する．睫毛側で筋肉へ出るいくつかの血管の枝は凝固しておく．

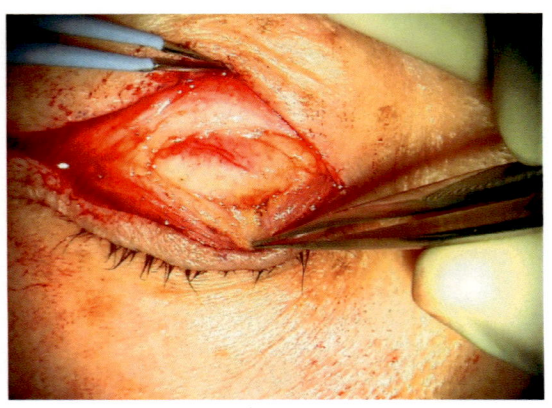

図 11.
瞼板前組織には線維脂肪織，lavator expansion，縦方向に走る眼窩上神経の下降枝と伴走血管などが含まれている．
瞼板上の縦方向に走る血管を凝固し，瞼板上の組織を切除する．腱膜を瞼板に固定し癒着を確実にするために瞼板上の組織を全て切除して 1 cm の幅で瞼板を露出する．瞼板上縁から睫毛側への露出範囲は 6 mm 程度である．

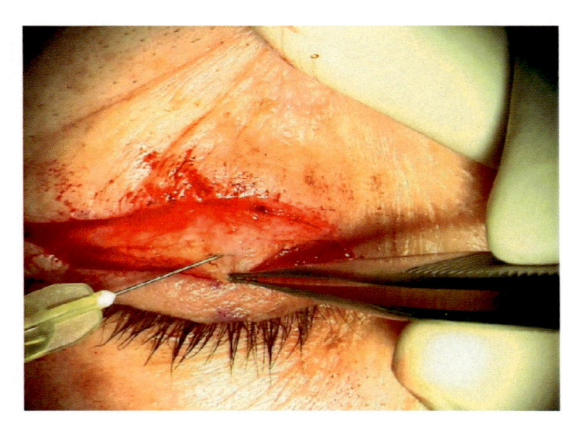

図 12.
隔膜と挙筋腱膜は袋状に連続しており，眼瞼皮膚を頭側に引くと袋が折り重なった部分は境界が白く見える（white line）ので，その先端を把持している．
隔膜内に 1% キシロカイン E を少量注入する．袋が少し膨らむ程度である．

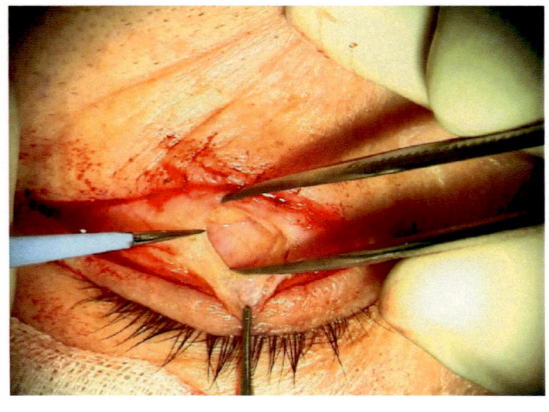

図 13.
助手に先端を把持してもらい隔膜を切開する．
下に光沢のある平滑な白い組織が見えるが，これが眼瞼挙筋腱膜である．隔膜が何層にもなってわかりにくいことがあるが，頭側の浅層にある眼窩脂肪を探すとその下が腱膜であるので間違わずに同定できる．
内側から外側まで創の全長の長さで隔膜を切開する．尾側を切開すると腱膜に直接切り込むことがあるので，下の平滑な白い腱膜を確認しながら頭側寄りで切開するとよい．

図 14.
眼窩脂肪が溢れ出てくるようであれば切除する．特に厚ぼったい瞼で眼窩脂肪が多い場合は被膜を切開しながら奥から引き出すようにして少しずつ凝固して切除する．この例では中程度の多さなので眼窩脂肪をモスキートペアンでクランプし，剪刀で切除したあと，断端を電気凝固する．

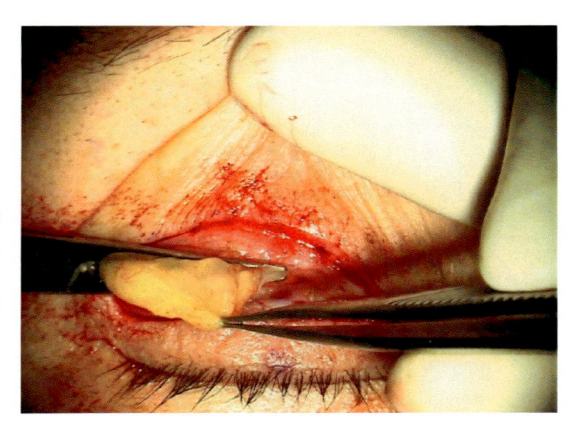

図 15.
隔膜の先端を把持して腱膜を翻転し，腱膜とミューラー筋の間にエピネフリンの入っていない2％キシロカインを極少量注射する．エピネフリンはミューラー筋を収縮させるので，結果的に低矯正になるのを防ぐためである．

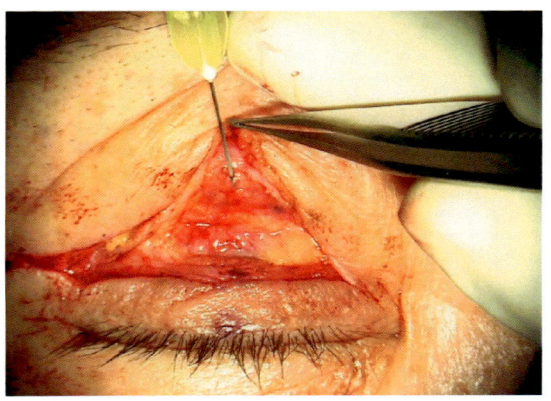

図 16. ▶
腱膜裏面とミューラー筋の間をモノポーラー鑷子の切開モードで剥離し，腱膜が厚みを増して白くなった部分まで露出する．
この部分が固定糸を通す目安となる．助手にミューラー筋を把持してもらうと剥離しやすい．

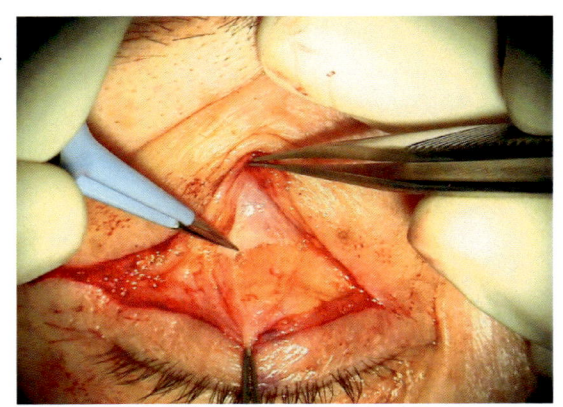

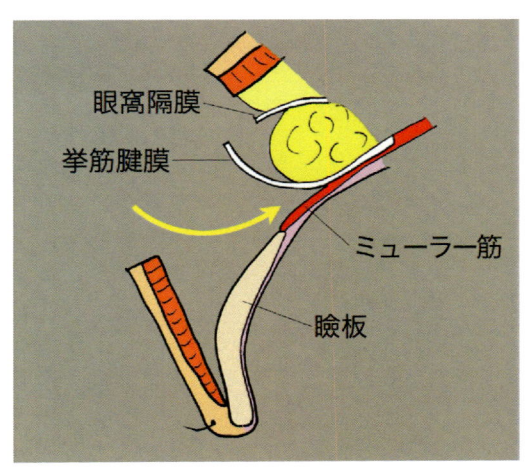

図 17. 眼瞼の断面図
瞼板前組織を切除したあと隔膜を切開して挙筋腱膜を確認．腱膜の裏面で矢印のようにミューラー筋の間を剥離する．

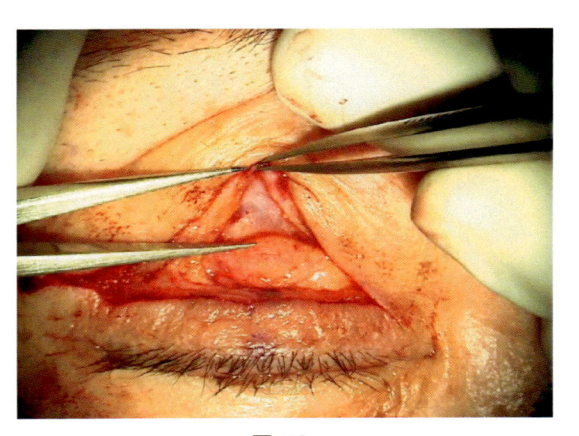

図 18.
隔膜先端から腱膜が厚くなった部分までの距離をカリパーで測定する．この例では13 mmである．ミューラー筋は脂肪変性している．

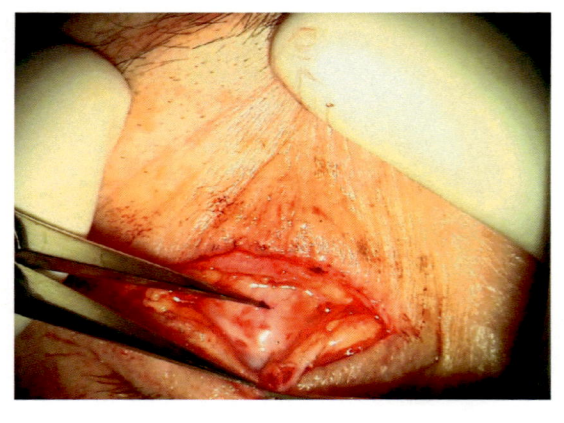

図 19.
腱膜の前面で先に測った距離 13 mm の位置にカリパーで印を付ける．

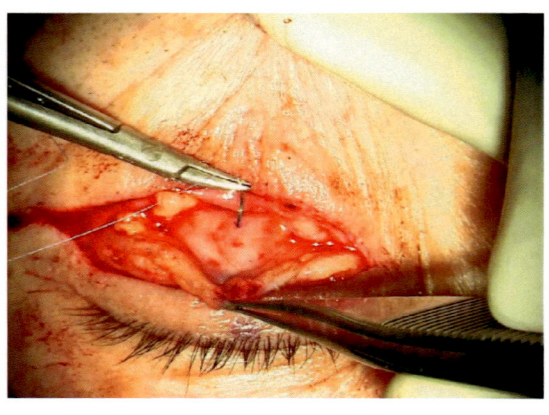

図 20.
7-0 PGA（ポリグリコール酸）針を腱膜の前面から刺入する．腱膜裏面でミューラー筋に糸がかかっていないのを確認する．

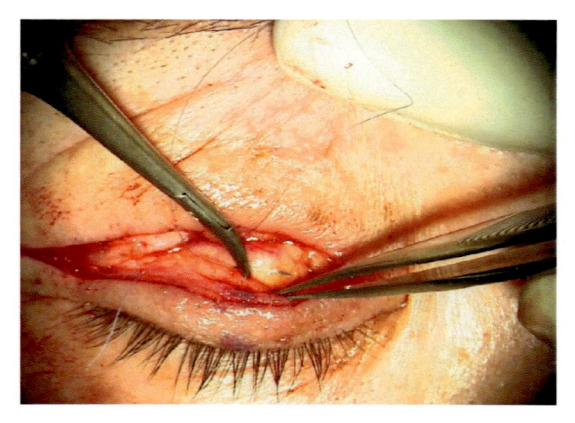

図 21.
瞼板上縁から 2 mm 下で瞳孔の中点の鉛直線上の点に針を瞼板の半分の厚みをすくうように刺入する．正中固定は瞳孔の中点よりやや内側にすると瞼縁のアーチのピークが瞳孔の鉛直線上に位置することが多い．
さらに先ほど腱膜の前面から刺入した点から水平に 2 mm 内側の点に腱膜の裏面から針を刺入する．刺入した針を腱膜前面から出す．

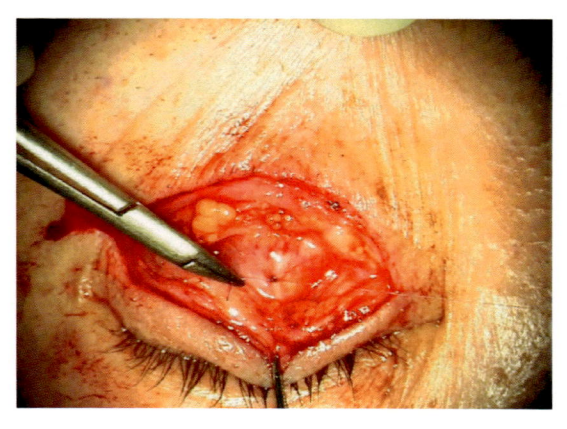

図 22.
糸を結紮する前に腱膜裏面でミューラー筋が瞼板と腱膜の間に挟まらないようにミューラー筋を頭側へ押しやる．ここでは腱膜のみの前転を行っているが，我々の経験では挙筋能正常の症例のうち 95％は腱膜のみの前転で対処できている．
腱膜前面で糸を結紮する．緩まないように 5 回結んでいる．

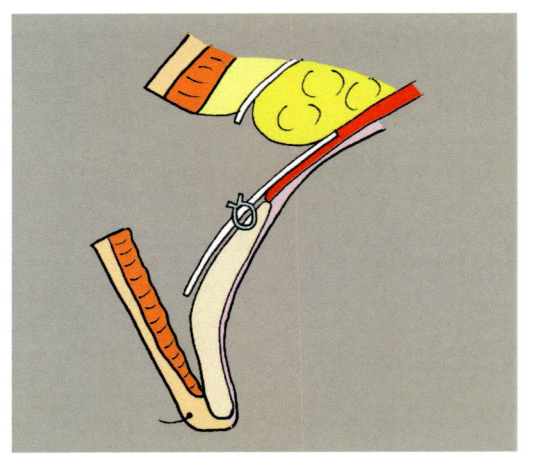

図 23. 腱膜を前転して瞼板に固定した模式図

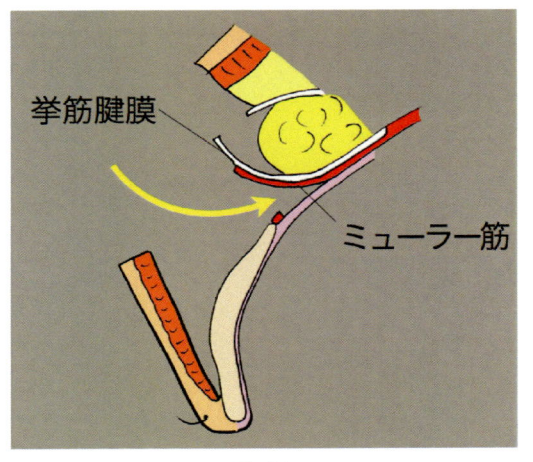

図 24.
ミューラー筋や挙筋が脂肪変性を起こした例で腱膜を 13 mm 前転しても開瞼が十分でない場合は、さらにミューラー筋と結膜の間を剝離し、腱膜とミューラー筋を一体として前転する。これは全体の 5% 以下である。

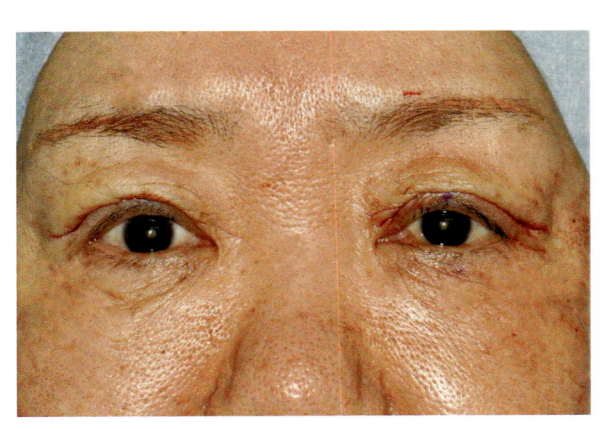

図 25.
腱膜の厚くなる部分を目安に右 13 mm, 左 11 mm の前転を行った。皮膚を仮縫合して坐位で MRD を観察する。右 4 mm, 左 3 mm で、右が適切と判断し、左を追加前転することにした。

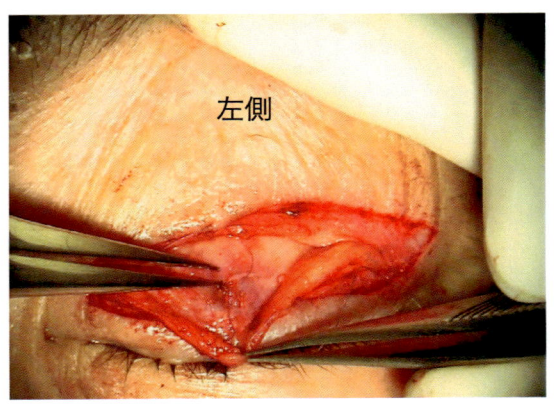

図 26.
左側で正中固定をはずし、カリパーで最初の固定した点より 1.5 mm 頭側に印をつけている。追加前転は坐位での MRD に応じて mm 単位で調節するが、左は 1 mm の追加では少し弱く、2 mm の追加では右よりも大きくなると判断して、その中間の 1.5 mm とした。

図 27.
印を付けた点に針を刺入する。坐位で MRD を見ると同時に瞼縁のアーチの頂点が瞳孔上にあるか確認する。もし頂点が内側または外側にずれていれば、固定をかけ直す時に瞼板に固定する位置を外側または内側に移動する。
最後に糸を結紮する。このように最初の正中固定で開瞼幅とアーチの形を見て、修正する時に腱膜に糸をかける点を頭側にずらすか睫毛側にずらすか、また瞼板固定点を内側または外側にずらすか判断する。

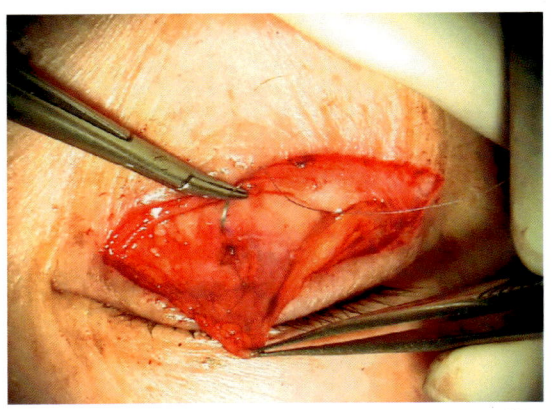

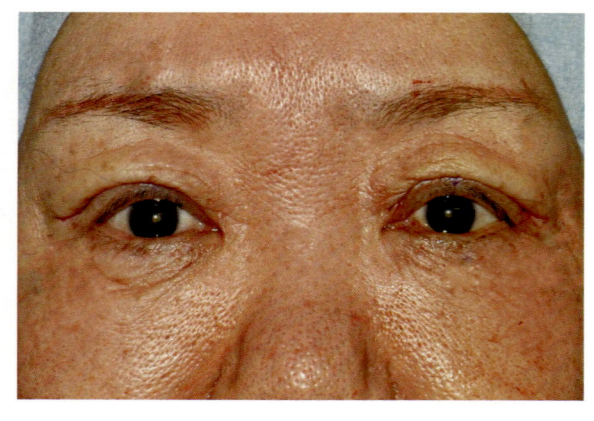

図 28.
固定点を修正したあと再度坐位にして観察する．開瞼とアーチの形は左右対称になった．

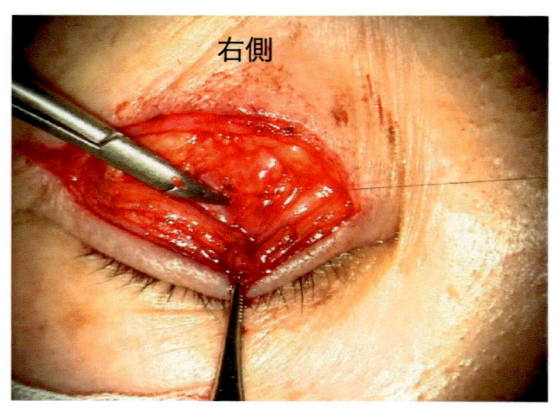

図 29.
再び右側で内側固定を行う．腱膜は扇状になっているので，正中固定点と水平の位置で糸をかけても外側と内側の引き上げ力は小さくなる．そのため内側固定点は頭側に 1 mm 程度上げた点に糸をかける．それにより内側アーチの立ち上がりがよくなる．
さらに外側固定を行う．外側も同様に正中固定より 1 mm 頭側に糸をかける．上げすぎると驚愕の表情になるのでよくない．内側固定と外側固定の間は 6 mm 程度である．外側固定がこの範囲より外側になるとアーチが角ばる．

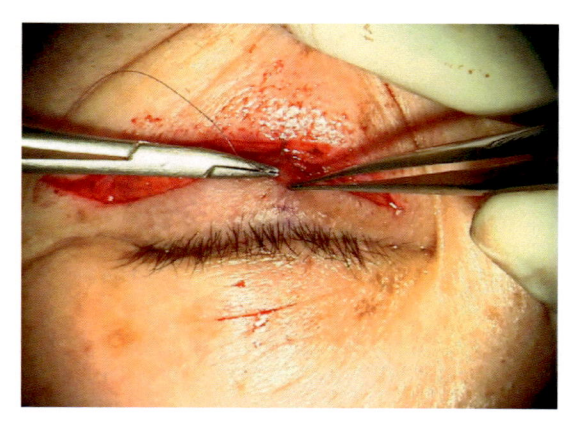

図 30.
再度坐位にして開瞼とアーチの形が左右対称になったら次に重瞼線の固定に移る．睫毛側の創縁から 1 mm 下がった真皮から針を刺入し，眼輪筋を少し入れて通す．

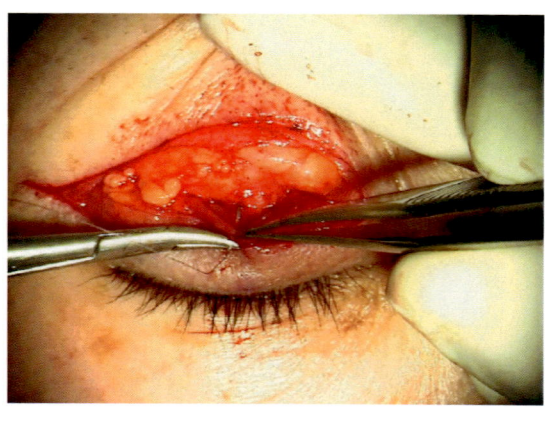

図 31.
さらに，先に瞼板固定した位置より睫毛側の腱膜に針を刺入する．
瞼板前皮膚を頭側に引きすぎると睫毛が外反し瞼縁の粘膜も露出するので，皮膚に余裕が残る程度の緊張度がよい．

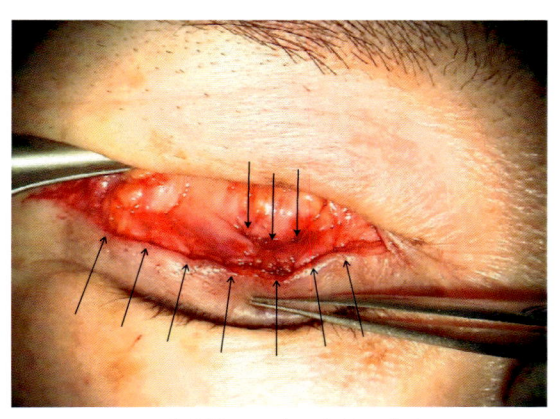

図 32. 重瞼線の固定が終わったところ
上の矢印は腱膜の瞼板固定 3 か所．下の矢印は皮膚の腱膜固定 7 か所

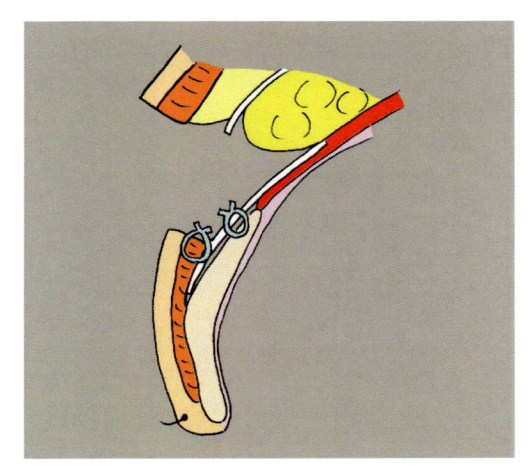

図 33. 腱膜前転瞼板固定と皮膚の腱膜固定を示した断面図

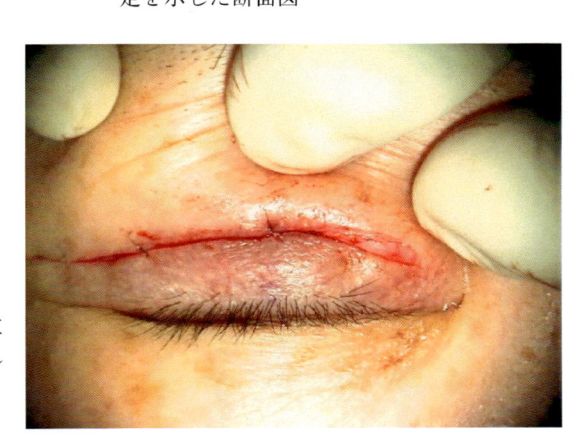

図 34.
次に皮膚を 3 か所 8-0 ナイロン糸で仮止めして坐位で pretarsal show がどのくらいになるか，またそれが左右対称であるか確認する．

図 35.
坐位で pretarsal show はほぼ対称になった．術前のシミュレーション通りになったが，もしどちらかが狭い場合，最終的な調整に移る．
Pretarsal show を少し広げたい場合は頭側の創縁で皮膚を切除する．皮膚の外側と内側をフックで引き，皮膚に緊張をかけてメスで切開すると，きれいに切ることができる．皮膚に切れ目を入れ剪刀で皮膚を切除する．
先に尾側の創縁で重瞼固定をしてあるので，最終的に坐位にして左右の pretarsal show の幅が違っても頭側の創縁で皮膚を切り足すだけで幅を広げることができるわけである．幅 1 mm の切除で pretarsal show が 0.5 mm ほど広がる．

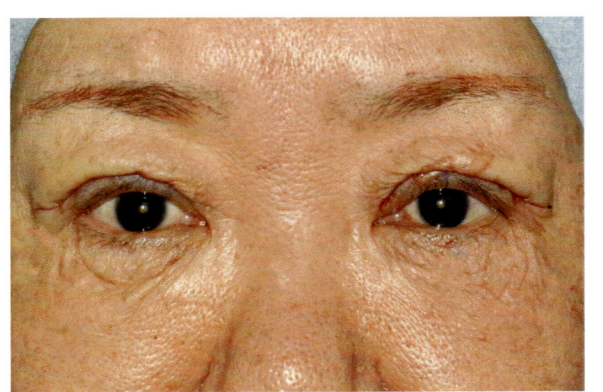

図 36.
最後に皮膚を 8-0 ナイロンで連続縫合する．この時，創縁同士が歪みなく接するように，皮膚表面では糸が創と垂直に交差するように，皮下で斜めに運針している．糸はあまり締めすぎない程度に縫合する．
術後 1 週間で抜糸する．

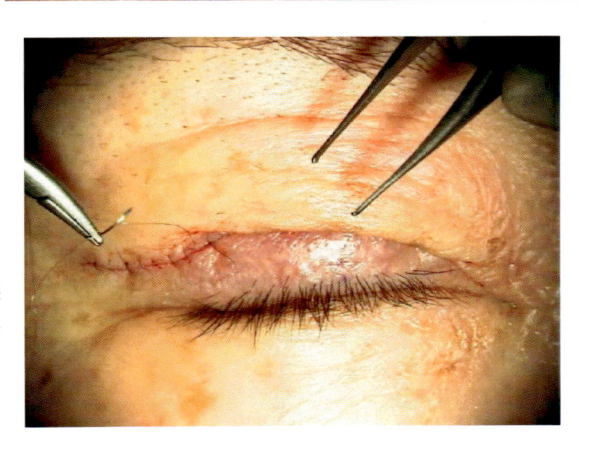

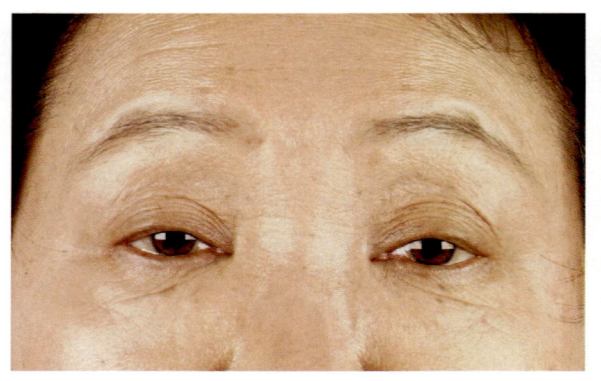

図 37. 61 歳，女性
正視で左右開瞼 5 mm，挙筋能は左右 10 mm．コンタクトレンズを 10 年以上使用．腱膜性眼瞼下垂．肩こり，頭痛もある．

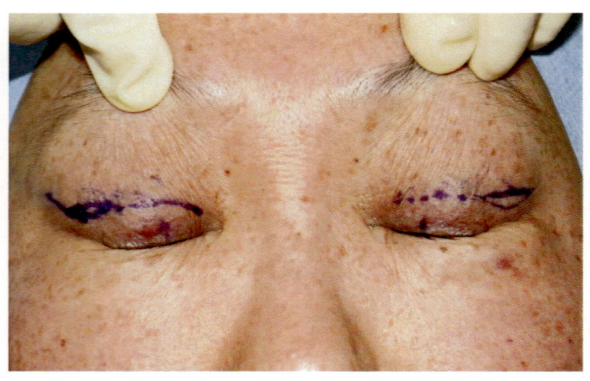

図 38. 術前のデザイン
皮膚を伸展させて瞼縁から 12 mm の位置を切開線とし外側皮膚のみ切除する．

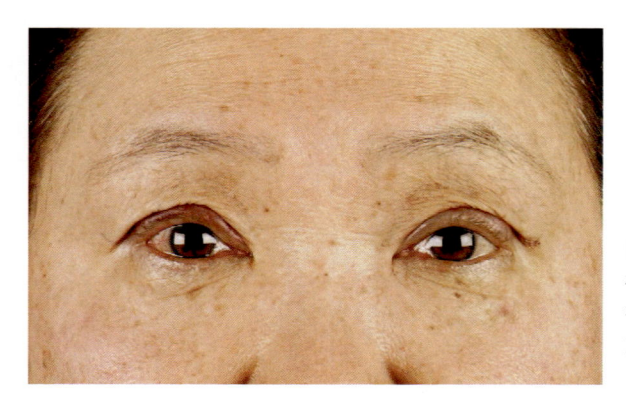

図 39.
術直後
挙筋腱膜を右 9 mm，左 12 mm 前転して瞼板に固定．皮膚は翻転隔膜に固定

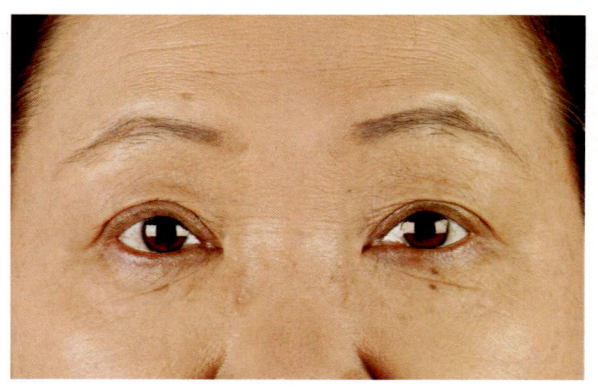

図 40. 術後 1 年目の状態
開瞼 8 mm，挙筋能は 10 mm．肩こり，頭痛はなくなり，夜もよく眠れるようになった．

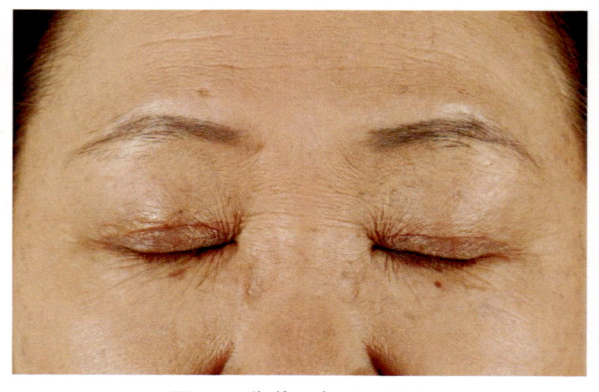

図 41. 術後 1 年目，閉瞼

まとめ

　眼瞼下垂症の手術のポイントは開瞼幅の矯正と適切な見かけの重瞼幅（pretarsal show）を作製することである．他科で手術されて結果が不満で来院するケースは，開瞼幅が十分でなかったり左右差があるか，皮膚の処置が適切にされていないことが多い．開瞼幅の調整は一義的に重要であるが，適切な pretarsal show を作製することは美容的効果を高める上でさらに重要である．高齢者は重瞼を望まないと言われているが，我々の経験では pretarsal show が 3 mm 以下の小さめのものであ

る限り，かえって重瞼になることを喜ぶ患者が多い．特に女性では元来一重の人は若い頃から重瞼への憧れを持つことが多いので，若返り効果もプラスされて満足度はより高くなる．患者の希望に合わせた pretarsal show を作製することにより，皮膚の垂れ下がりを予防し，見かけの改善にも寄与することができる．

文 献

1) Anderson, R. L., Dixon, R. S.：Aponeurotic ptosis surgery. Arch Ophthalmol. **97**：1123-1128, 1979.
   Summary　詳しい手術のステップがカラー写真で載っており理解しやすい．
2) 渡辺彰英：眼瞼下垂手術．あたらしい眼科．**29**：907-912, 2012.
   Summary　眼瞼下垂の標準手術がカラー写真とともにコンパクトにまとまっている．
3) 野平久仁彦，新冨芳尚：高齢者に適した上眼瞼形成術．日美外報．**28**：88-94, 2006.
   Summary　最小限の皮膚切除による高齢者の上眼瞼形成術の意義について述べている．

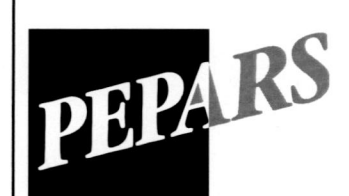

◆特集／眼瞼の美容外科 手術手技アトラス

内眼角形成術：Z形成による控えめな切開

福田　慶三[*]

Key Words：目頭切開（epicanthoplasty），Z形成（Z plasty），眼瞼形成（blepharoplasty），蒙古襞（Mongolian (epicanthal) fold）

手術のポイント　私が行っている目頭切開の手術はParkらが報告したZ形成術である．この方法は蒙古襞が完全になくなるようにしっかりと目頭を切開したい場合にも，蒙古襞をある程度残して控えめに目頭を切開したい場合にも使用することができる．Z形成術を用いた目頭切開は術後の傷痕が内眼角より内側や下方の皮膚側に露出するのが欠点である．しかし，蒙古襞を残した時に内眼角が丸くならずにとがった形になるという利点がある．今回は特に蒙古襞を一部残すように控えめに目頭切開をする場合の手術法について報告する．蒙古襞を残すために重要なポイントは涙丘に向かう切開線を涙丘に到達するより手前で止めることである．

　今回，内眼角形成術として紹介するのは，一般的に目頭切開と呼ばれる，目の内側を覆い隠している蒙古襞を取り除く手術である．

　蒙古襞が張っている人は，その目の一部が蒙古襞に隠れているため，目が本来の大きさより小さく見える．目頭切開を受けることによって，蒙古襞の後ろに隠れていた目が表に出てくるので，目が大きくなる．これは隠れていた目が姿を現すだけで，もともとの目の大きさがそれ以上に大きくなるわけではない．

　ここで注意しなければならないのは，目頭を沢山切開したからと言って，きれいな目になるわけではないと言うことである．沢山切開したことによって，変な目になる人がいる．目頭のピンクの肉の形が尖った三角形をしていると，違和感はない．しかし，ピンクの肉が四角かったり，丸かったり，鳥のくちばしのように細長すぎたりすると，異様な感じがある．目頭切開をする前に，目頭のピンクの肉の大きさと形を確認することが大切である．もし，四角や丸や長すぎるタイプならば，蒙古襞を全部切開しないで，一部残すのがよい．

　末広型になるのか平行型になるのかは，重瞼線と蒙古襞の延長線の位置関係によって決まる．蒙古襞を全部切開すると，末広型の二重は平行型になる．蒙古襞を一部残すように控えめに目頭切開をした時には，末広型の二重はそのまま末広型であることもあれば，平行型の二重になることもある．どちらになるかは，二重を作っている重瞼線の高さと残った蒙古襞の位置関係による．蒙古襞によってできるシワの線が重瞼線より高いと末広型になり，低いと平行型になる．控えめに目頭切開をした後で二重が末広型になった人が平行型になりたいと希望するなら，二重を広くする必要がある．

[*] Keizo FUKUTA, 〒104-0061　東京都中央区銀座5-5-7 ニュー銀座ビル6号3階　ヴェリテクリニック銀座院，院長

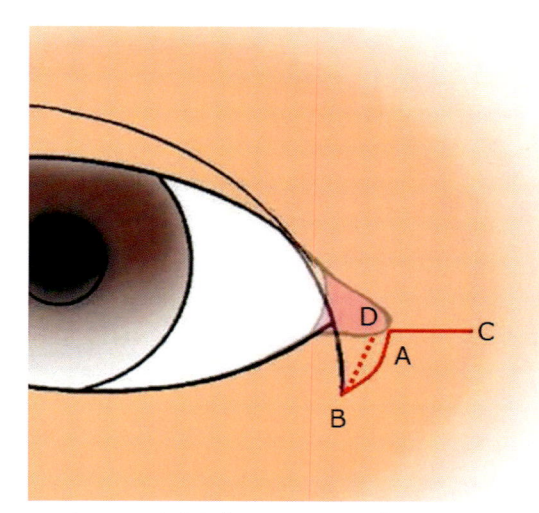

図 1. Z 形成を使った目頭切開術のデザイン
目頭の蒙古襞を完全に解除する場合は，D 点を涙丘内側端にとる．

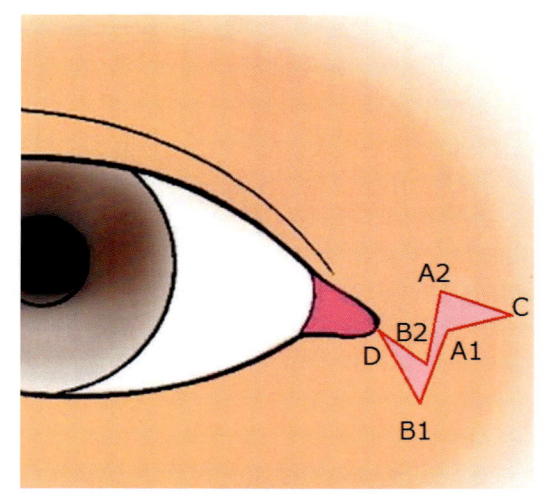

図 2. Z 形成を切開すると三角弁 C—A1—B1 と三角弁 A2—B2—D が自然に入れ替わる．

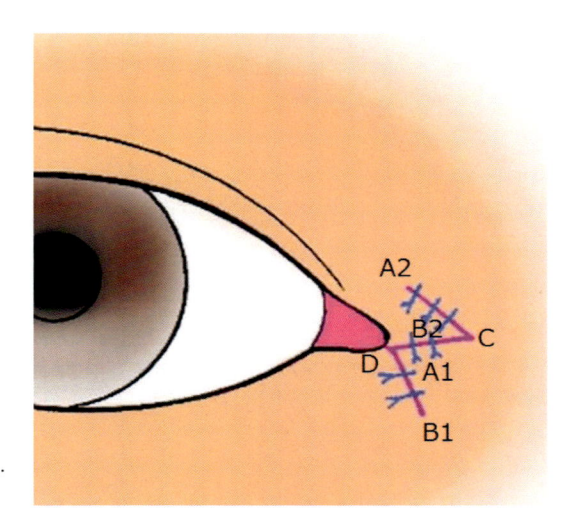

図 3.
A1 を D に，B2 を C に縫合する．

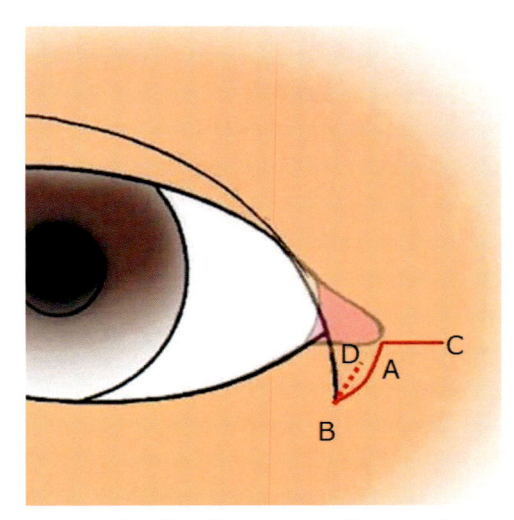

図 4. 蒙古襞を部分的に残す場合の Z 形成のデザイン
蒙古襞の裏面の切開線 B—D を涙丘の何 mm か手前で止める．涙丘から D 点までの距離は結果を見ながら術中に調節する．

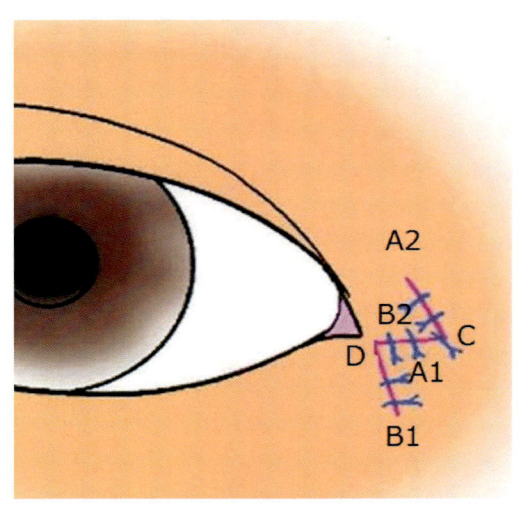

図 5.
A1 を D に，B2 を C に縫合し，露出した涙丘の大きさを確認する．もし，蒙古襞の解除が足りなくて涙丘の露出が足りない時は，切開線 B—D を涙丘内側端に向かって延長する．

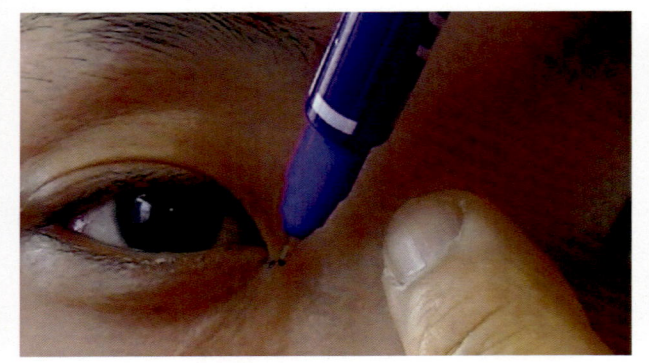

図 6. 蒙古襞の頂点(B 点)をマークする.

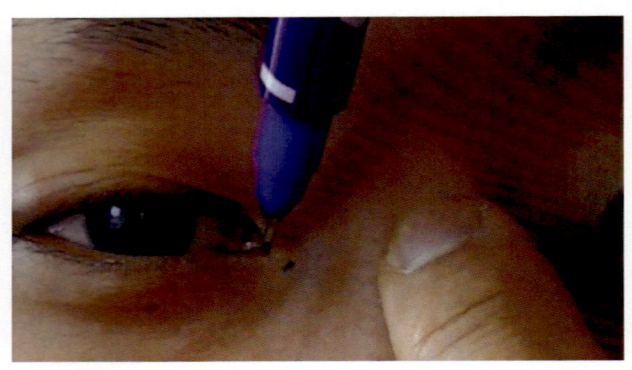

図 7. 指で蒙古襞を内側に引っ張って涙丘内側端を露出させ，内側端におく.

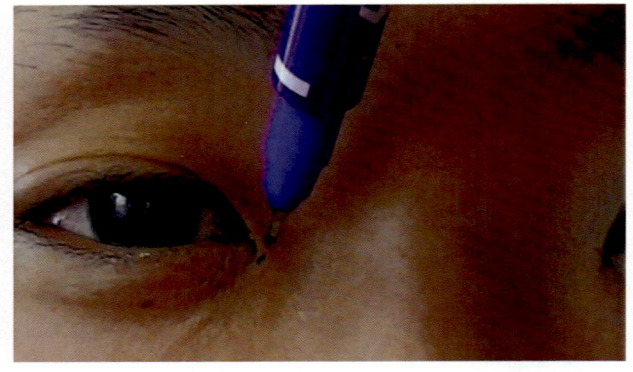

図 8. ペン先は動かさないで，引っ張っていた指を放し，蒙古襞の前面と涙丘の内側端に一致する点(A 点)をマークする.

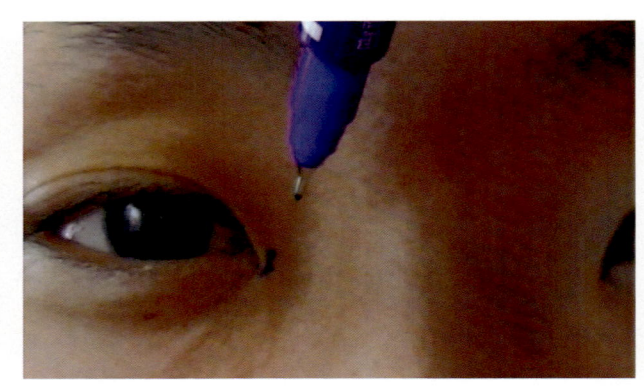

図 9. A 点と B 点を線で結ぶ.

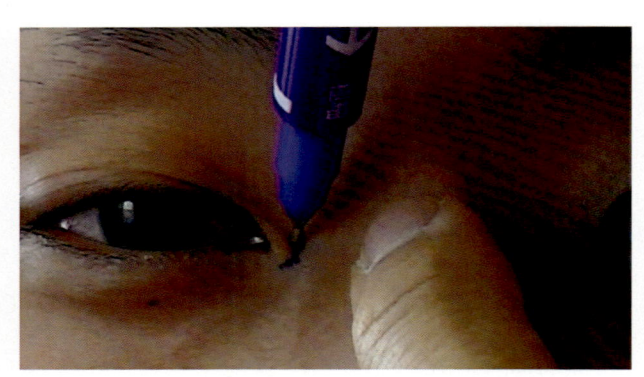

図 10. 患者に鏡を見せながら蒙古襞を内側に引っ張って，患者が希望するところまで涙丘を露出していく．患者の希望するだけ蒙古襞を引っ張ったところで，ペンを A 点にあてる.

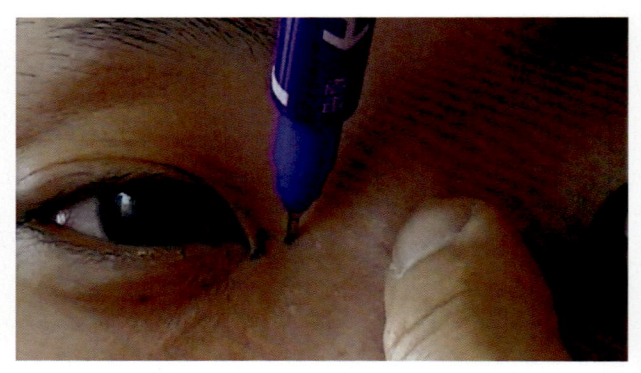

図 11. ペン先を動かさないで引っ張っていた指を放し，内眼角の皮膚が元に戻ったところで C 点をマークする.

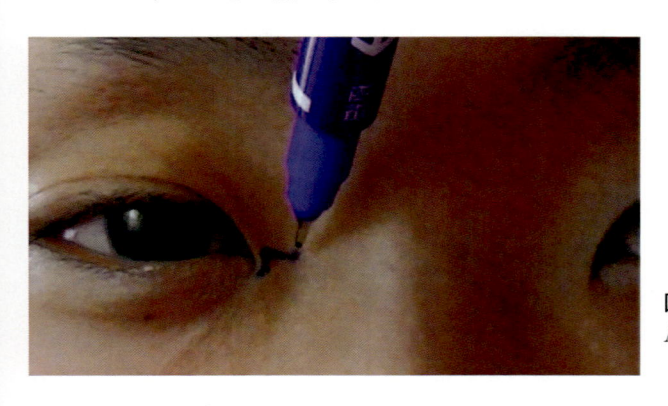

図 12.
A 点と C 点を水平な直線で結ぶ.

図 13.
蒙古襞を内側に引っ張って涙丘を露出させ，B 点から涙丘内側端に向かって線（B—D）を引く．
D 点が涙丘内側端に近いほど，蒙古襞が解除されて涙丘が露出される．D 点が内側端から遠いほど，蒙古襞が残る．
D 点が涙丘からどれだけ離れていたら，蒙古襞がどれだけ残るのかは各症例によって異なるため，術中に判断するしかない．私の経験では，蒙古襞を一部残す場合には D 点と涙丘を 1～3 mm 離すようにしている．蒙古襞を完全に解除する場合には D 点と涙丘の間を 1 mm 以下にしている．

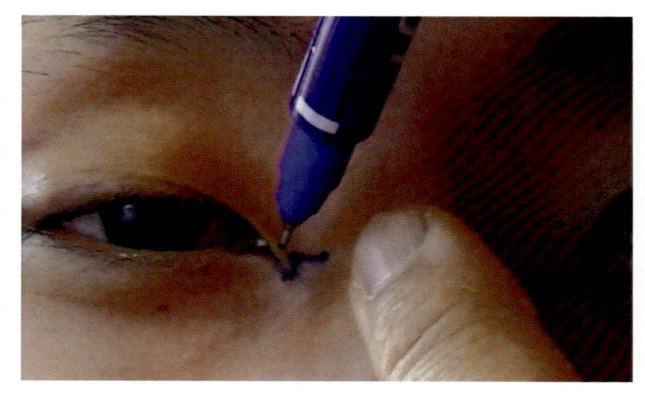

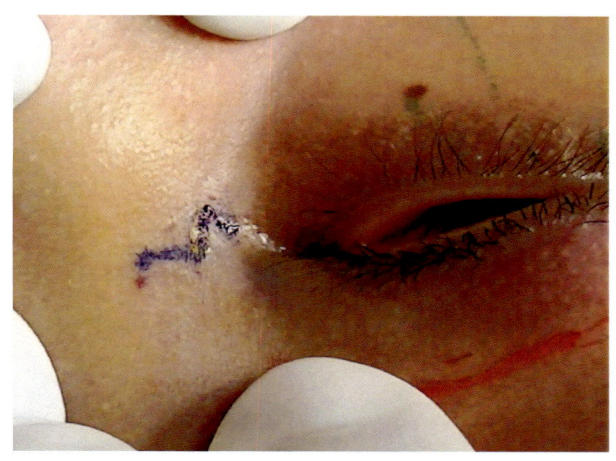

図 14. 局所麻酔を C 点，A 点，B 点，D 点に 0.1 cc ずつ注入する．
助手に内眼角の皮膚を内側と上下に引っ張らせて，切開線の皮膚に緊張を持たせる．
このケースでは D 点は涙丘の手前 3 mm にデザインされている．

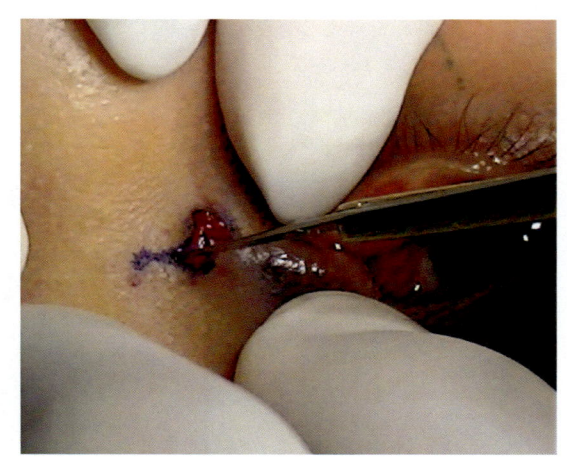

図 15. B→D，B→A，C→A の順に 11 番メスで切開する．

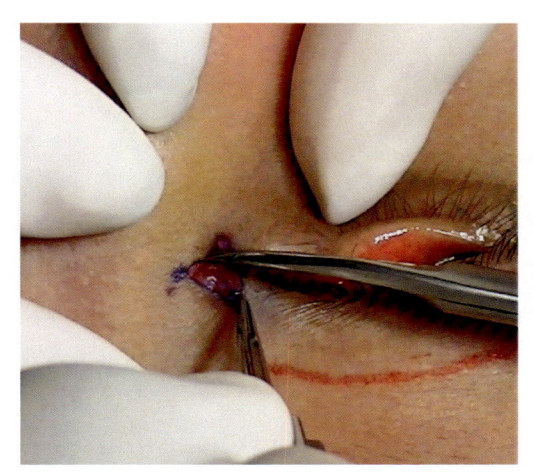

図 16. 再度皮膚に緊張を持たせながら，先端鋭の眼科剪刀で皮下の眼輪筋を切開する．

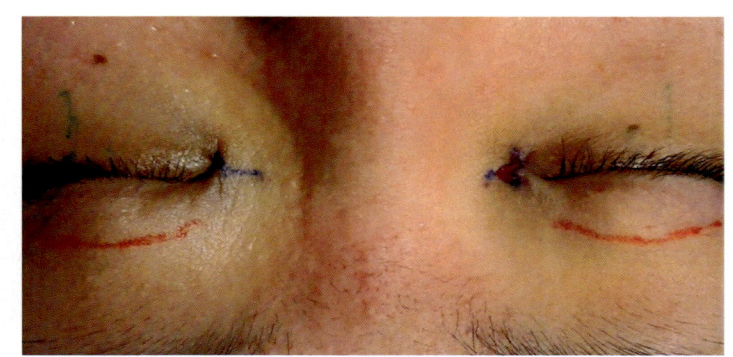

図 17. 患者の右目だけ眼輪筋の切開が完了した．
助手による皮膚の牽引を放すと，三角弁 C—A1—B1 と三角弁 A2—B2—D が自然に入れ替わっているのが確認できる．

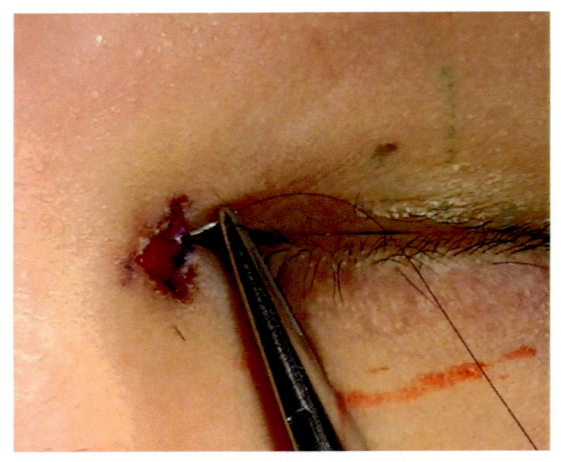

図 18. D 点に 7-0 ナイロン糸を通す.

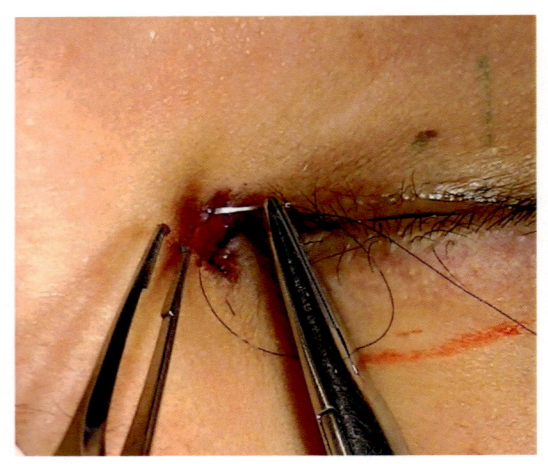

図 19. 続いて，三角弁 C―A1―B1 の先端の点 A1 に糸を通す.

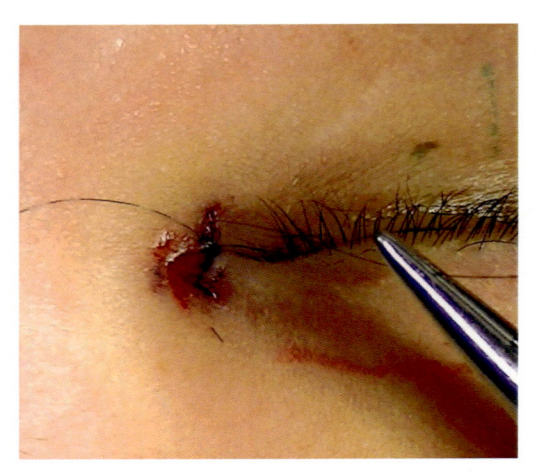

図 20. D 点と A1 点に通した糸を結紮する.

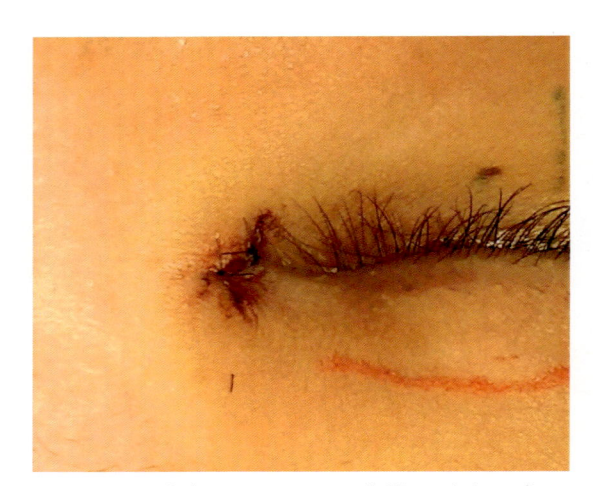

図 21. 三角弁 A2―B2―D の先端 B2 点と C 点を縫合する.

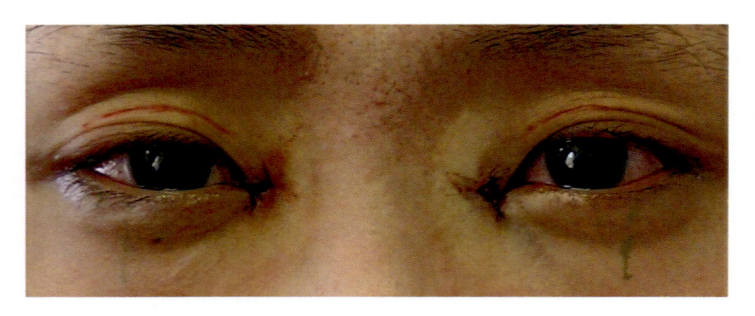

図 22.
反対側も同じ手術を行ったところで患者に目を開いてもらい，残っている蒙古襞の突っ張りと涙丘の露出具合を確認する.
仰臥位で確認するのでもよいが，私は坐位で本人にも鏡で確認してもらうことにしている．この時点で，涙丘の露出が物足りないと判断された.

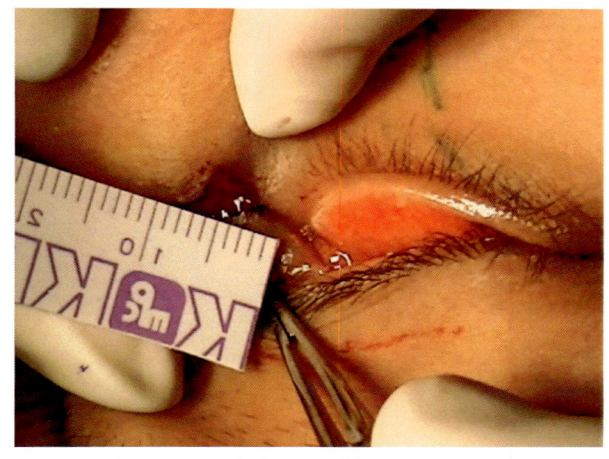

図 23. 涙丘から D 点までの距離が 3 mm〜2 mm になるように切開線 B—D を涙丘に向けて 1 mm 延長するようにマークした.

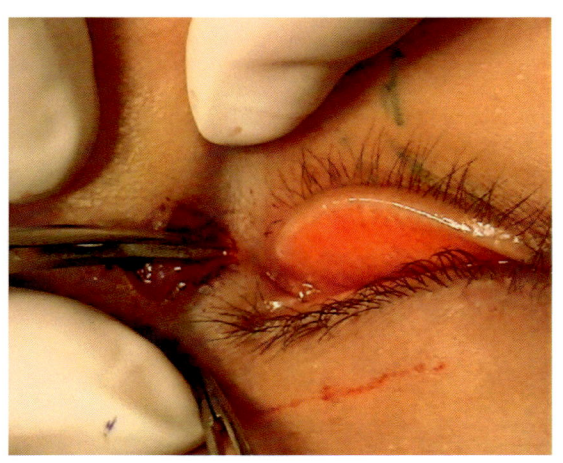

図 24. 眼科剪刀を使ってマークした線を切開した.

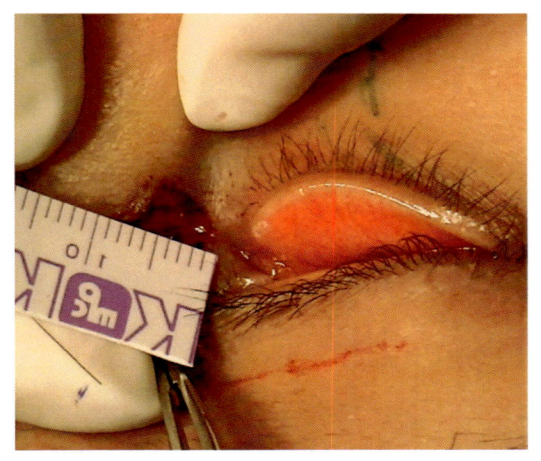

図 25. 涙丘から D 点までの距離が 2 mm になった. 再度, D 点を A1 点に, B2 点を C 点に縫合する.

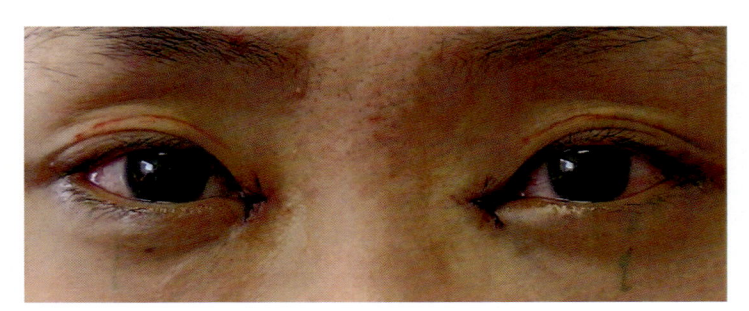

図 26. D 点が 3 mm 手前から 2 mm 手前に変わったことによって, 蒙古襞が小さくなって, 涙丘の見える量が増えた(図22と比較).

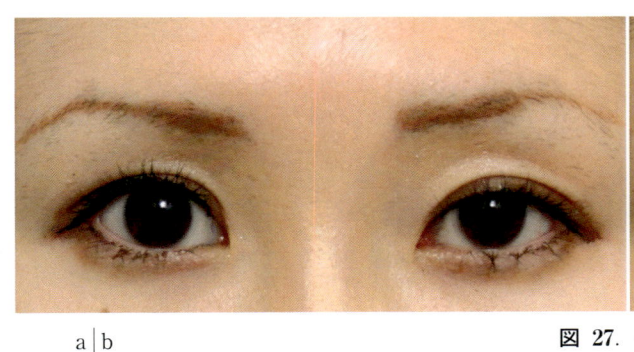

a|b　　　　図 27. 症例 1
a：術前. 眼瞼下垂の修正術を受けた既往があり, 重瞼線は末広型になっている. 重瞼を平行型にしたいという希望があって目頭切開を予定した.
b：術後. 蒙古襞がほぼ完全に解除されるように D 点を涙丘ぎりぎりまで切り込んだ. 涙丘が完全に露出しているが, 形や大きさに違和感はない. 重瞼線は平行型になった.

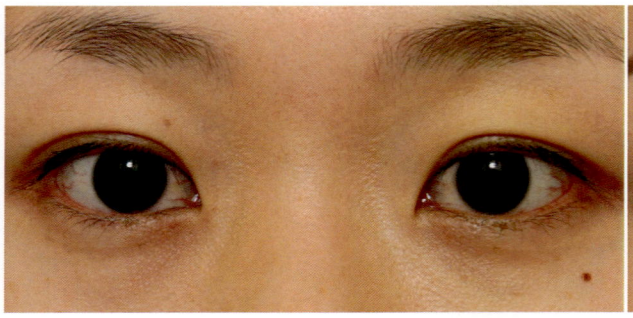

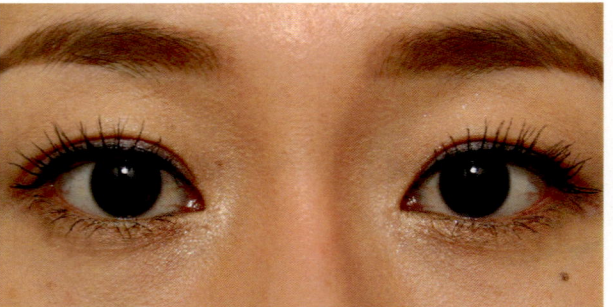

図 28. 症例 2

a：術前．蒙古襞が張っているため，目と目の間が平坦に見える．蒙古襞に隠れている涙丘は縦幅が大きいタイプであるため，蒙古襞が残るように控えめな目頭切開をすることにした．
b：術後．D 点を涙丘手前 1.5 mm にとどめておいた．

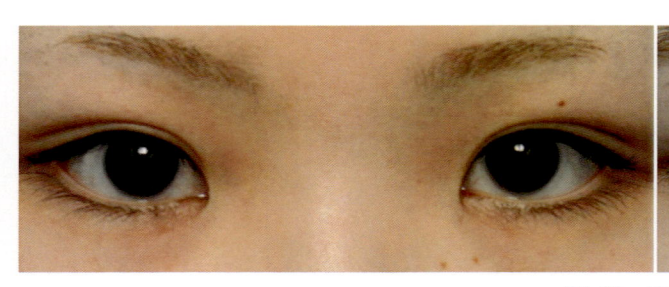

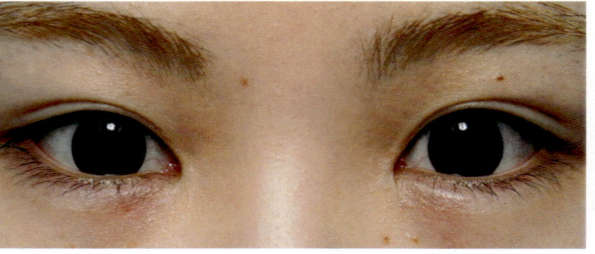

図 29. 症例 3

a：術前．蒙古襞の裾が下方外側に伸びている．あまり目元が鋭くならないようにするため，蒙古襞を残すことにした．
b：術後．D 点を涙丘手前 2 mm にとどめた．

文　献

1) 菅原康志, 福田慶三ほか：セレクト美容塾・眼瞼. 第 2 版. 克誠堂出版, 2-8, 2009.
2) Park, J. I.：Z-epicanthoplasty in Asian eyelids. Plast Reconstr Surg. **98**：602-609, 1996.
3) Park, J. I.：Modified Z-epicanthoplasty in the Asian eyelid. Arch Facial Plast Surg. **2**(1)：43-47, 2000.

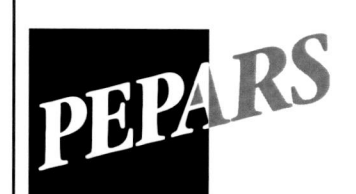

◆特集／眼瞼の美容外科 手術手技アトラス

内眼角形成術：
Ｚ形成

飯田秀夫[*1] 広比利次[*2] 牧野太郎[*3]

Key Words：Z 形成（Z plasty），蒙古襞（Mongolian fold），内眼角贅皮（epicanthus fold），平行型二重（parallel double eyelid）

手技のポイント　Z 形成による内眼角形成術は皮弁の入れ替えにより蒙古襞を解除する方法であり，内眼角を露出させることで目の離れ感を改善し，末広二重を平行二重として印象的な目つきへと変える．皮弁の入れ替えで凸面を凹面に変換するため効果的に襞を解除でき，縫合線の緊張が少ないので肥厚性瘢痕となりにくく後戻りも少ないという特徴を有する．また縫合線は重瞼ラインの延長となるため目立ち難く，埋没法や切開法と組み合わせることで滑らかで安定した平行型二重を作り易いというのも本法の利点である．

はじめに

　内眼角贅皮は上眼瞼から下眼瞼に及ぶ皮膚と眼輪筋からなる襞であり，蒙古襞と呼ばれている．日本人の 7～8 割に存在しており，東洋人に特徴的な目つきを形成する．すなわち襞の存在により目頭は下方に切れ込み，涙丘，涙湖は隠れて目の離れ感が生じ，重瞼は内眼角側で襞に隠れて末広型となる．内眼角形成術は襞を減弱させる手術であり，適応は，1）内眼角距離が 40 mm に近い，2）平行型二重を希望，3）涙丘を出して印象的な目つきにしたい，である．

　Z 形成による内眼角形成術は，皮弁を入れ替えることにより蒙古襞を解除する術式であり，Z 形成術の山（凸面）を谷（凹面）に変換する効果を利用している．よって，予定通りの結果を得るためには，Z 形成の基本的な知識が必要であるとともに，デザイン，切開，および縫合を正確に行わなければならない．そのためには，術前の綿密なシミュレーションに基づき，カリパを使用して左右対称な仕上がりとなるようデザインを行うとともに，組織が挫滅しないようマイクロ鑷子，眼科用剪刀などの細かい操作に適した器械を使用することが重要である．また，2～3 倍の拡大鏡を使用すると，裸眼に比べ，より確実な操作を行うことができる．

　麻酔は局所麻酔のみで可能ではあるが，体動が予想される場合は静脈麻酔による鎮静下で手術を行う．術中に仕上がりをチェックしにくいのが欠点であるが，正しくデザインをし，その通りに手術を行うことで補える．

　抜糸は術後 5 日目に行う．1～2 か月間は瘢痕が赤くなり，若干肥厚することもあるが，多くは化粧で隠せる程度である．3 か月ほどで赤みは消退し，柔らかくなるが，状況に応じてケナコルト®を瘢痕に注射して消退を促すこともある．

[*1] Hideo IIDA，〒150-0022　東京都渋谷区恵比寿南 1-7-8 恵比寿サウスワン 2 階　リッツ美容外科東京院，院長
[*2] Toshitsugu HIROHI，同，理事長
[*3] Taro MAKINO，同，副院長

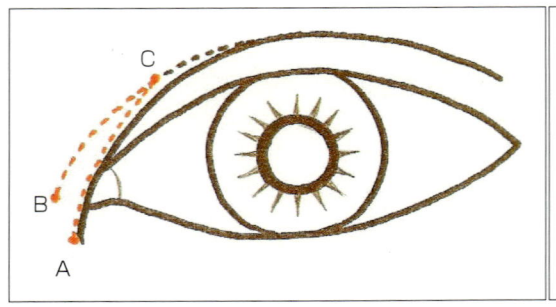

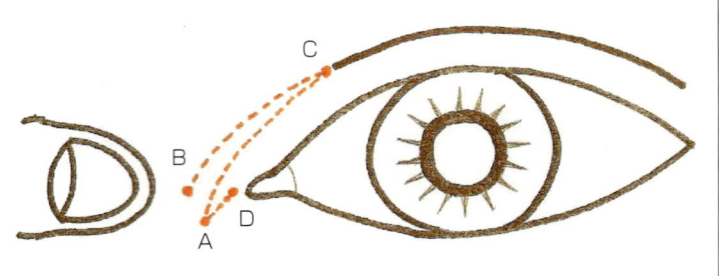

図 1. デザインのシェーマ

A 点：蒙古襞の最下端
B 点：A 点が術後に移動する点．希望する内眼角の開きになるまで蒙古襞を内側に引いた時の A 点の位置に相当する．
C 点：重瞼ラインを滑らかに B 点まで延長し，術後に想定される重瞼ラインを描く．A 点から襞の稜線上に沿ってラインを伸ばしていき，滑らかに重瞼ラインに接する点を C 点とする．
D 点：A 点から内眼角の頂点に向かってラインを引き，皮弁 ACB の幅と同程度の距離の点を D 点とするが，最終的には術中に襞が解除される程度を見て決定する．D 点が内眼角頂点に近づくほど襞の解除効果は大きくなる．

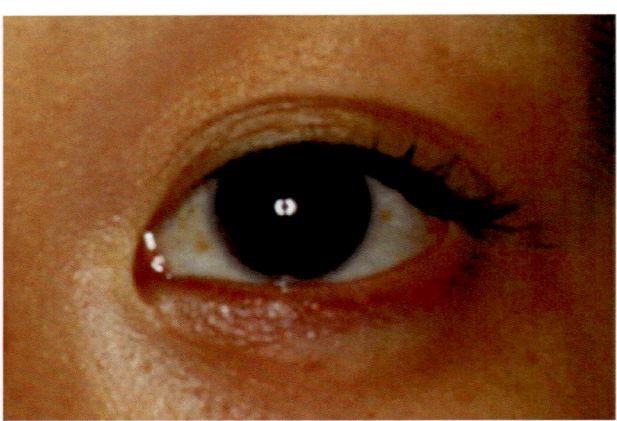

a	
b	c

図 2.
術前デザイン
　a：下眼瞼に達する蒙古襞のため，涙湖は半分ほどしか見えず，内眼角は全体的に丸い形となっている．
　b, c：蒙古襞のかぶさり感をなくして自然な内眼角にしたいとの希望であった．シミュレーションに基づき，2 mm 幅の皮弁をデザインした．重瞼ラインのくい込みを増すために埋没法も行うこととした．

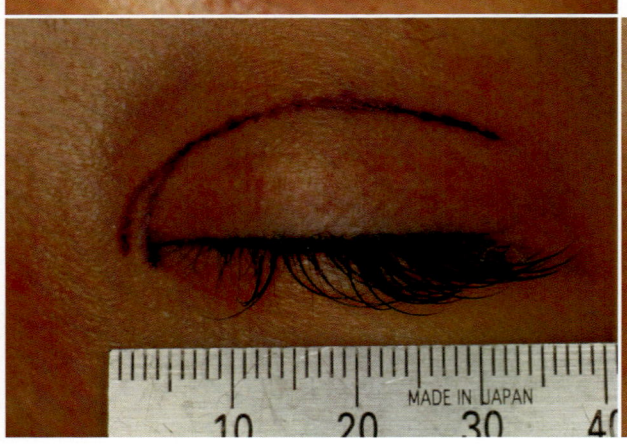

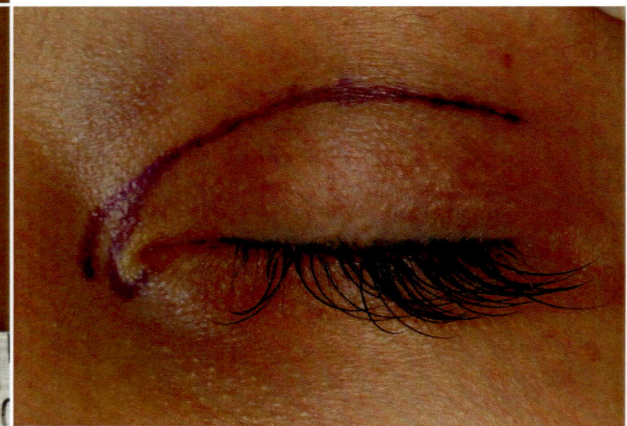

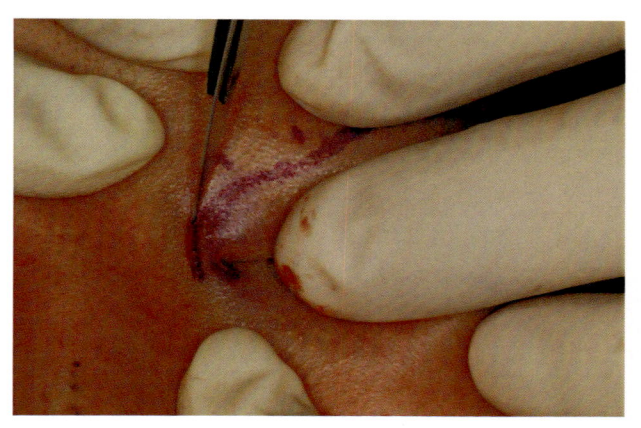

図 3. 皮膚切開
10万倍エピネフリン添加キシロカインを 0.3 ml ほど注入し，皮膚が白色調を呈するまで待つ．助手，術者が皮膚を引いて十分に緊張させた状態で切開をするのがポイントである．右手をしっかりと固定し，11 番メスの動きと皮膚の牽引を上手く調節してデザイン通り正確に切る．

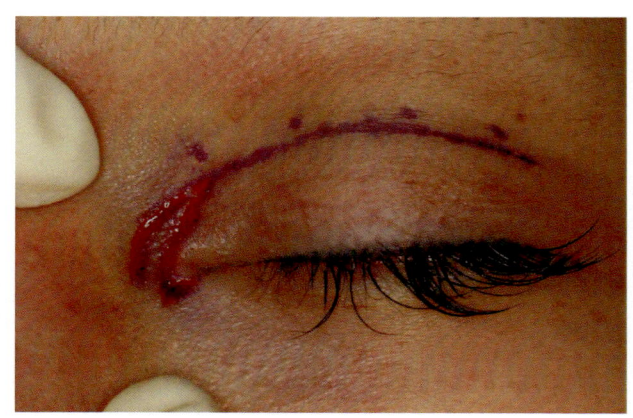

図 4. 皮膚切開終了時
皮膚のみを切ると，うすピンク色の眼輪筋が見える．皮膚を焼かないように先細の電気メスで丁寧に止血する．

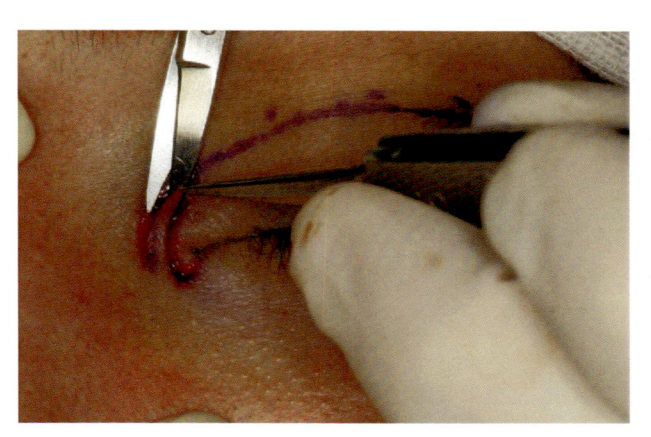

図 5. 上眼瞼側皮弁の挙上
眼科用剪刀を用いて皮膚のみで皮弁を挙上し，眼輪筋は温存する．出血はほとんどない．

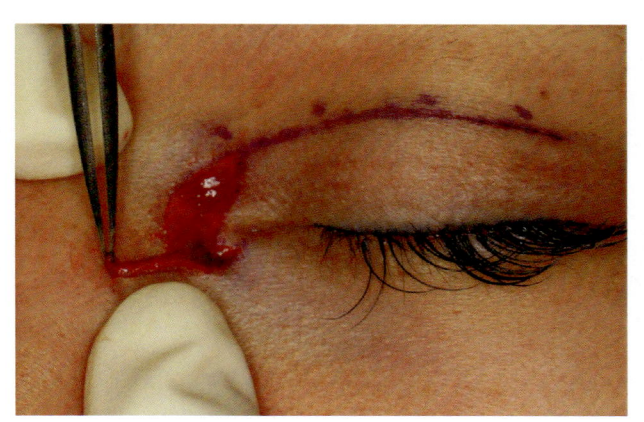

図 6. 上眼瞼側皮弁挙上終了時
皮弁基部は，血流を確保して縫合を容易にするため，眼輪筋をある程度含めるようにする．

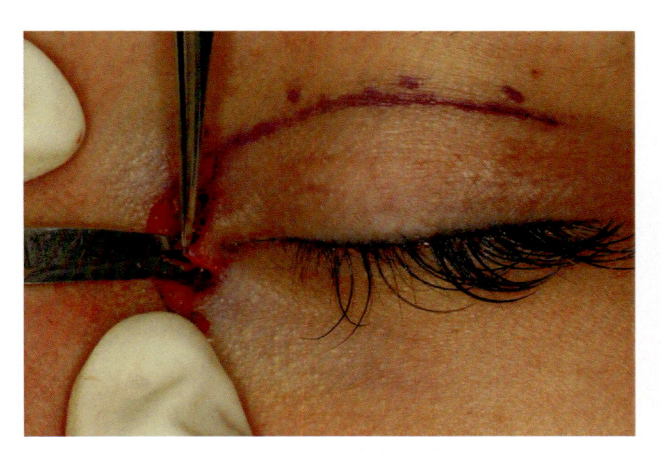

図 7. 下眼瞼側皮弁の挙上
下眼瞼側の皮弁は内側眼瞼靱帯上で剥離し，眼輪筋皮弁として挙上する．眼輪筋と内側眼瞼靱帯は強く癒着しているので，靱帯を削ぐような気持ちでメス，あるいは剪刀を使用して剥離する．皮弁は眼輪筋を把持し，皮膚の挫滅を避けるようにする．

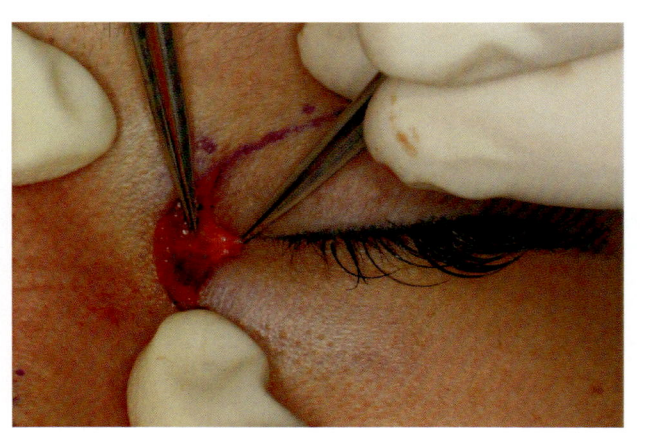

図 8. 下眼瞼側皮弁挙上終了時
鑷子の先に淡黄色の内側眼瞼靱帯が見える．靱帯は周囲の眼輪筋よりも明らかに硬いので容易に判別できる．靱帯より浅い層で剥離を行えば涙小管・涙囊を傷つけることはないが，心配であれば涙管ブジーを挿入して涙小管の走行を確認する．逆に浅すぎる剥離は皮膚を破いてしまうので注意する．

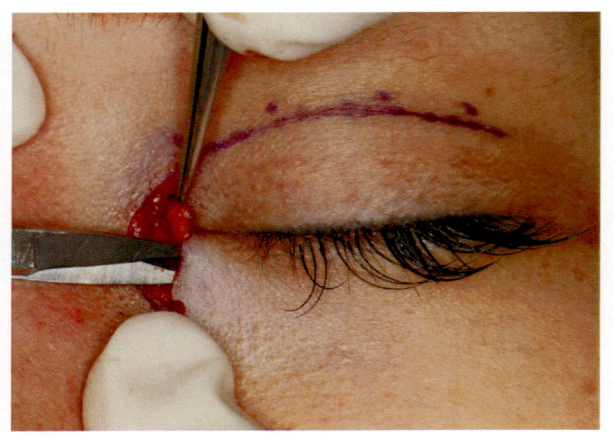

図 9. 下眼瞼の皮下剥離
下眼瞼の皮下剥離を行うことで，縫合線の段差とドッグイヤーを防止する．

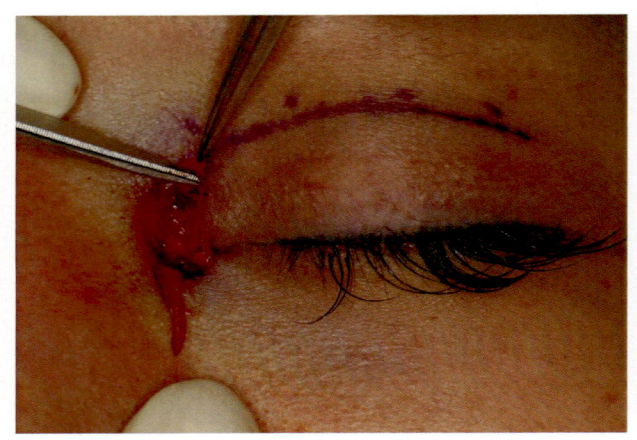

図 10. 襞部の眼輪筋の処理
襞部の眼輪筋に2, 3か所割を入れて緊張を解除する．術後の陥没や段差を避けるため，眼輪筋の切除はしない．

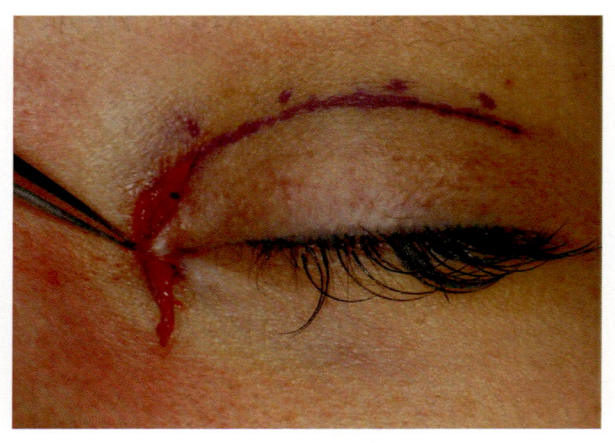

図 11. 皮弁の入れ替え
鑷子を用いて，皮弁の入れ替えが無理なく行えることを確認する．緊張がかかるようであれば，皮弁周囲の剥離の追加や，涙丘に向かう切開線の延長を行う．

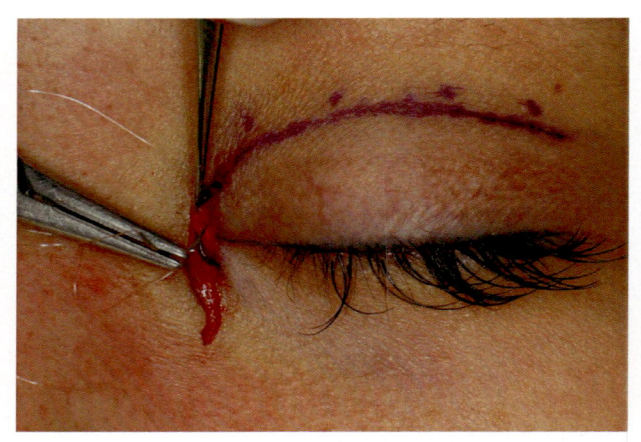

図 12. 下眼瞼側皮弁の固定
6-0 PDSで真皮（＋眼輪筋）縫合を行い，下眼瞼側皮弁の先端を固定する．骨膜など深部への固定は行わない．

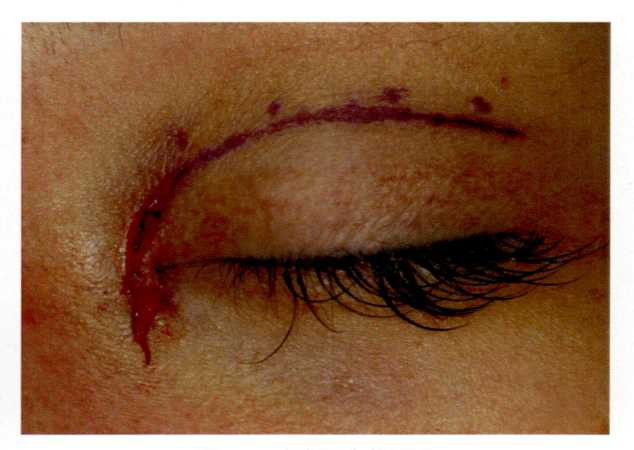

図 13. 皮弁固定終了時
内眼角の開き具合や形など，この時点で全体のバランスを確認する．仰臥位では立位に比べて内眼角が若干見え易くなることが多く，過矯正気味に見えることがあるので注意する．

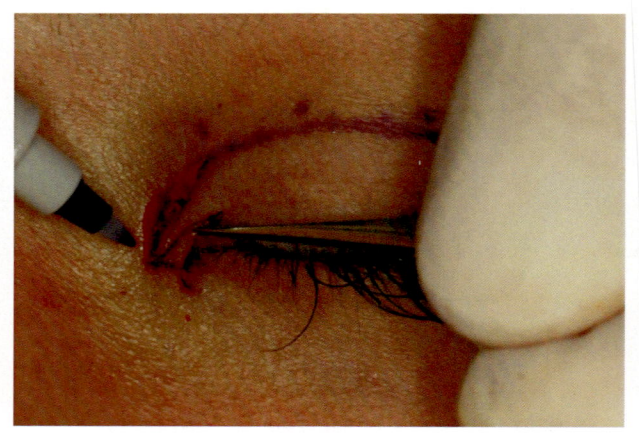

図 14. 上眼瞼側皮弁のトリミング
上眼瞼側の皮弁を動かしてみて，ドッグイヤーが最も目立たない位置でトリミングのデザインを行う．

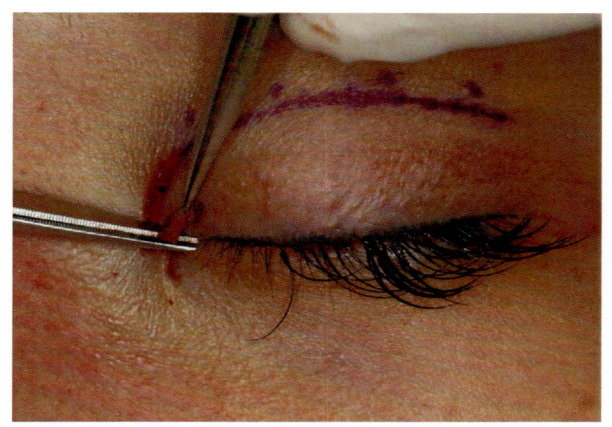

図 15. 余剰部分の皮膚切除
皮膚が挫滅しないよう，ギザ刃付きの直剪刀で正確に皮膚を切り落とす．

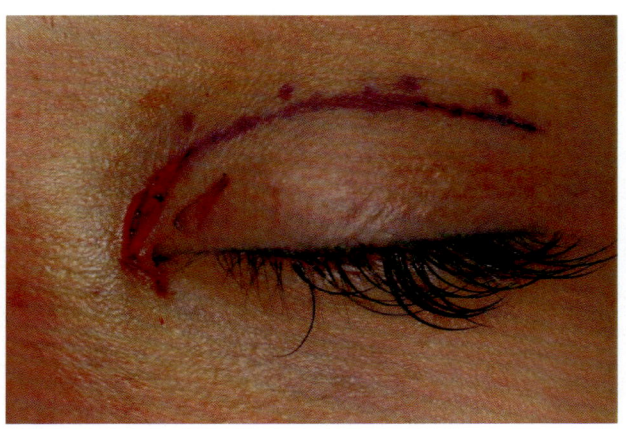

図 16. トリミング終了時
緊張のかからない状態でトリミングをした皮弁が丁度収まることを確認する．必要に応じて皮膚切除を追加するが，切除しすぎないよう十分に注意する．

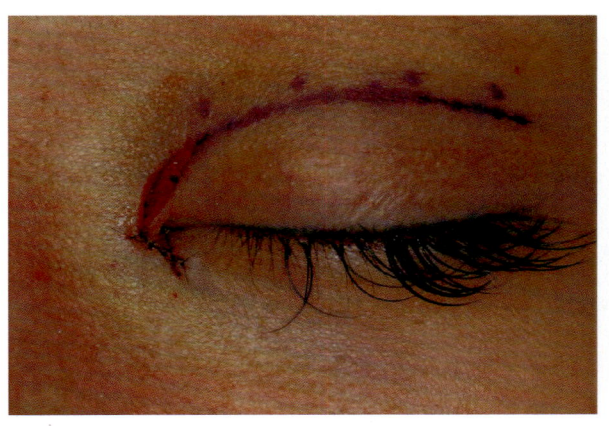

図 17. 上眼瞼側皮弁の縫合
6-0 PDS で皮弁先端の真皮縫合を行い，8-0 黒ナイロン糸による結節縫合で皮弁を縫合する．

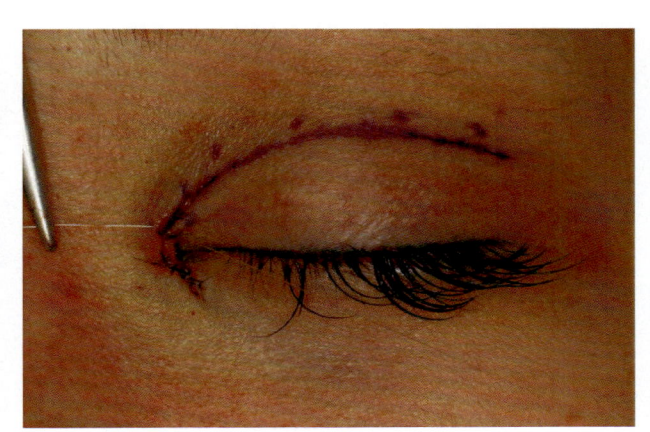

図 18. 上眼瞼側皮弁採取部の縫合
肥厚性瘢痕を予防するため，6-0 PDS で 2，3 か所真皮縫合をする．糸が皮膚面に出ないように気をつける．

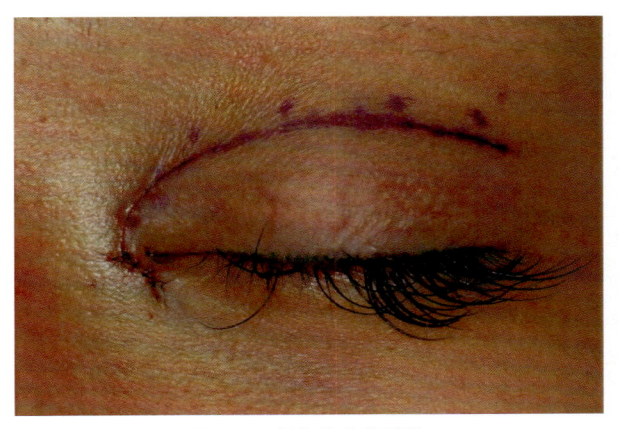

図 19. 真皮縫合終了時
埋没法を併用する場合は，この時点で行う．

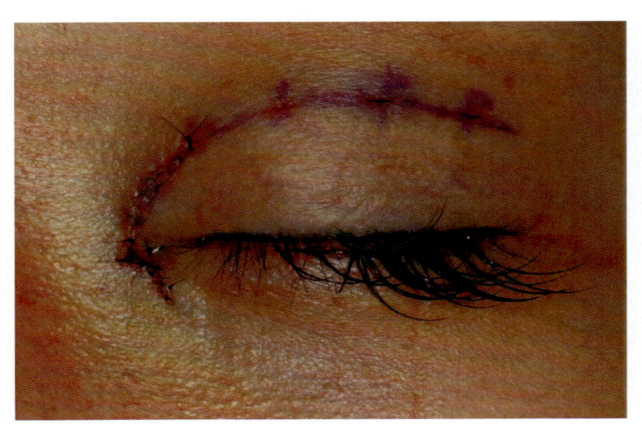

図 20. 縫合終了時
内眼角から上眼瞼にかけて 8-0 黒ナイロンで縫合する．抜糸を容易にするため連続縫合とする．

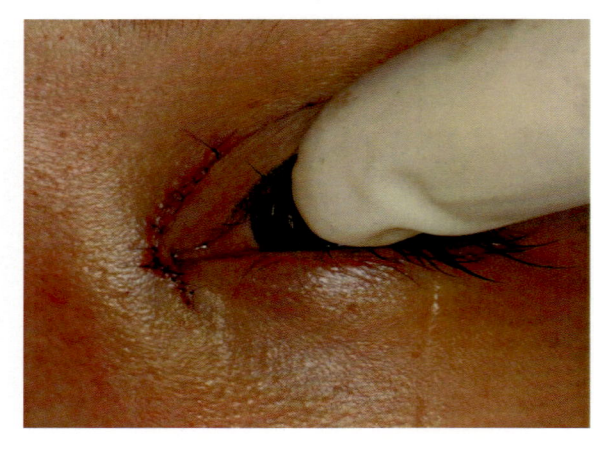

図 21.
開瞼時
重瞼の折れ目と目頭切開の縫合線が滑らかにつながることを確認する．創部のドレッシングは行わず，抜糸まで開放とする．

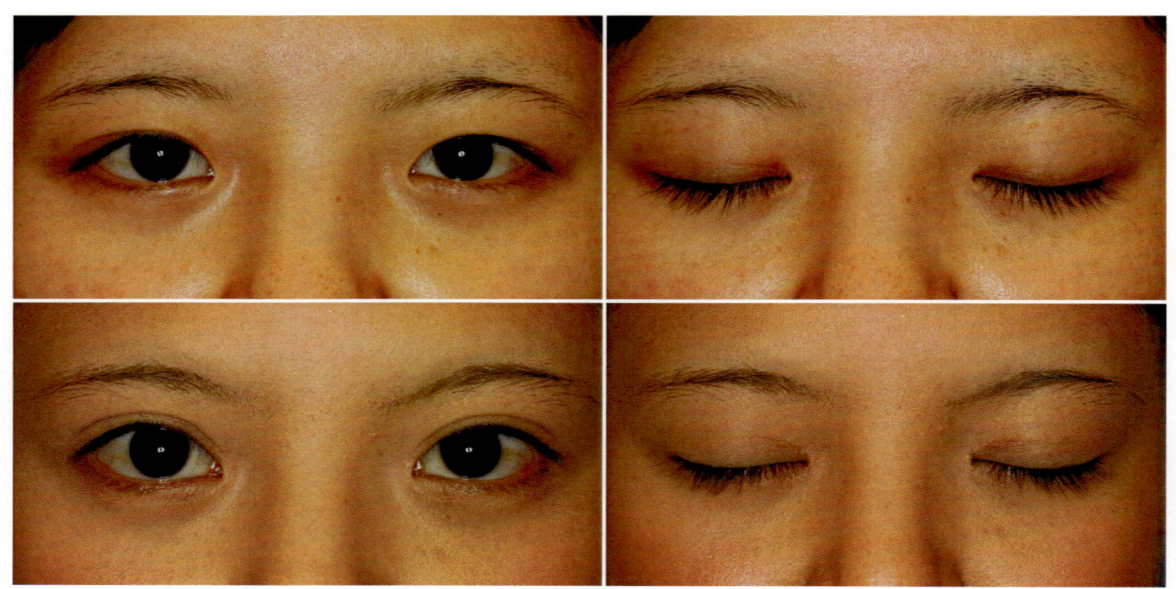

図 22. 症例：20歳，女性．目頭切開，埋没法

a	b
c	d

a, b：術前．下眼瞼にまで連続する蒙古襞のために末広型の二重である．平行型の二重にして目を大きく見せたいとの希望であった．
c, d：術後6か月．2mm幅の皮弁デザインで目頭切開を，瞼縁より6mmで埋没法を行った．瘢痕も目立たず，自然な平行型二重となった．

まとめ

内眼角形成術は様々な方法が発表されており，Z形成の他は Mustarde 法[1]，内田法[2]，Redraping 法[3]などが主に用いられている．

Mustarde 法は Z 形成と VY 前進皮弁を組み合わせたもので，効果の面では優れているが，複雑な瘢痕が残るので主に眼角隔離症などの先天異常の治療に用いられ，美容的な目的で行われることは少ない．内田法は目頭で W 形成を行い，内眼角を前進させて襞を弱める方法である．簡単で瘢痕も目立ちにくい方法ではあるが，皮膚の挫滅や創部の緊張などから瘢痕拘縮を起こし，襞が再発することがある．Redraping 法は襞部の眼輪筋を切除して拘縮を解除し，広く皮下剝離をして緊張を緩めた皮膚を戻す方法である．瘢痕は単純で目立たないが，襞を解除する程度を微調整するのは容易ではない．

Z 形成による内眼角形成は del Campo 法[4]や Park 法[5]が知られている．del Campo 法は目頭のみで皮弁形成を行うデザインであるが，Park 法は del Campo 法の切開線を重瞼線に連続するよ

うに延ばしてドッグイヤーを処理するデザインである．いずれの方法もデザインからは Z 形成というよりは Half-Z 形成，あるいは襞部の横転皮弁であり，Z 形成と比べて歪みが多くドッグイヤーが形成されやすい．また，Z の中央脚は本法と異なり襞の稜線と一致していないので，Z 形成に特徴的な凸面を凹面に変換する効果は薄いと考えられる．

　本法の特徴としては，デザインが簡便で微調整も容易である，面の変換により襞解除が効果的に行える，皮弁の入れ替えで襞を解除するので後戻りが少ない，といった点が挙げられる．また，縫合線を重瞼線と連続させることにより，デザイン通りの滑らかな平行型二重を作りやすいことも利点の一つである．目頭切開を受ける患者の希望は，"目の離れ感"よりも"平行型二重にして目を大きく見せたい"が大半であり，埋没法，あるいは切開法と本法を組み合わせることで希望する平行型二重を作成しやすくなる．

　目頭だけで操作する術式よりも長い瘢痕となるのが欠点ではあるが，外側寄りの部分は開瞼時には重瞼線に隠れて見えなくなり，露出する内側部分も重瞼線の延長となるので目立ちにくく，問題となることは少ない．

　目頭切開は襞を解除しすぎると寄り目となり，奇異で怖い印象を与えてしまう．患者の希望を踏まえてシミュレーションを綿密に行い，過矯正とならないように注意し，控え目の手術を心掛けなければならない．

文　献

1) Mustarde, J. C. : Epicanthus and telecanthus. Br J Plast Surg. 16：346-356, 1963.
2) 内田準一：内外眥切開における三角弁法．形成外科．10：120-123，1967.
3) Oh, Y. W., et al. : Medial epicanthoplasty using the skin redraping method. Plast Reconstr Surg. 119：703-710, 2007.
4) del Campo, A. F. : Surgical treatment of the epicanthal fold. Plast Reconstr Surg. 73：566-571, 1984.
5) Park, J. I. : Z-epicanthoplasty in Asian eyelids. Plast Reconstr Surg. 98：602-609, 1996.

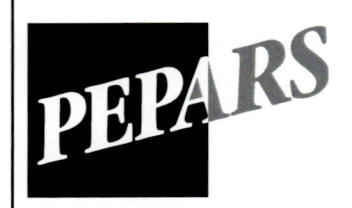

◆特集／眼瞼の美容外科 手術手技アトラス

下眼瞼形成術：
私の行っている下眼瞼形成術
―眼輪筋オーバーラップ法による tear trough deformity の修正―

小室裕造[*1]　小泉拓也[*2]

Key Words：下眼瞼形成術(lower blepharoplasty), ハムラ法(Hamra method), 眼輪筋オーバーラップ法(the orbicularis oculi muscle overlap method)

手技のポイント　下眼瞼の"tear trough deformity"の改善には Loeb の fat pad sliding 法, またこれを発展させた Hamra 法など, 眼窩脂肪を移動させる術式が有効である. これらを経結膜的アプローチで行うのもよい方法である. しかし高度な tear trough deformity ではこれらの方法を行っても改善が不十分なことがあり, そうした症例に対しては眼輪筋の上顎骨付着部を剝離しこの下に眼窩脂肪を敷き込む眼輪筋オーバーラップ法を行っている. 高齢者に経皮的なアプローチを行う場合, 眼瞼外反の予防が重要であり, lateral canthopexy または canthoplasty など横方向の引き締めを同時に行う必要がある.

下眼瞼形成術において,「目のクマ」の部分の陥凹である nasojugal groove, いわゆる"tear trough deformity"の改善を求める患者は多い. Tear trough deformity の修正方法として 1981 年 Loeb[1] は, 眼窩隔膜を開放し従来は切除されていた眼窩脂肪を有茎の形で nasojugal groove 部分へ移動させる fat pad sliding 法を報告した. その後 Hamra[2] は "arcus marginalis release with preservation of orbital fat" として眼窩の内側から外側すべてのコンパートメントの眼窩脂肪を引き出し眼窩縁へ移動, 縫合させる方法を報告している. これらの方法は有用であるが時に術後に tear trough deformity が残存することがあった.

2009 年 Haddock ら[3] は, 下眼瞼の詳細な解剖学的検討を行い nasojugal groove 部分では皮下脂肪(malar fat pad)が存在せず, 皮下直下に眼輪筋が存在すること, またこの部位で眼輪筋の起始部が上顎骨に直接強固に付着していることを報告した. したがって tear trough deformity の改善に

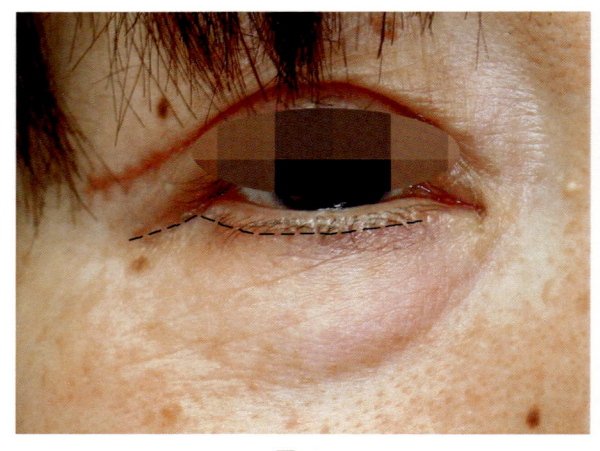

図 1.
皮膚の切開は睫毛の 1 mm 下方で行う. 外眼角部では皺に沿って下外方へ延長する. この際睫毛下の切開線と外眼角部の切開線が鋭角にならないように注意する.

はこの眼輪筋の上顎骨付着部の処理を行うことが必要であると考えた. そこで眼輪筋の上顎骨付着部を広く剝離し内側に減張切開を加え眼輪筋弁として挙上し, その眼輪筋弁の下に引き出した眼窩脂肪を敷きその上に眼輪筋をオーバーラップさせる方法(眼輪筋オーバーラップ法：the orbicularis oculi muscle overlap method)を開発した[4].

[*1] Yuzo KOMURO, 〒279-0021 浦安市富岡 2-1-1 順天堂大学浦安病院形成外科・美容外科, 教授
[*2] Takuya KOIZUMI, 同, 助教

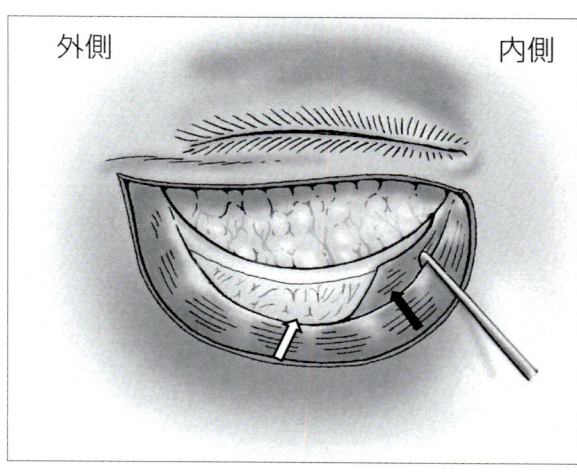

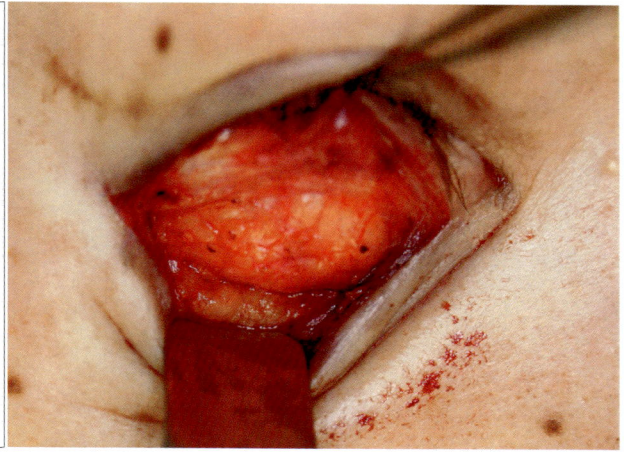

図 2.
3~4 mm 皮下を剥離したのち眼輪筋下へ入る．眼窩下縁に達したら眼窩隔膜の眼窩下縁付着部(arcus marginalis)を内側から外側まで明らかにする．剥離には高周波メスまたは針状の電気メスを用いると出血が少ない．さらに尾側に剥離を進めるが，内側 1/3 では上顎骨に強固に付着する眼輪筋(黒矢印)が認められる．外側 2/3 では脂肪組織を含む疎な retaining ligament(白抜き矢印)を認める．

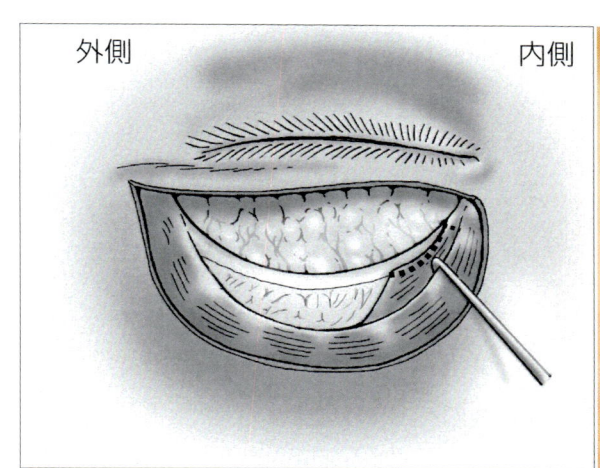

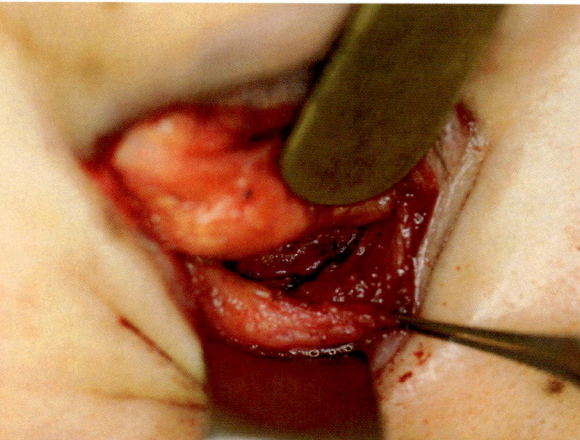

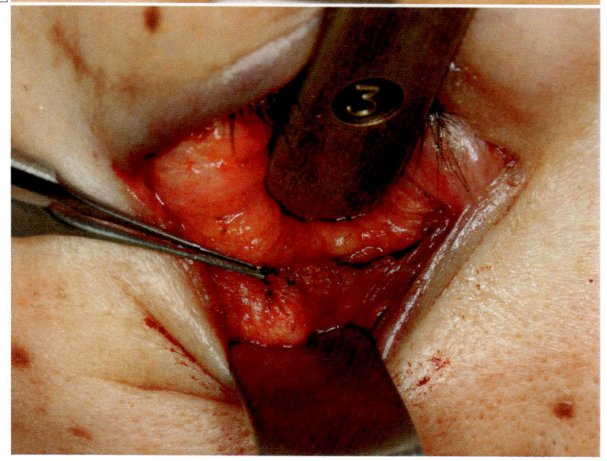

a	b
	c

図 3.
眼輪筋を挙上し眼窩下縁から尾側へ剥離を進める．外側 2/3 では眼輪筋は retaining ligament を介して頬骨骨膜に疎に付着しているのみであるので，頬骨骨膜上で容易に剥離が可能である．一方内側 1/3 に位置する眼輪筋は直接上顎骨に付着している．この部位では明らかな骨膜は認められず，剥離層となるプレーンはないので，眼輪筋を骨から高周波メスまたは電気メスで剥がすようにして挙上する．眼輪筋の最内側部に幅 4~5 mm で筋線維に垂直に減張切開を入れることで，筋肉の緊張がとれ筋肉弁としての可動性が増す．
a は眼輪筋の付着部の剥離および最内側部での減張切開のデザイン(点線)を示す．b は眼輪筋を剥離・挙上した状態を示す．c は眼輪筋の最内側部に減張切開を加えたところを示す．

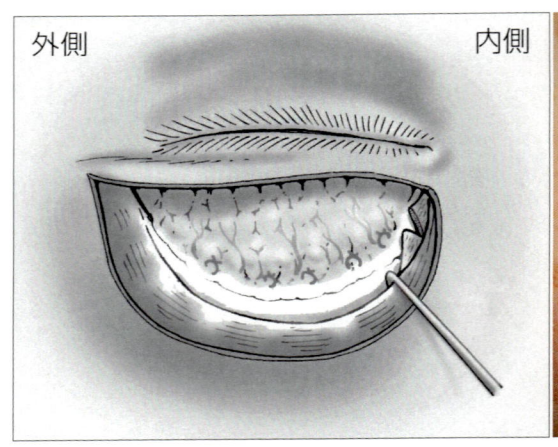

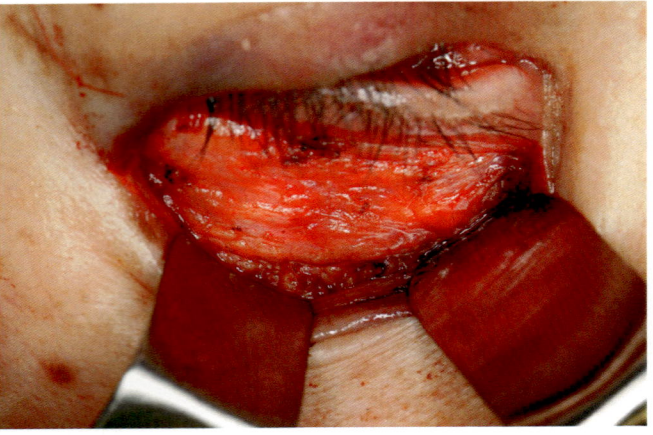

図 4.
眼窩隔膜の下縁を切開して眼窩脂肪を引き出す（arcus marginalis release）．外側の瞼頬溝（palpebromalar groove）が目立たない場合は外側のコンパートメントには手を加えなくともよい．引き出した内側および中央のコンパートメントの眼窩脂肪を挙上した眼輪筋下の nasojugal groove に一致する部位に敷き詰める．内側の眼窩脂肪は過度に尾側へ牽引して縫合すると眼瞼外反を生じやすいので注意が必要である．中央から外側は骨膜または結合織に 5-0 の吸収糸で眼窩脂肪または張りを出したい場合は眼窩隔膜を含め縫合する．眼窩脂肪が多い症例では適宜脂肪組織の切除を行った後，同様の処置を行う．

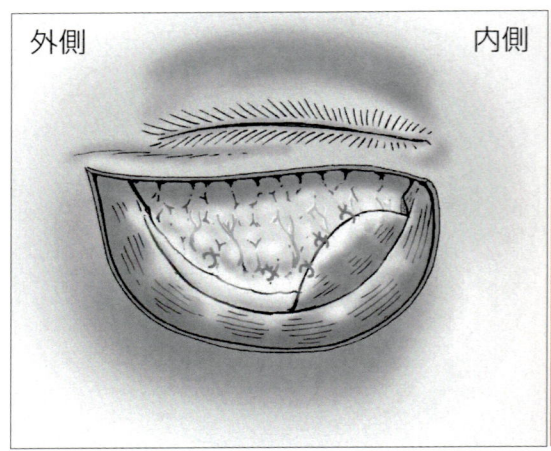

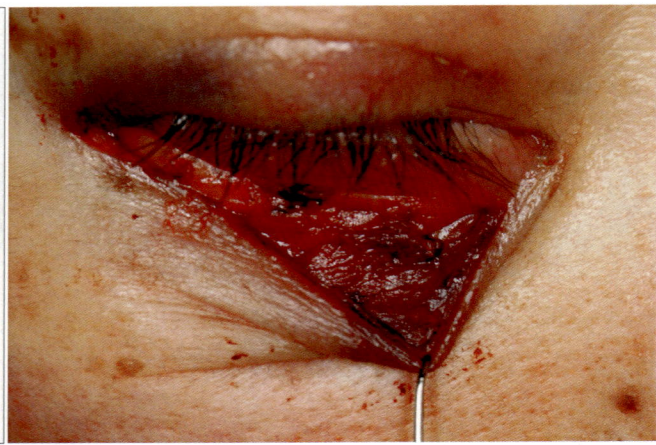

図 5.
挙上した眼輪筋弁を眼窩隔膜上にオーバーラップし 5-0 吸収糸で 2〜3 針固定する．この時点で下眼瞼が過度に牽引されていないことを確認する．

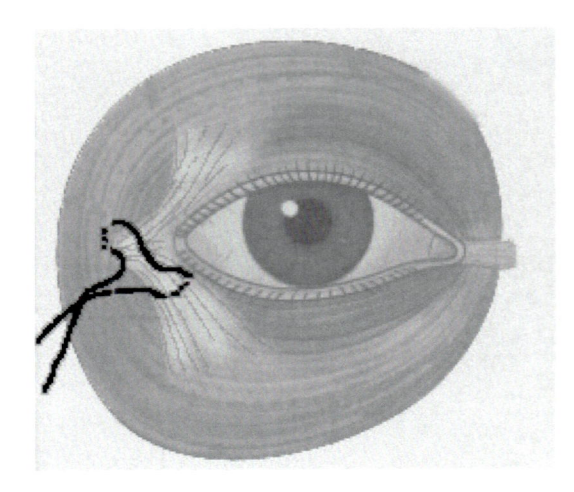

図 6.
下眼瞼の緊張が低下している高齢者では lateral canthopexy[5]を追加する．通常は外側の眼輪筋下の結合織（lateral retinaculum）をマットレス縫合でタッキングするか外眥靱帯へ固定し緊張を得る．

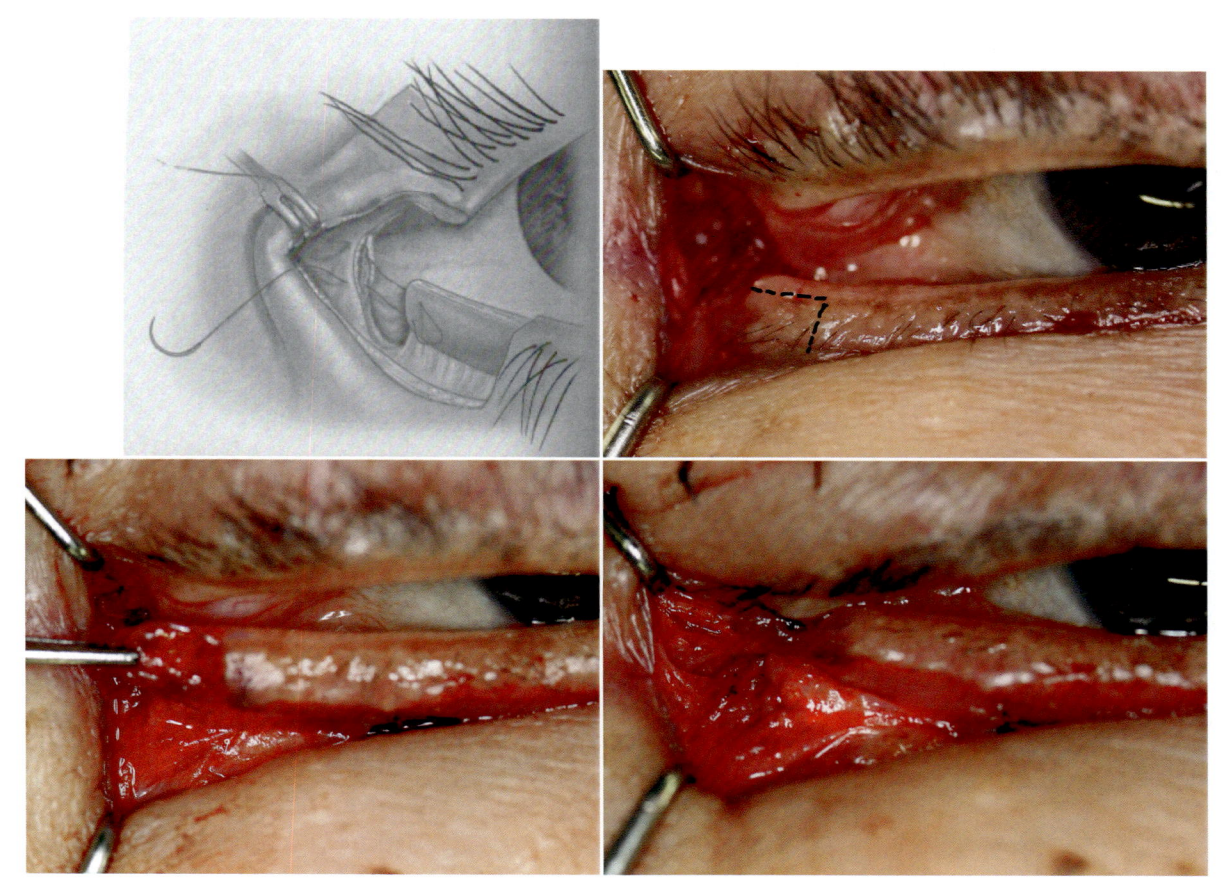

図 7.

a：Lateral canthopexy では不十分な例においては lateral canthoplasty を行う．Canthoplasty とは一旦外眼角靱帯への連続を切断し，新たに外眼角を形成するものであり，Anderson が報告した tarsal strip procedure[6] がよく知られている．

b：外眼角から外側に向け水平に切開を加え切離する（lateral canthotomy）．下眼瞼を gray line に沿って前葉と後葉に分離する（点線）．分離する長さは 5～8 mm 程度である．

c：皮膚および眼瞼縁の皮膚成分を切除して tarsal strip を作成する．瞼結膜は切除する必要はない．

d：作成した tarsal strip を外眼角の骨膜に縫合することで引き締めを行う．骨膜の固定部位を尾側にしすぎると下眼瞼縁が眼球の下方にすべり，三白眼を呈するので固定する位置は重要である．皮膚は適宜トリミングして縫合する．

図 8.
症例：53 歳，女性

a：術前．Tear trough deformity の改善の希望があり，手術を施行した．経皮的なアプローチで fat repositioning を行い，その上で眼輪筋のオーバーラップを追加した．5-0 吸収糸を用い外眼角部付近で retinaculum のタッキング縫合を行うことにより横方向の引き締めを図った．皮膚は幅 3 mm 程度切除した．

b：術後 2 か月の状態．フラットな下眼瞼が形成された．

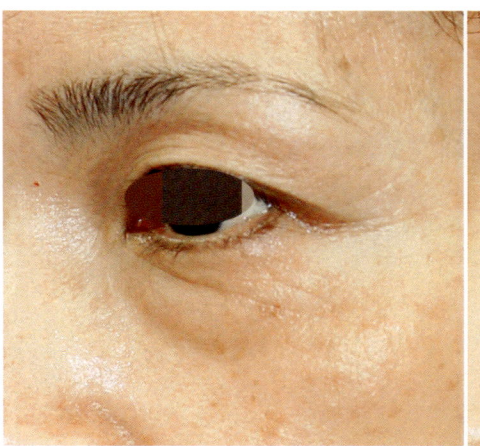

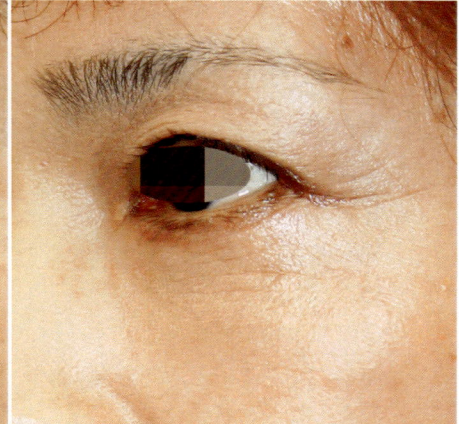

まとめ

下眼瞼形成術は下眼瞼を眼輪筋下に剝離（skin-muscle flap）し，突出する眼窩脂肪を適宜切除し，余剰皮膚を切除する術式が一般的であった．しかし最近欧米では眼輪筋と眼窩隔膜間を広く剝離することが下眼瞼の拘縮あるいは外反の合併症を引き起こすとの理由から経結膜的なアプローチが好まれる傾向にある[7]．皮膚の細かい皺は chemical peeling やレーザーにより rejuvenation が期待できることもその傾向に拍車をかけているものと考えられる[8]．したがって tear trough deformity の改善に有効な眼窩脂肪の移動（fat repositioning）も経結膜的に行い，皮膚のたるみは pinch blepharoplasty といった余剰を単純に切除する方法などが好まれている[9]．

一般に欧米では加齢に伴う眼瞼外反または内反に関する報告を目にすることが多く，またテキストなどにもよく取り上げられており，その発生が日本人に比べ多いとの印象がある．この理由として白人は日本人に比べ瞼板が大きくこれを支持する皮膚および皮下組織が薄いためではないかと筆者は推察している．したがって下眼瞼形成術の合併症としての下眼瞼拘縮・外反も日本人に比べると生じやすく下眼瞼形成術も経皮的なアプローチよりも経結膜的アプローチが好まれるのではないかと考えられる．日本人では色素沈着の問題から chemical peeling や laser resurfacing が行い難いため，我々は皮膚の弛緩が目立つ高齢者の症例では経皮的なアプローチを用いている．日本人では皮膚をとりすぎない限り外反をきたすリスクは少ないと思われるが，fat repositioning あるいは今回紹介した眼輪筋オーバーラップ法では下眼瞼を尾側に牽引することになるので外反には十分な注意が必要である．もちろん比較的若い年齢層では経結膜的なアプローチも有用である[10]．

下眼瞼の形成術においては患者の年齢，皮膚の厚み，下眼瞼の弛緩状態などをよく観察し，また患者の社会的背景をよく理解し許容されるダウンタイムを勘案して術式の選択を行うべきである．

引用文献

1) Loeb, R. : Fat pad sliding and fat grafting for leveling lid depressions. Clin Plast Surg. 8 : 757-776, 1981.
   Summary　Fat repositioning 法の基本となる術式が報告されている．

2) Hamra, S. T. : The zygorbicular dissection in composite rhytidectomy : An ideal midface plane. Plast Reconstr Surg. 102 : 1646-1657, 1998.
   Summary　Loeb の fat sliding 法をリファインした下眼瞼形成術が報告されている．

3) Haddock, N. T., Saadeh, P. B., Boutros, S., et al. : The tear trough and lid/cheek junction : anatomy and implications for surgical correction. Plast Reconstr Surg. 123 : 1332-1340, 2009.
   Summary　下眼瞼の解剖がきれいなイラストとともに紹介されている．

4) 小室裕造：下眼瞼の除皺術．形成外科．54 : S184-S188, 2011.
   Summary　眼輪筋を剝離挙上する眼輪筋オーバーラップ法を取り上げた．

5) Steven, F. : Algorithm for canthoplasty : the lateral retinacular suspension : a simplified suture canthopexy. Plast Reconstr Surg. 103 : 2042-2053, 1999.

6) Anderson, R. L., Gordy, D. D. : The tarsal strip procedure. Arch Ophthalmol. 97 : 2192-2196, 1979.

7) Zarem, H. A., Resnick, J. I., Stuzin, J. M. : Expanded applications for transconjunctival lower lid blepharoplasty. Plast Reconstr Surg. 103 : 1041-1045, 1999.

8) Seckel, B. R., Kovanda, C. J., Cetrulo, C. L. Jr., et al. : Laser blepharoplasty with transconjunctival orbicularis muscle/septum tightening and periocular skin resurfacing : a safe and advantageous technique. Plast Reconstr Surg. 106 : 1127-1141, 2000.

9) Jelks, G. W., Glat, P. M., Jelks, E. B., et al. : The inferior retinacular lateral canthoplasty : a new technique. Plast Reconstr Surg. 100 : 1262-1270, 1997.

10) Goldberg, R. A. : Transconjunctival orbital fat repositioning : transposition of orbital fat pedicles into a subperiosteal pocket. Plast Reconstr Surg. 105 : 743-748, 2000.

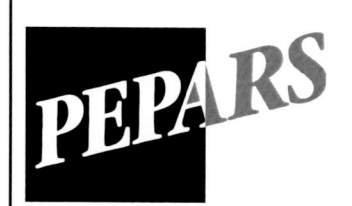

◆特集／眼瞼の美容外科 手術手技アトラス

下眼瞼形成術：
経結膜的眼窩脂肪移動術による下眼瞼形成術

百澤　明[*]

Key Words：下眼瞼除皺術(lower eyelid rhitidectomy)，経結膜アプローチ(transconjunctival approach)，眼窩脂肪移動術(orbital fat repositioning)

手技のポイント　下眼瞼の若返り手術に関しては，様々な方法が報告されているが，本稿では，皮膚を切開しない経結膜的眼窩脂肪移動術について述べる．本法は，欧米ではGoldberg法と呼ばれている．手術によって，下眼瞼のbaggy eyelidやtear trough deformityと呼ばれる変形を改善し，必要に応じてケミカルピーリングやレーザーリサーフェシングを用いて皮膚のタイトニングを行う術式で，皮膚を切除する術式に比べて外反や下垂などの合併症が少ないという大きな利点を有しており，筆者は現在下眼瞼形成術の第一選択としている．

　下眼瞼の若返り手術に関しては，皮弁法，筋皮弁法，経結膜的眼窩脂肪切除[1)2)]，経皮的に眼窩脂肪の移動を行う術式[3)]，経結膜的に眼窩脂肪の移動を行う術式[4)〜7)]など，多くの術式が過去に報告されてきた．筆者は，いわゆるHamra法[3)]を主に用いてきたが，近年はより合併症の少ないGoldberg[4)]の方法を第一選択にしている．

　30代半ばぐらいまでのbaggy eyelidの症例に最もよい適応があり，本法単独で十分な結果を期待することができる．40代後半以降の症例に対しては，皮膚の余剰が問題となり，ちりめんジワ予防のため皮膚のタイトニングが必要となる場合がある．筆者は，炭酸ガスレーザーによるfractional resurfacingを用いているが，50代後半であっても皮膚に張りのある症例では，皮膚のタイトニングは必須ではないことも多い．また，ふくらみの少ない，むしろtear trough deformityと呼ばれるような変形が主な症例の場合には，脂肪移植やヒアルロン酸注入によるaugmentationの併用が必要なことがあるので，術前の適応を判断する際には十分注意する．

　手技のポイントとしては，まず，道具の準備である．筆者は，ニードル電極を装着した電気メス，バイポーラを，すべてフットスイッチで操作ができるように準備している．また，適切な大きさの扁平鈎が必要で，5×10 mmから6×20 mmぐらいまでのサイズのものを，2〜3種類準備してあると便利である．手術中の角膜保護は，筆者は生理食塩液ガーゼで角膜を覆い結膜切開部断端をガーゼと縫合して，手術中に角膜が露出しないようにしているが，コンタクトシェルを用いた方がさらに安全と思われる．

　やや展開の難しい症例もあるが，合併症が少なく結果も安定したよい術式であると考えている．

---

* Akira MOMOSAWA, 〒409-3898　中央市下河東1110　山梨大学医学部附属病院形成外科，准教授

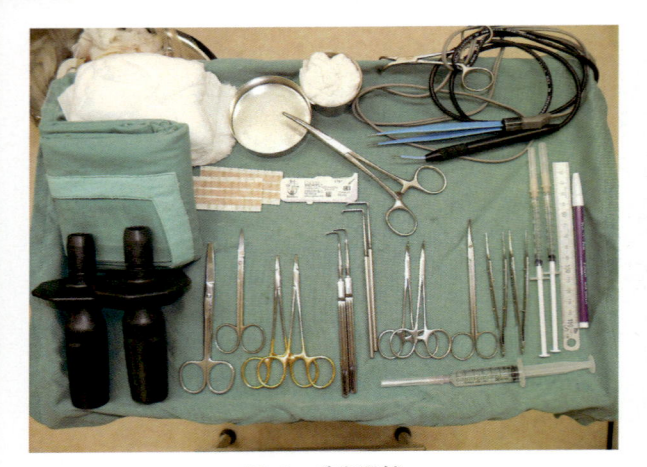

図1. 手術器械
ニードル電極を装着した電気メスとバイポーラ, 扁平鉤各種を用意しておく.

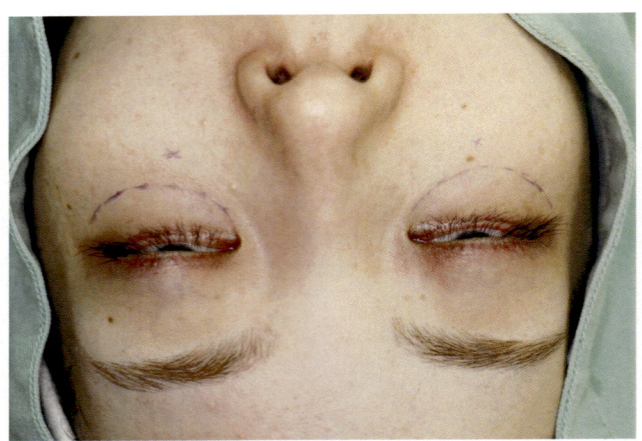

図2. デザイン
Nasojugal groove の位置と, 眼窩神経の目安をマーキングしておく.

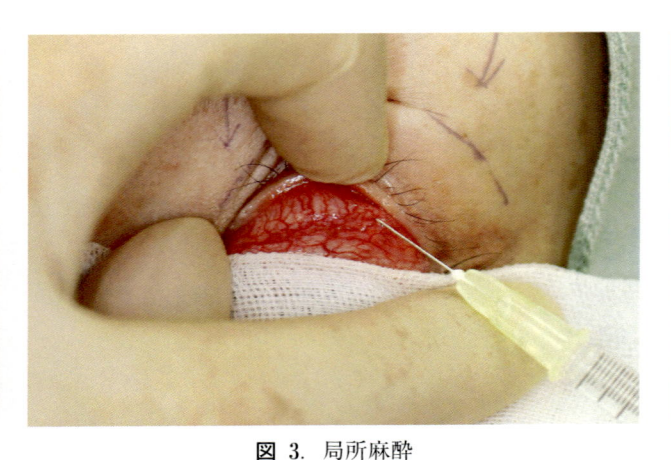

図3. 局所麻酔
エピネフリン入りの局所麻酔薬を結膜下に投与する. 血管を避けて注入する. 内出血を生じると剝離がしづらくなる. 筆者は, 2%キシロカインと1%アナペインを等量で混合し, 10万倍になるようにエピネフリンを添加している.

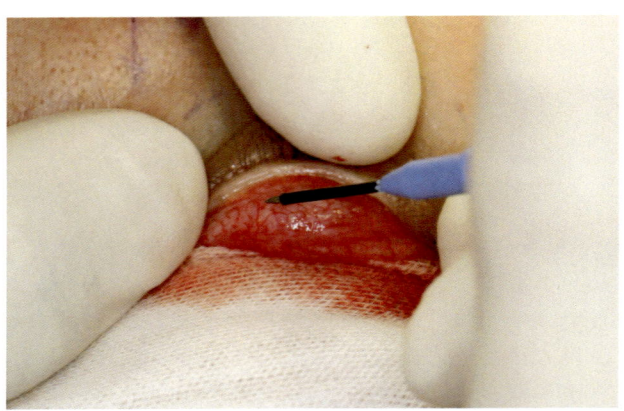

図4. 切開
瞼板の尾側縁から3mm程の部位をニードル電極をつけた電気メスで切開する.

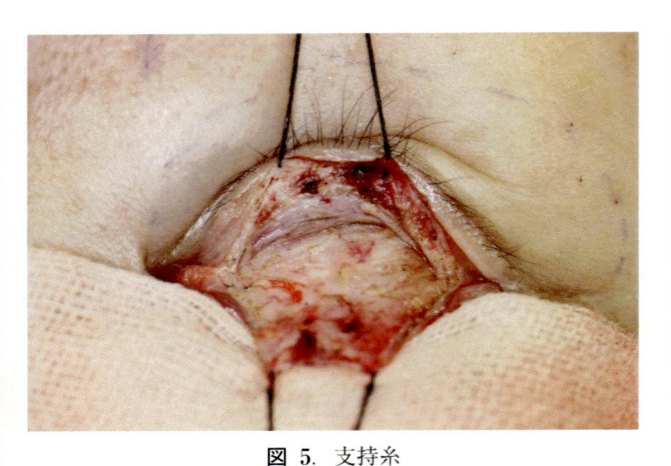

図5. 支持糸
切開断端に支持糸をかけ, 牽引する. 尾側断端は眼球保護用のガーゼがずれないように, ガーゼと縫合している. 内側は涙丘まで外側は外眼角ギリギリまで切開する. 5-0針つきシルクを使用

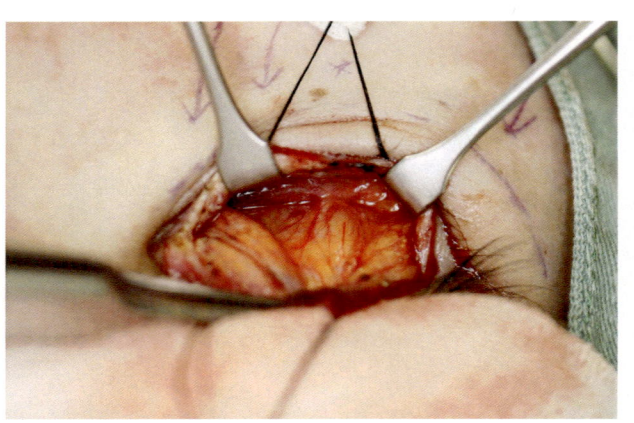

図6. 眼輪筋下剝離
眼輪筋を目印に眼窩隔膜上を剝離し, 眼窩下縁に到達する.

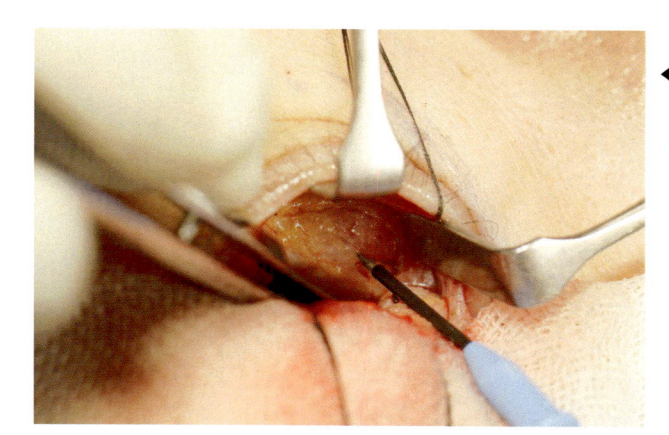

◀図 7.
ポケット作成
眼輪筋骨付着部および，orbicularis retaining ligament を切離し，骨膜上ポケットを作成する．

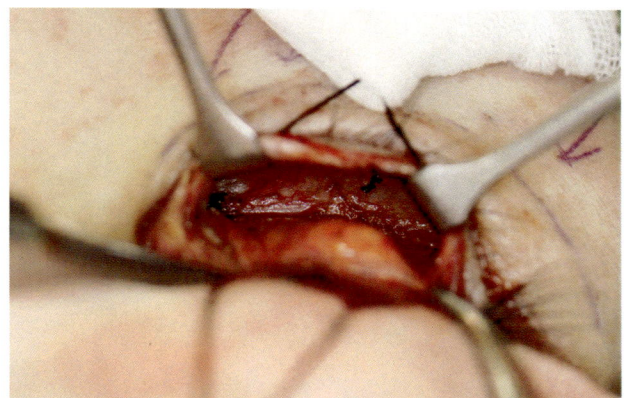

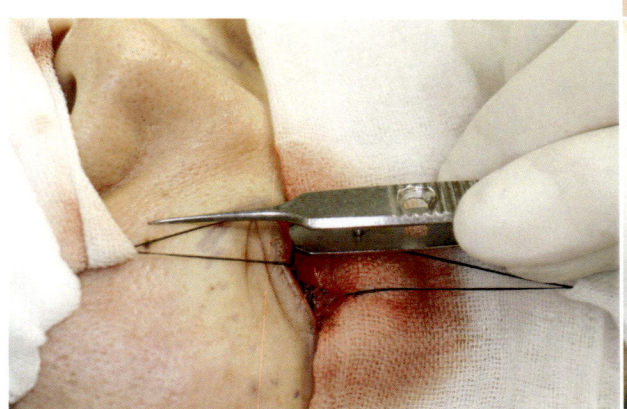

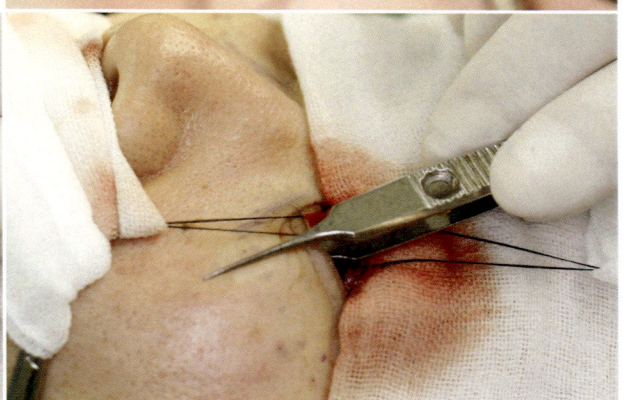

図 8. ポケット完成
眼窩下神経に注意しつつ，内側は眼輪筋骨付着部を十分に越えるまで，外側も眼窩下縁から 7, 8 mm 程度剝離する．

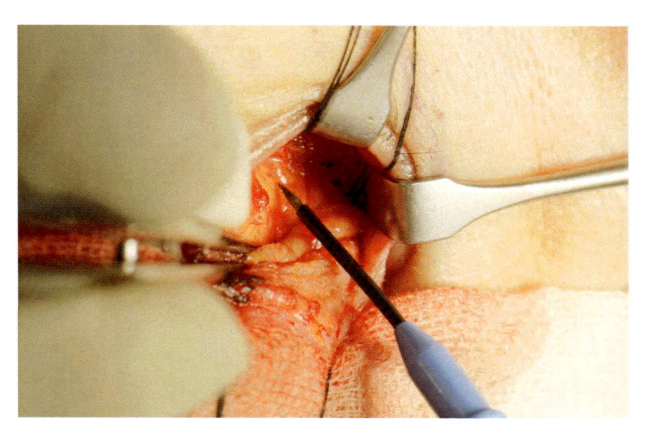

図 9. 眼窩脂肪弁の作成
Arcus marginalis から 2, 3 mm の眼窩隔膜を切開して，移動する眼窩脂肪弁を作成する．

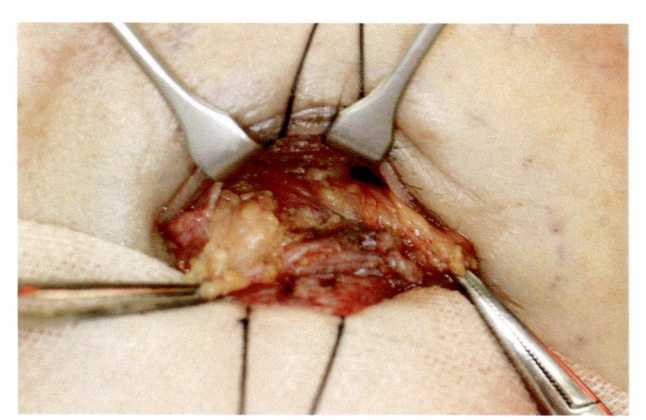

図 10. 眼窩脂肪弁の作成
内側と中央の fat pad の境界に存在する下斜筋に注意しながら，眼窩脂肪弁を作成する．眼窩脂肪弁を移動する時に，下斜筋が引っ張られないように，十分に剝離しておく．

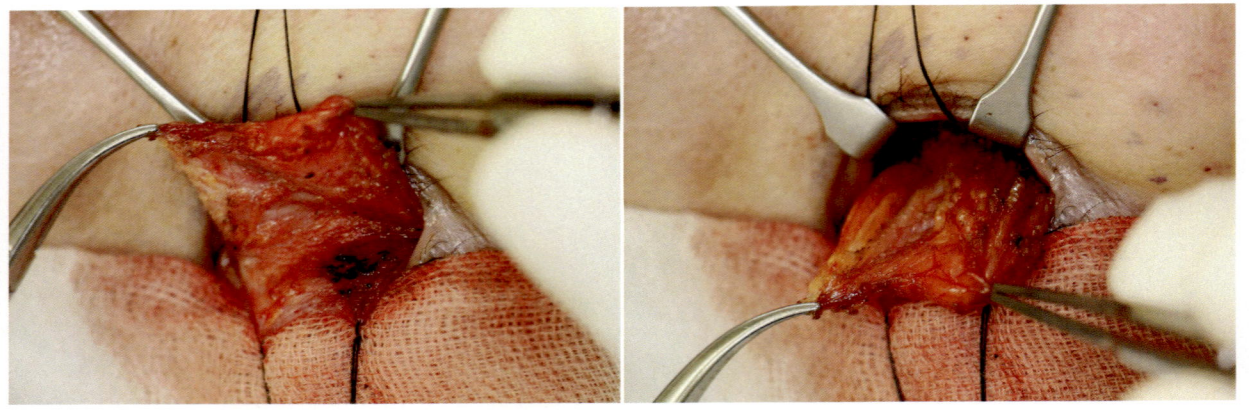

図 11. 眼窩脂肪弁
眼窩脂肪弁が完成したところ

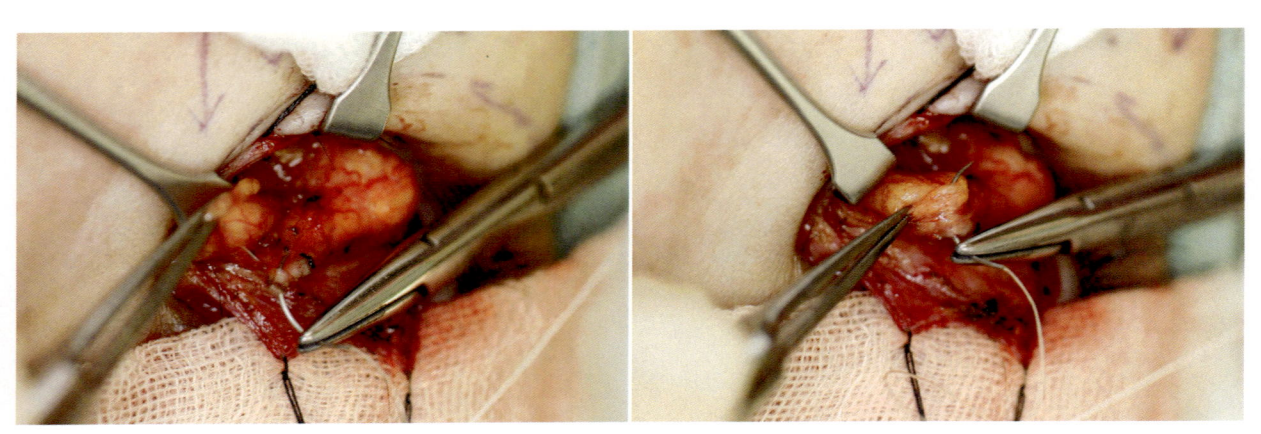

図 12. 眼窩脂肪弁の移動・固定
内側より順に眼窩脂肪弁を移動・固定する．最内側部は眼窩隔膜と内側の fat pad を mattress 縫合で固定する．5-0 バイクリル（針 13 mm TF）を使用

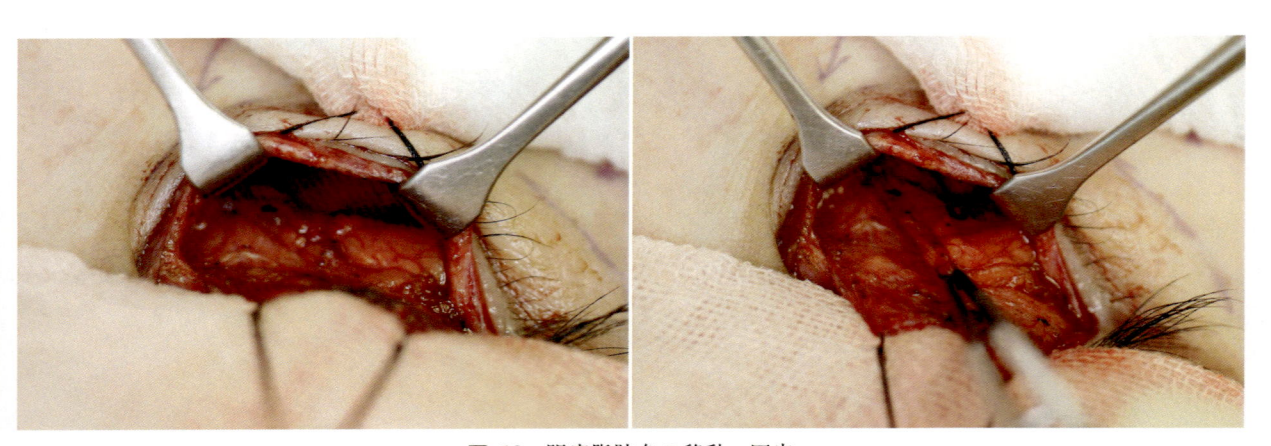

図 13. 眼窩脂肪弁の移動・固定
最内側部の移動・固定が終わったところ．できるだけ，内側尾側に移動する．

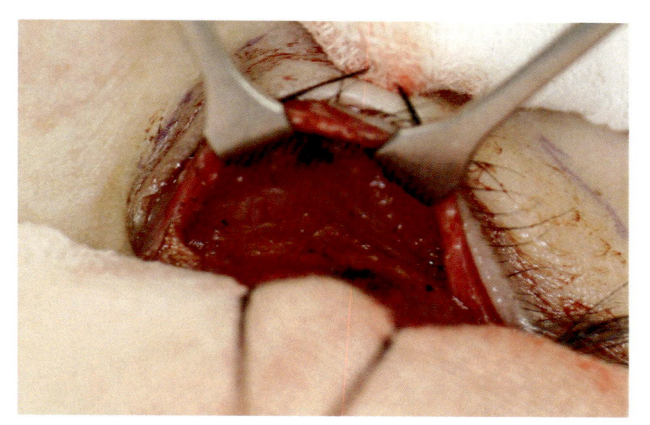

図 14. 眼窩脂肪弁の移動・固定
内側から 2 番目の固定が終わるところ．最内側部の移動・固定が終わったところ．できるだけ，内側尾側に移動する．
筆者は，2 番目までを mattress 縫合で固定して，それ以降を単純結節縫合としている．

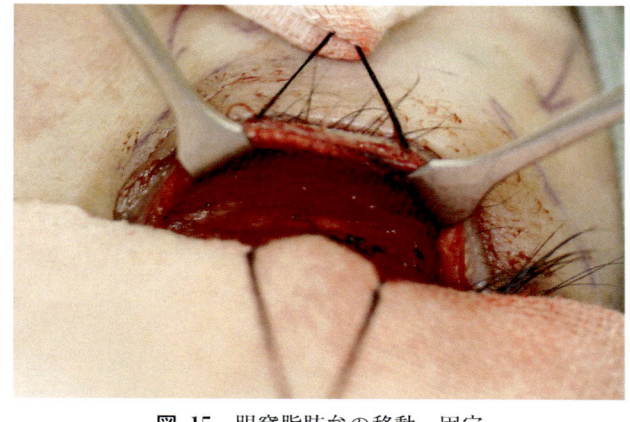

図 15. 眼窩脂肪弁の移動・固定
最内側部の移動・固定が終わったところ．できるだけ，内側尾側に移動する．

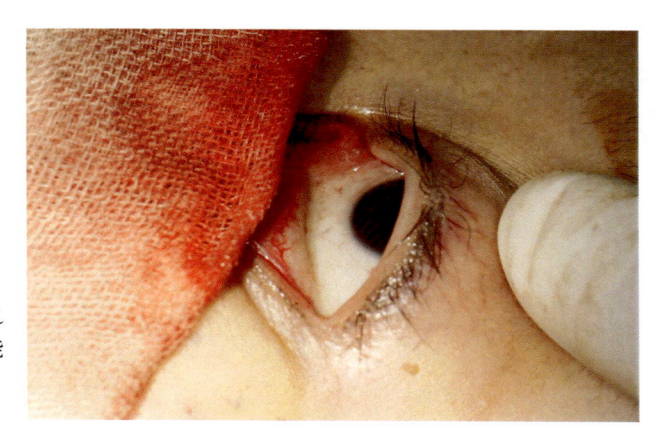

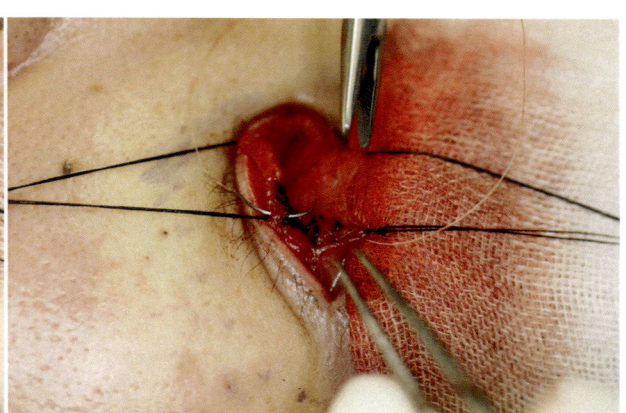

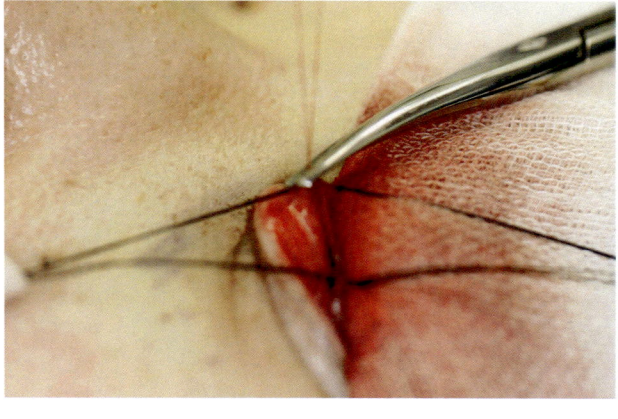

図 16.
結膜翻転部のチェック
結膜翻転部が引きつれていないか確認する．引きつれていれば，眼窩隔膜あるいは眼窩脂肪の過牽引の可能性があるので，少し調整する．

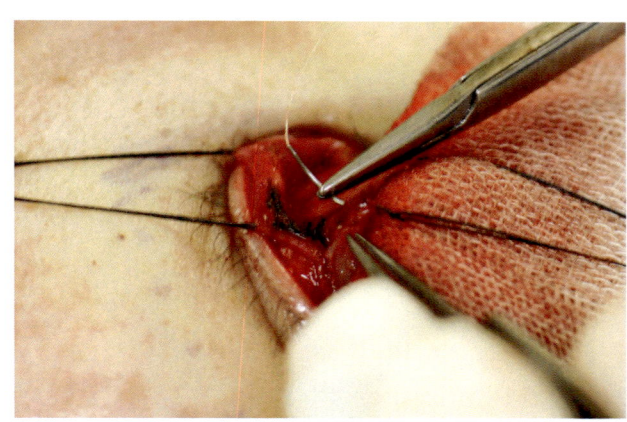

図 17.
結膜切開部の閉鎖
2〜4 か所，6-0 バイクリルを用いて，埋没縫合を行う．糸の断端が結膜側に露出しないように細心の注意を払う．

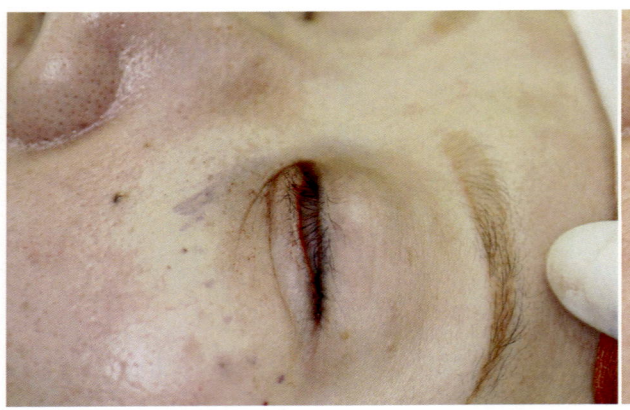

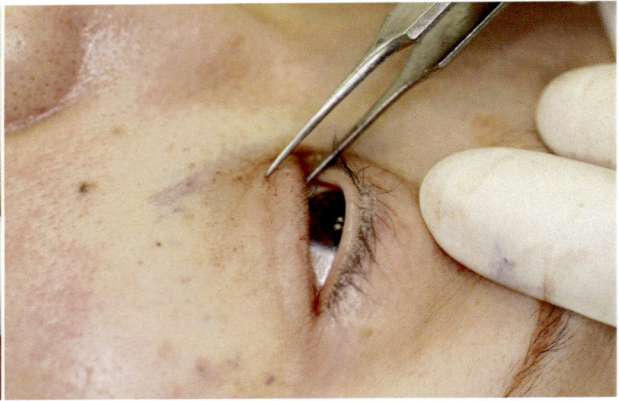

図 18. 結膜翻転部のチェック
結膜翻転部が引きつれていないか確認する．引きつれていれば，眼窩隔膜あるいは眼窩脂肪の過牽引の可能性があるので，少し調整する．

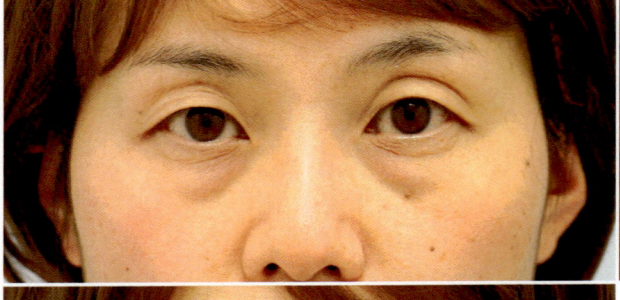

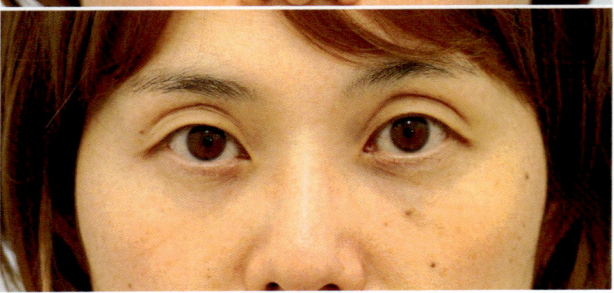

図 19.
症例：44 歳，女性
目袋変形を主訴に来院した．静脈麻酔下に，経結膜的眼窩脂肪移動術を施行した．十分満足のいく結果を得た．
　a：手術前
　b：術後 2 週間
　c：術後 6 か月

文　献

1) Baylis, H. I., et al.：Transconjunctival lower eyelid blepharoplasty. Technique and complications. Ophthalmology. 96：1027-1032, 1989.
2) Tomlinson, F. B., et al.：Transconjunctival lower lid blepharoplasty for removal of fat. Plast Reconstr Surg. 56：314-318, 1975.
3) Hamra, S. T.：The role of orbital fat preservation in facial aesthetic surgery. A new concept. Clin Plast Surg. 23：17-28, 1996.
4) Goldberg, R. A.：Transconjunctival orbital fat repositioning：transposition of orbital fat pedicles into a subperiosteal pocket. Plast Reconstr Surg. 105：743-748, 2000.
5) Kawamoto, H. K., et al.：The tear "TROUF" procedure：transconjunctival repositioning of orbital unipedicled fat. Plast Reconstr Surg. 112：1903-1907, 2003.
6) Momosawa, A., et al.：Transconjunctival orbital fat repositioning for tear trough deformity in young Asians. Aesthet Surg J. 28：265-271, 2008.
7) 百澤　明：眼瞼周辺の若返り手術―手術と非手術，手術による若返り術：下眼瞼．形成外科．51：887-895, 2008.

オクリスタ 特集案内

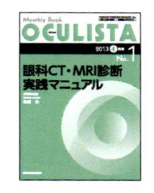

No.1 「眼科CT・MRI診断実践マニュアル」
編集企画／後藤 浩（東京医科大学教授）
ISBN:978-4-86519-001-4 C3047　B5判　88ページ　定価3,000円＋税

目 次
1. CTとMRI検査の目的と正しいオーダー法 …………………… 吉田正樹ほか
2. 甲状腺眼症，特発性眼窩筋炎，IgG4関連外眼筋炎（甲状腺眼症と眼窩筋炎）………… 佐久間雅史ほか
3. 視神経乳頭の異常から考える眼窩ならびに頭蓋内病変 ………………… 橋本雅人
4. 瞳孔異常と外眼筋麻痺から考える神経病変 ……………………… 中馬秀樹
5. 眼窩におけるリンパ増殖性疾患 ……………………………… 大島浩一
6. 眼窩にみられる良性腫瘍 ……………………………………… 中内一揚
7. 眼窩にみられる悪性腫瘍 ……………………………………… 尾山徳秀
8. 画像所見から眼窩骨折を診断するコツ ………………………… 鹿嶋友敬
9. 眼内にみられる良性腫瘍 ……………………………………… 古田　実
10. 眼内にみられる悪性腫瘍 ……………………………………… 鈴木茂伸

No.2 「こう活かそう！ OCT」
編集企画／飯田 知弘（東京女子医科大学教授）
ISBN:978-4-86519-002-1 C3047　B5判　90ページ　定価3,000円＋税

目 次
1. 眼底診断用OCT装置の進歩 …………………………………… 秋葉正博
2. 黄斑部正常所見の新しい解釈 ………………………………… 大谷倫裕
3. 黄斑円孔手術への応用（ガス下OCT）……………………… 山下敏史ほか
4. 加齢黄斑変性 …………………………………………………… 古泉英貴
5. OCTを用いた黄斑浮腫の評価 ………………………………… 村上智昭
6. 網膜外層所見と視機能 ………………………………………… 井上　真
7. 黄斑部網膜剥離 ………………………………………………… 丸子一朗
8. 強度近視 ………………………………………………………… 大野京子ほか
9. 緑内障診療におけるOCTの活用 ……………………………… 横山　悠ほか
10. 前眼部OCT ……………………………………………………… 臼井智彦

No.3 「光凝固療法 実践マニュアル」
編集企画／小椋祐一郎（名古屋市立大学教授）
　　　　　加藤　聡（東京大学准教授）
ISBN:978-4-86519-003-8 C3047　B5判　104ページ　定価3,000円＋税

目 次
1. 光凝固療法の位置づけと可能性 …………………………… 小椋祐一郎
2. 光凝固の基本と注意点 ……………… 加藤　聡
3. 波長による組織反応性の違い ……… 髙橋寛二
4. パターンスキャンレーザー ………… 加藤　聡
5. 光線力学療法 ………………………… 向井　亮
6. 光凝固装置バイヤーガイド ………… 野崎実穂
〈疾患別光凝固療法〉
7. 糖尿病網膜症の光凝固治療 ………… 鈴間　潔ほか
8. 糖尿病黄斑浮腫の光凝固治療 ……… 大越貴志子
9. 網膜静脈閉塞症の光凝固治療 ……… 辻川明孝
10. 加齢黄斑変性の光凝固治療 ………… 柳　靖雄
11. 網膜裂孔の光凝固治療 ……………… 嘉山尚幸ほか
12. 未熟児網膜症の光凝固治療 ………… 井上達也
13. ぶどう膜炎の光凝固治療 …………… 川島秀俊
14. コーツ病の光凝固治療 ……………… 井上　真
15. 網膜細動脈瘤の光凝固治療 ………… 森　隆三郎
16. 中心性漿液性脈絡網膜症の光凝固治療
　　　　　　　　　　　　　…………… 丸子一朗ほか
17. 多発性後極部網膜色素上皮症の光凝固治療
　　　　　　　　　　　　　…………… 蕪城俊克
18. 眼内腫瘍の光凝固治療 ……………… 鈴木茂伸
19. 硝子体手術術中光凝固 ……………… 田邊樹郎

全日本病院出版会
〒113-0033　東京都文京区本郷3-16-4　Tel:03-5689-5989
http://www.zenniti.com　Fax:03-5689-8030
おもとめはお近くの書店または弊社ホームページまで！

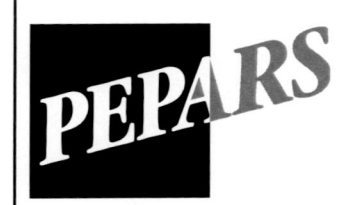

◆特集／眼瞼の美容外科 手術手技アトラス

下眼瞼形成術：経結膜脱脂と脂肪注入の組み合わせによる下眼瞼形成術

水谷 和則*

Key Words：下眼瞼（lower eyelid），中顔面（midface），立体形（three-dimensional form），経結膜脱脂（transconjunctival orbital fat removal），脂肪注入（lipo transfer, fat transfer, fat grafting）

手技のポイント 加齢などによる下眼瞼や中顔面の立体形の変化を，皮膚切開せずに脂肪組織の増減によって改善させる下眼瞼形成術について解説する．手術方法は，まず下眼瞼に膨隆した眼窩脂肪を経結膜脱脂することにより減量する．次いで nasojugal groove, palpebromalar groove, mid cheek groove を谷底とした陥凹領域に脂肪注入して容積を増量することにより，下眼瞼と中顔面を滑らかで若々しく健康的な立体形に修正する．

　下眼瞼の脂肪注入は精密な注入技術が要求され，注入する脂肪は粒子が細かく生着率が高いものが望ましい．このため吸引採取した皮下脂肪組織を細断し，加重遠心分離によって脂肪細胞と脂肪由来幹細胞を濃縮したものを使用している．

　下眼瞼に生じる加齢変化の中で最も重要なものは，下眼瞼と中顔面の境界を覆い隠していた頬部の脂肪組織が減少あるいは下垂し，眼窩下縁周囲の容積が低下することによって，下眼瞼と頬の境界すなわち nasojugal groove（tear trough）や palpebromalar groove（lid/cheek junction），さらにその延長として mid cheek groove（malar septum）が陥凹や陰影となって可視化されることである[1,2]．

　実際，年齢に関係なく，中顔面に十分な膨らみがなく下眼瞼と頬の境界に陥凹や陰影があると，実年齢より老けて見えたり不健康に見えたりする．逆に，下眼瞼に加齢に伴う皺があったとしても，中顔面の高い位置に十分な膨らみがあり，下眼瞼と頬の境界に陥凹や陰影がなく滑らかであれば，若々しく健康的に見えるものである．

　つまり下眼瞼や中顔面においては，皺の有無よりも立体形が加齢変化を決定づける要素であるということである[3]．

　以上の観点から，私は皮膚や筋肉の引き上げや切除をせずに，脂肪組織を増減することによって下眼瞼や中顔面を若々しい立体形に修正する下眼瞼形成術を積極的に行っている[4]．

　手術の手順は 2 段階である．まず下眼瞼や中顔面の立体形を評価した時に不必要と思われる膨らみを減量する．Baggy eyelid がこれに相当し，経結膜的に眼窩脂肪を適量切除（経結膜脱脂）する．Baggy eyelid が認められない場合，この工程は不要である．

　次に経結膜脱脂後の状態に応じて不足部分，すなわち nasojugal groove, palpebromalar groove, mid cheek groove を谷底とした陥凹領域に脂肪を注入して容積を増量することにより立体形を完成させる．

　皮膚の薄い下眼瞼やその付近に脂肪を注入し滑らかに仕上げるためには，粒子が細かく生着率が

---

* Kazunori MIZUTANI，〒104-0061 東京都中央区銀座 6-8-3 銀座尾張町 TOWER 6 階・7 階 医療法人社団美幸会 銀座みゆき通り美容外科，理事長

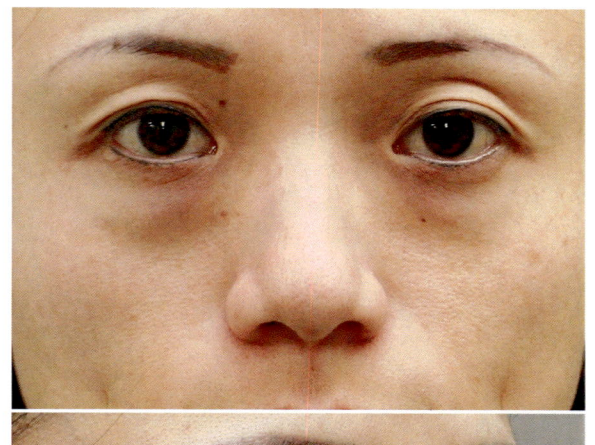

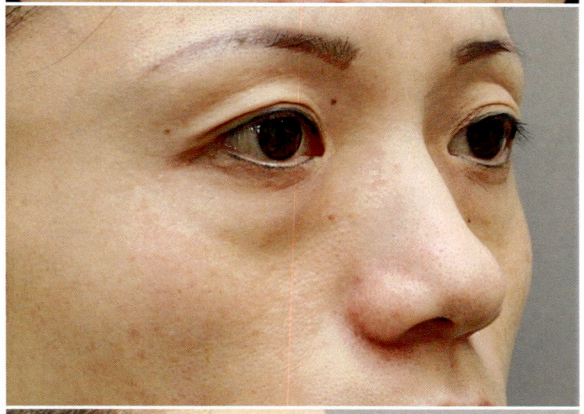

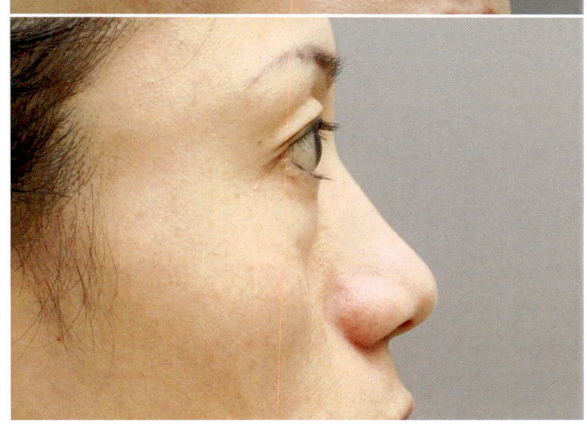

図 1.
症例は 39 歳の女性．下眼瞼の膨らみ(baggy eyelid)と，眼窩下縁の著しい後退(negative vector orbit)が認められ，下眼瞼と頰の境界が陥凹して陰影となっている．眼窩下縁から突出した眼窩脂肪を経結膜的に切除(経結膜脱脂)し，同時に経皮的に脂肪注入して陥凹部分を盛り上げることにより，下眼瞼から中顔面にかけての立体形を修正する手術を行う方針とした．

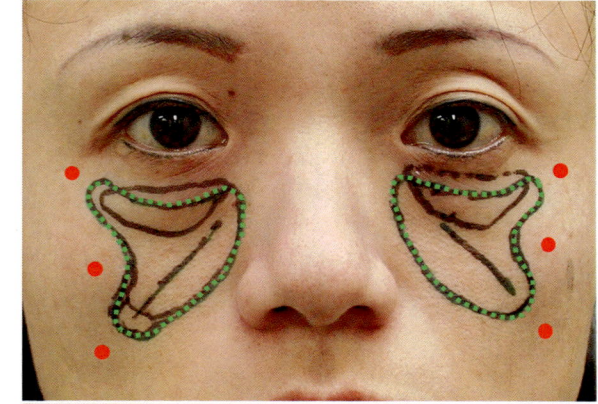

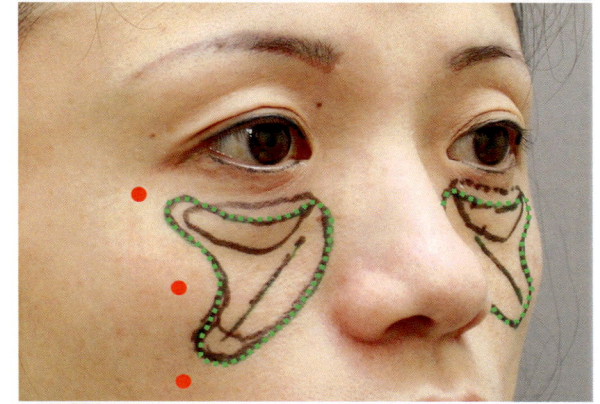

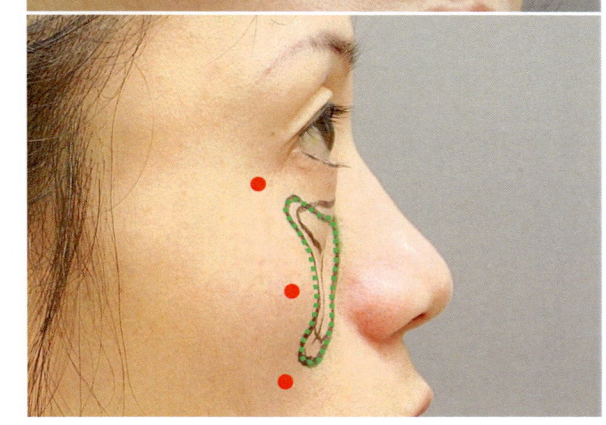

図 2. 手術のデザインを示す．
経結膜脱脂(黒色)と脂肪注入(緑線)のデザインをマーキングした．
脂肪注入針の刺入口を赤点で示した．左右各 3 か所に刺入口を作成して注入する場合が多いが，症例に応じて臨機応変に行うのがよい．

高い注入脂肪の準備が必要不可欠であり，精密な注入技術が要求される[4]．注入脂肪は，下腹部や大腿内側部から吸引採取した皮下脂肪組織をホモジナイザーによって細断，ジェル化し[5]，加重遠心分離によって血液や麻酔液，破壊された脂肪細胞由来のオイルを分離除去して[6]，脂肪細胞と脂肪組織由来幹細胞を濃縮したものを使用している[4]．

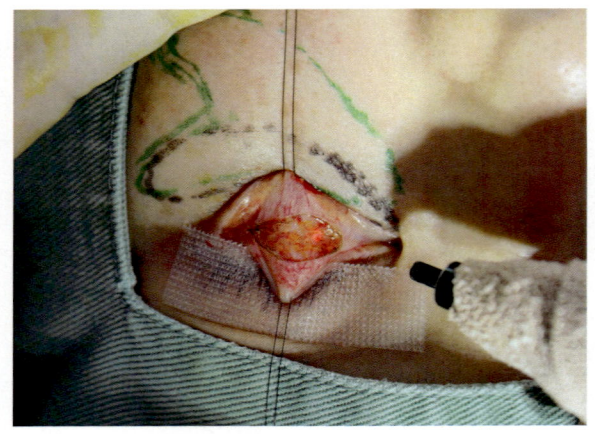

図 3. 手術は仰臥位で経結膜脱脂を先に行う．
麻酔は0.4%オキシブプロカイン塩酸塩点眼液による表面麻酔後に，エピネフリン添加2%塩酸リドカインを使用して眼瞼結膜への局所浸潤麻酔を行っている．
下眼瞼を反転固定し，瞼縁から7〜8 mm離れた位置で瞼縁に平行に15〜20 mmほど，結膜と眼瞼嚢筋膜(capsulopalpebral fascia)を炭酸ガスレーザーで切開して，眼窩隔膜前面を眼窩下縁まで展開する．
(図1, 図2に提示した症例とは別の症例である．)

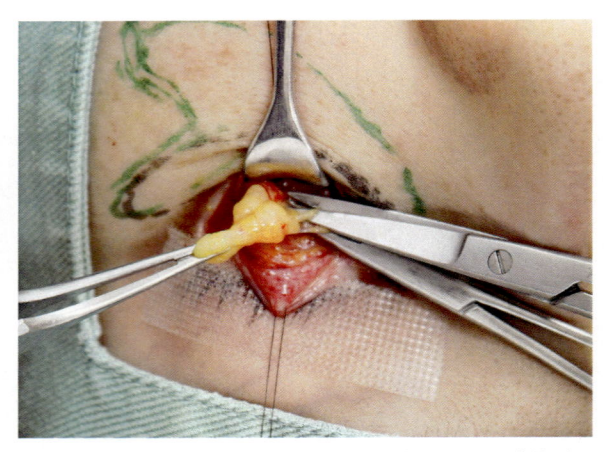

図 4. 眼窩隔膜を切開し，眼窩から突出した眼窩脂肪をクランプして切除する．
眼窩脂肪は内側(鼻側)，中央，外側(耳側)の3ブロックに分かれており，眼窩隔膜切開により最初に突出する脂肪塊は中央の眼窩脂肪であることが多い[7]．
通常，中央の眼窩脂肪の切除を最初に行い，次いで内側，最後に必要に応じて外側の眼窩脂肪を切除する．

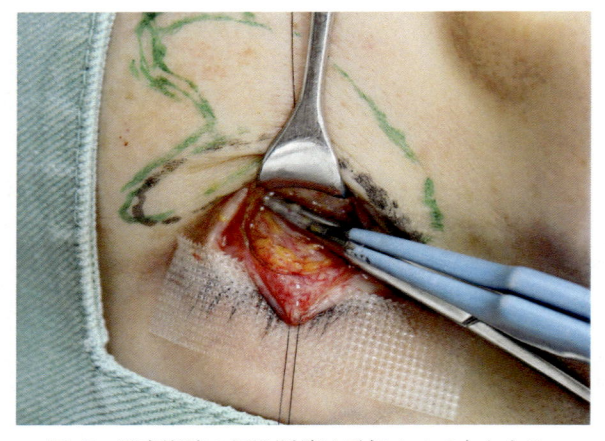

図 5. 眼窩脂肪の切除断端は電気メスで止血する．
特に内側の眼窩脂肪は太い血管束を伴っており，同血管からの出血は術後血腫の原因となるため確実に止血する必要がある[7]．

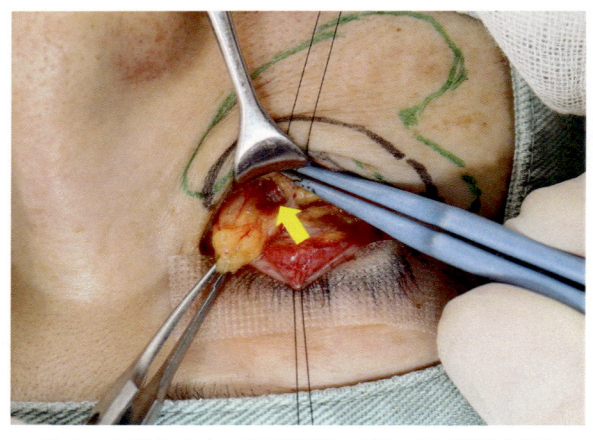

図 6. 内側と中央の眼窩脂肪の間には下斜筋(黄矢印)が走行している．
下斜筋を損傷すると眼球運動障害(複視)などの合併症を引き起こす可能性がある[7,8]ので，眼窩脂肪を切除，止血する際には注意が必要である．

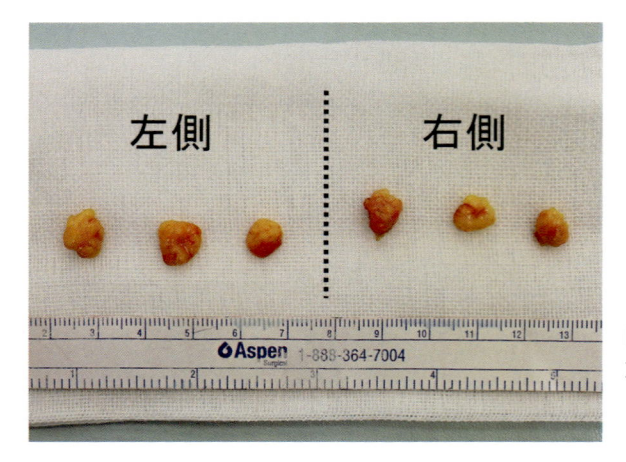

図 7.
左右それぞれで，内側(鼻側)，中央，外側(耳側)の3ブロックから眼窩脂肪を切除した．

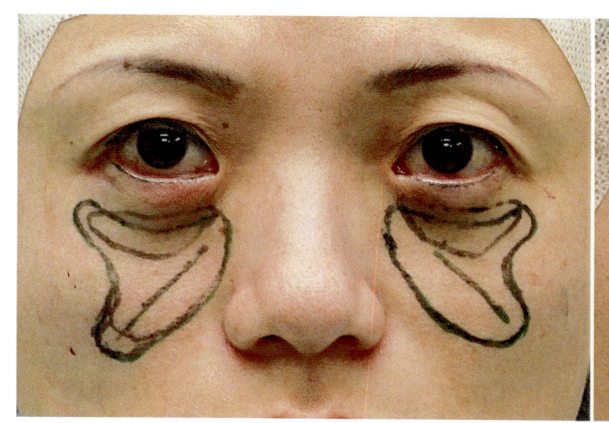

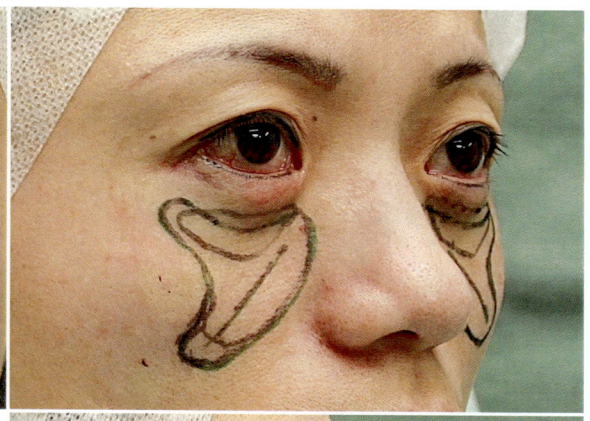

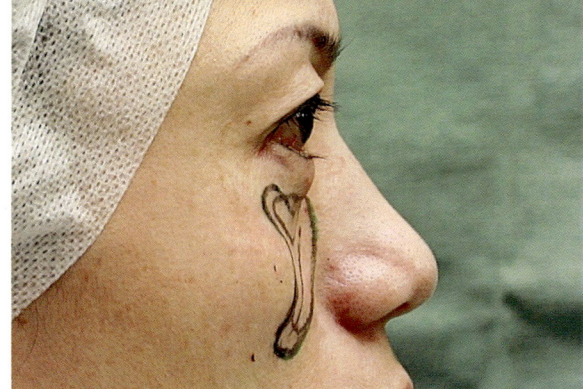

図 8.
経結膜脱脂直後の坐位の状態を示す．
Baggy eyelid 症状は改善しているが，下眼瞼と中顔面は陥凹している．
引き続き陥凹部分に脂肪注入を行い，下眼瞼と中顔面の立体形を完成させる．

図 9.
注入する脂肪は大腿内側部や下腹部から吸引採取する．その理由は吸引カニューレを挿入するための皮膚切開部分が目立たず，痩せていても脂肪採取が比較的容易だからである．
大腿内側部の場合は鼠径部，下腹部の場合は臍窩部をそれぞれ 5 mm 程度皮膚切開し，エピネフリン添加 0.1％塩酸リドカインによるチューメセント麻酔後に，直径 3 mm のカニューレ付きシリンジで吸引する．
手術時疼痛を軽減させるために，チューメセント麻酔に先立ち，プロポフォールによる静脈麻酔を行う場合が多い．

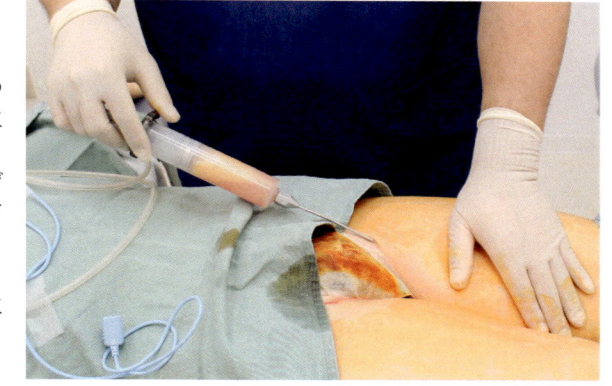

図 10.
脂肪をより多く生着させるためには，吸引内容から不要な成分，すなわち麻酔液，血液成分，壊れた脂肪細胞由来のオイルを可能な限り除去して，注入脂肪の単位体積あたりの生細胞数を多くし，脂肪組織由来幹細胞の含有率を高くすることが重要である[9)～12)]．また注入脂肪内に空中浮遊菌が混入するのを避けるため，脂肪吸引から脂肪注入までの処理の全てをシリンジ内で行うのが望ましい．このため Medi-Khan 社製の LIPOMAX-SC® を使用して注入脂肪を調整している．
シリンジで吸引した脂肪は静置して沈殿した血液や麻酔液を廃液した後(a)，シリンジごと 1200 g，3 分間の遠心分離を行う．シリンジには錘付きのフィルターが内蔵されており，遠心分離によりシリンジ内に圧が加重される構造になっている(加重遠心分離[6)])．この加重圧によって脆弱な脂肪細胞が破壊されオイルとなり，吸引操作によって破壊された脂肪細胞由来のオイルとともにフィルターにより分離される．一方，水分や血球成分は遠心分離によって沈殿し分離される(b)．
オイル，水分，血球成分を廃液した後のシリンジ内成分が，濃縮された健常脂肪細胞と脂肪組織由来幹細胞である(c)．

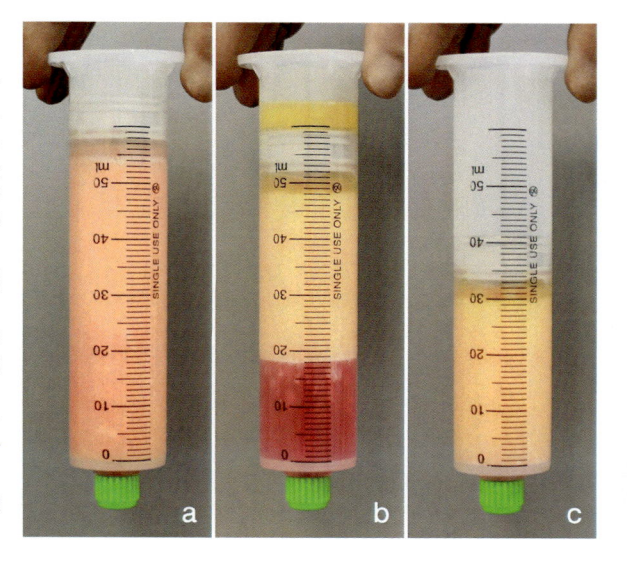

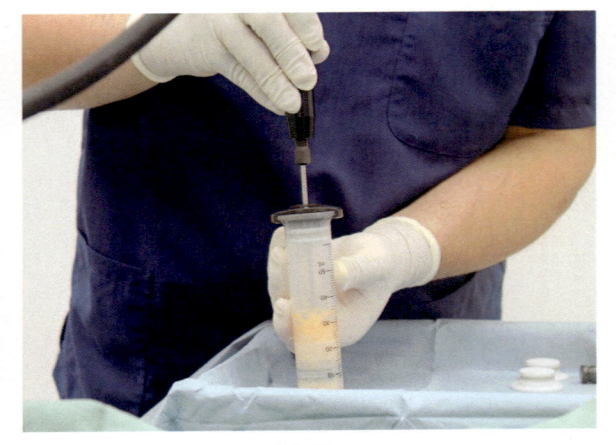

図 11.

荒い粒子の脂肪, 線維性の組織が混じった脂肪は注入針に目詰まりする場合があり, 精密な脂肪注入を困難にする. したがって吸引した脂肪の粒子や線維性の組織は, 注入針に目詰まりしにくい状態になるまで細断する必要がある.

このため濃縮脂肪が入ったシリンジ内にホモジナイザー(Medi-Khan 社製 Filler-Geller®)を挿入して脂肪を細断しジェル化する[5].

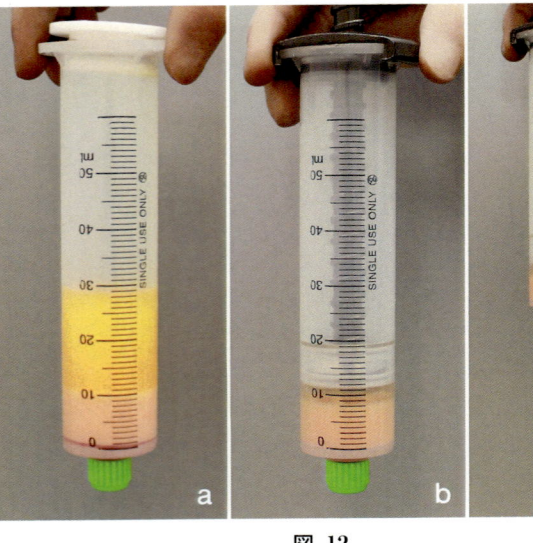

図 12.

ホモジナイザーによって細断しジェル化した濃縮脂肪を, 再びシリンジごと 1200 g で 3 分間遠心分離して, 細断によって生じたオイル成分を分離する(a). オイルを除去したものが注入用の脂肪である(b). 注入用の脂肪はさらに濃縮されるために単位体積あたりの脂肪組織由来幹細胞の含有率が高くなり[5], 細い注射針での注入も可能である. 注入脂肪は 1 ml ツベルクリンシリンジに移して使用する(c).

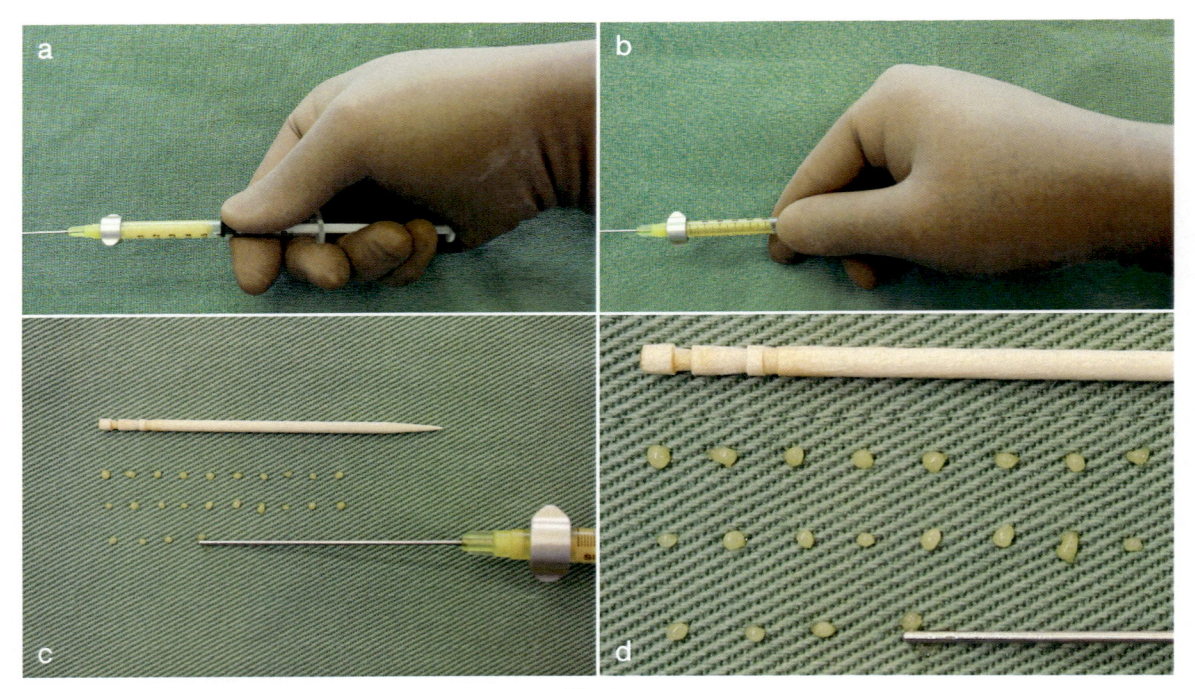

図 13.

下眼瞼は特に皮膚が薄いため, 脂肪注入によってしこりや凹凸を作らず滑らかに修正するためには, 手術中に皮下出血を起こさないこと, 正確な位置に注入すること, 1 回注入量を微量に絞り分散注入することが重要である.

前述の方法で作成した注入脂肪は粒子が細かいため細い注射針でも注入可能であるが, 1 回注入量を正確にコントロールするためには注入圧をかけずに常に滑らかに注入できる太さの注射針を使用する必要があるため, 主に 20 G 針を使用している. また手術中の皮下出血を最小限度に抑えるため, そして血管内誤注入による塞栓症や神経損傷などの合併症[13]～[15]を予防するために, 注射針は鋭針ではなく鈍針を使用している.

1 回注入量を微量に絞るためには, 微量注入の基本手技の修得が必要不可欠である. 筆者の場合は小指球に脂肪注入用のシリンジの端をあて, シリンジを全指で包むように保持し, 握るような動作をすることにより微量を絞り出している(a, b). 手技に習熟すると, 0.1 ml を 20～30 分割して注入できるようになる. 1 回注入量がわかりやすいように爪楊枝を添えて, 注入のデモンストレーションを行った(c, d).

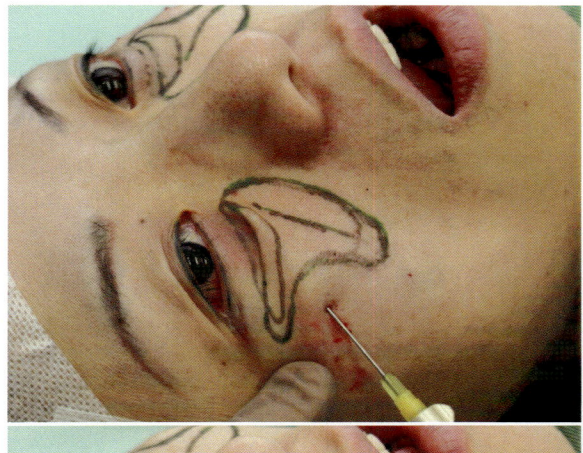

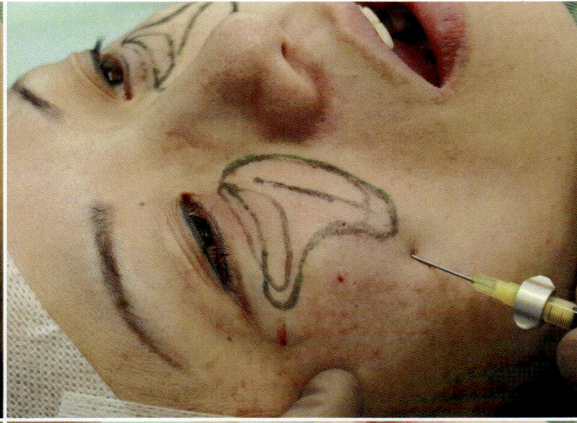

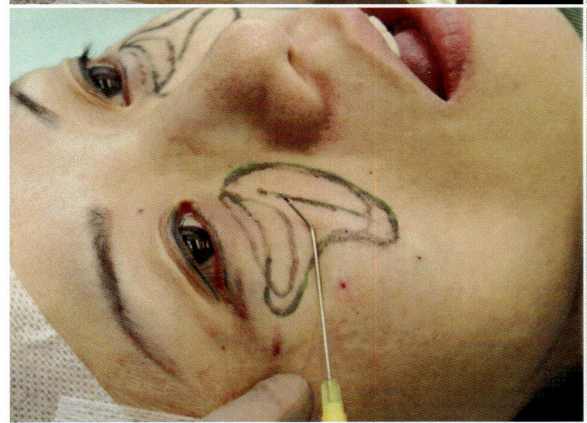

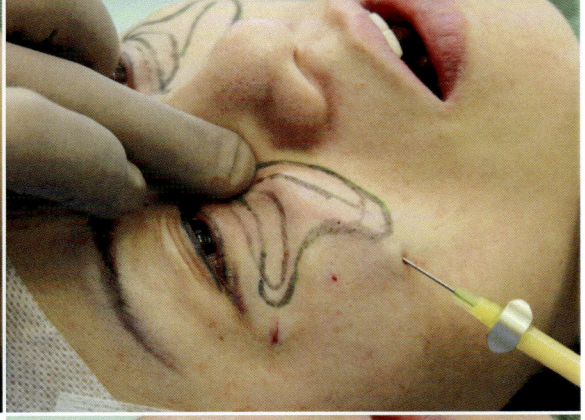

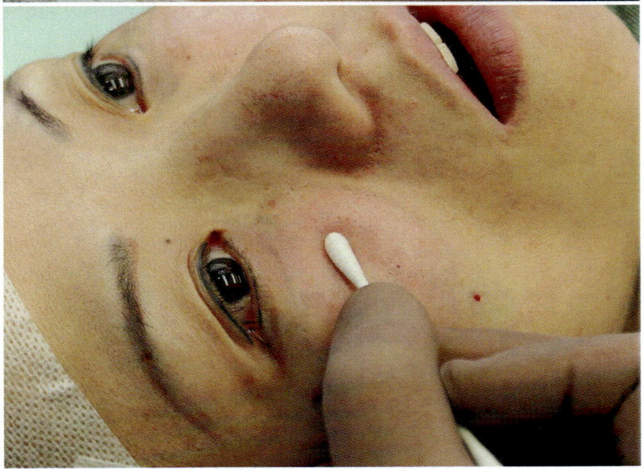

a	b
c	d
e	

図 14.
脂肪注入の実際を示した.
麻酔はエピネフリン添加 2% 塩酸リドカインを使用して眼窩下神経ブロックと注入針の刺入部位に限局した局所浸潤麻酔で行っている. 脂肪注入部位に麻酔液を注入すると, 局所が膨張して注入の際の適切な判断が難しくなるためである.
脂肪注入は仰臥位で行うが, 座位に近い状態で下眼瞼や中顔面に注入するために, 開眼開口させながら行う.
まず鈍針の刺入点に 20 G 鋭針を穿刺して, 皮膚に刺入口を作成する.
次に同部から 20 G 鈍針を刺入し, まず nasojugal groove や palpebromalar groove の皮下や眼輪筋内に先端を進め, 微量に分散させながら脂肪を注入する(a). 脂肪をソーセージ状に絞り出して注入すると, しこりになって修正困難になる場合があるので, 脂肪は点状に分散注入することが重要である.
Nasojugal groove や palpebromalar groove が平坦に修正されたら鈍針を眼輪筋下, 皮下脂肪(malar fat)内に刺入し, 皮下や眼輪筋内の注入よりやや多めの量を点状に分散注入して, 注入範囲全体を盛り上げるようにする(b).
ただし mid cheek groove などの陥凹が強い部分では, 単純に注入量を増やすと患部全体の皮膚が緊満し, 盛り上げが不十分になりやすい. 陥凹部分をしっかり盛り上げたい場合には, 鈍針を途中で屈曲させて(c), 市田が開発した垂直上方注入法[16]によって脂肪を垂直に積み上げるように注入するのが効果的である(d).
ある程度の脂肪を注入したら, 綿棒の先で注入範囲を細かく押しつぶすようにして注入脂肪をなじませ(e), 座位にして状態確認を行う. 注入不足部位があればマーキングして再び仰臥位で脂肪注入, 座位で確認という工程を繰り返して立体形を完成させる.

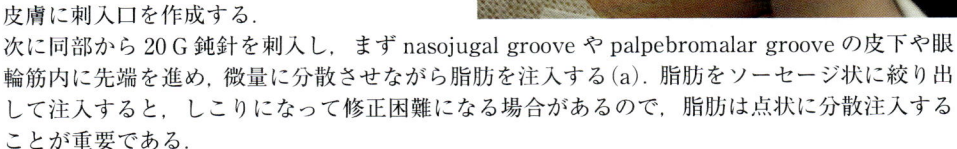

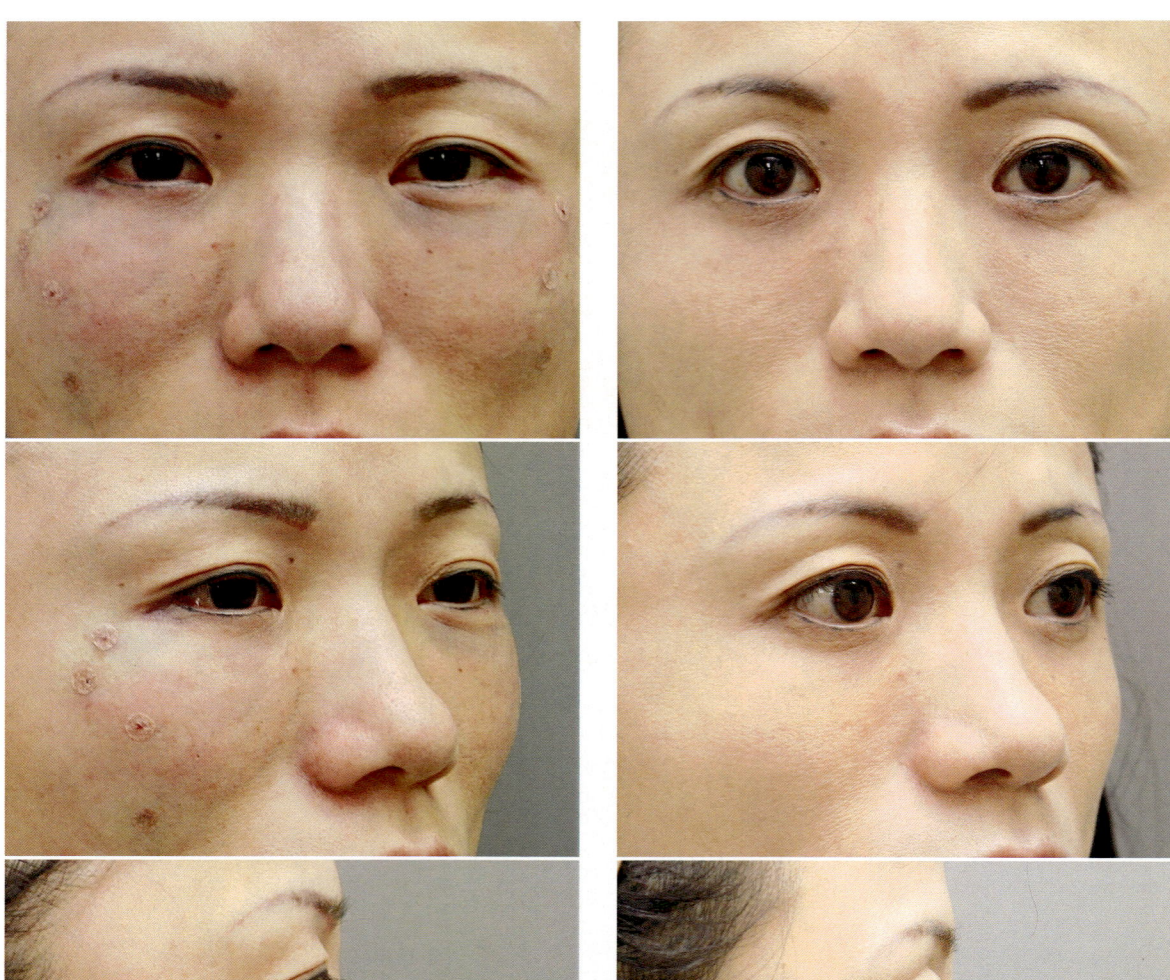

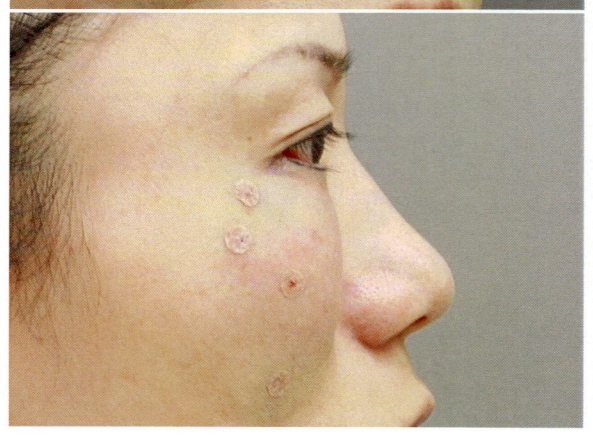

図 15. 経結膜脱脂と脂肪注入を同時に行った手術直後の状態を示す.
Baggy eyelid と negative vector orbit が改善し, 下眼窩縁には十分な容積が確保され, 下眼瞼と頬の境界に認められた陥没や陰影が消失した.

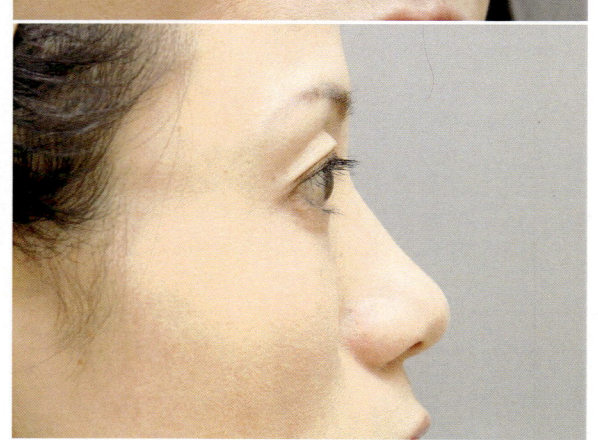

図 16. 手術 3 か月後の状態を示す.
手術前に認められた下眼瞼と頬の境界の陥凹や陰影が消失し, 表面は滑らかで頬部はふっくらと丸みを帯び, 最も隆起した部分が中顔面の高い位置に保たれ, 隆起は頬前面から頬骨弓, 眼窩外側へと広がっている.
若々しく健康的な下眼瞼や中顔面の立体形に改善したと考えられる.

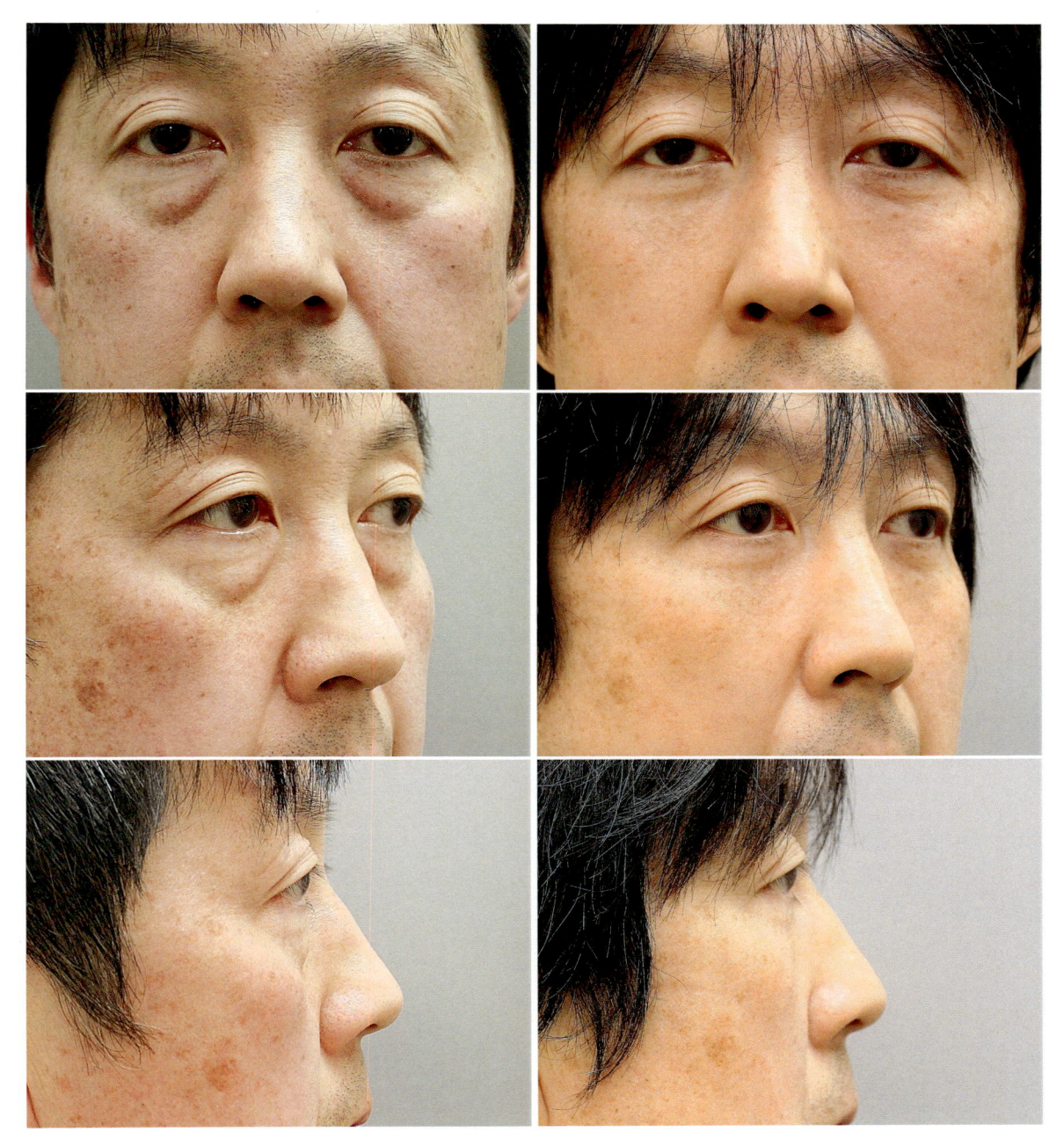

a	b
c	d
e	f

図 17. 症例：44 歳，男性

手術前(a, c, e)と手術 3 か月後(b, d, f)を比較した．

手術前は baggy eyelid と negative vector orbit 症状が認められ，下眼瞼と頬の境界が陥凹して陰影となっている．

経結膜脱脂と脂肪注入の組み合わせ手術によって，下眼瞼から中顔面にかけての立体形が修正された．

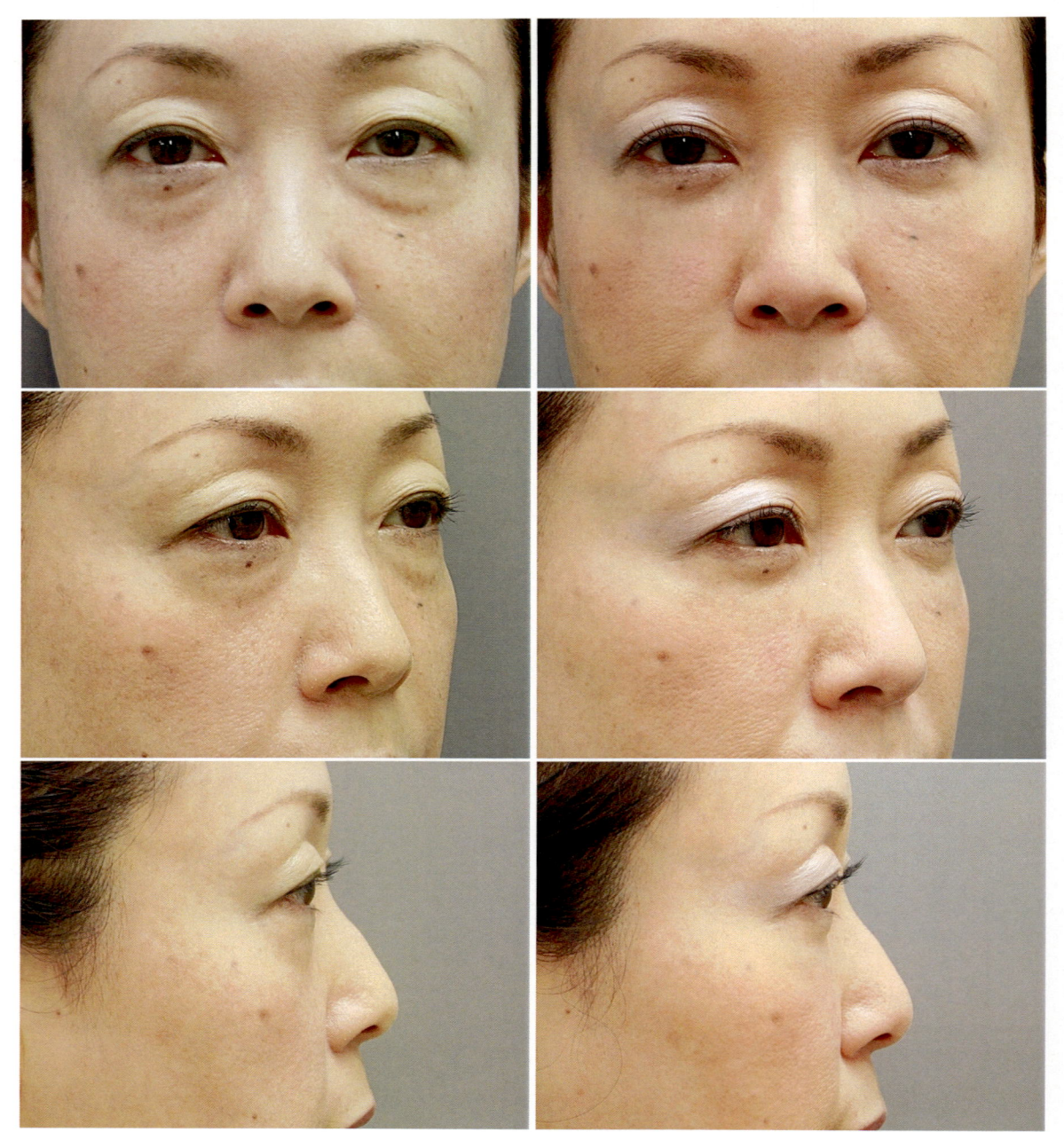

図 18. 症例：52歳，女性
手術前(a, c, e)と手術3か月後(b, d, f)を比較した．
経結膜脱脂と脂肪注入の組み合わせ手術によって，下眼瞼から中顔面にかけての立体形が修正された．

a	b
c	d
e	f

参考文献

1) Goldberg, R. A. : The three periorbital hollows : a paradigm for periorbital rejuvenation. Plast Reconstr Surg. **116** : 1796-1804, 2005.
2) Wulc, A. E., et al. : The Anatomic Basis of Midfacial Aging. Midfacial Rejuvenation. Hartstein, M. E., et al.. 15-28, Springer, 2012.
3) Farkas, J. P., et al. : The science and theory behind facial aging. Plast Reconstr Surg- Global Open. **1** : 1-8, 2013.
4) 水谷和則：下眼瞼と中顔面の脂肪注入. PEPARS. **77** : 44-58, 2113.

5) Yang, H., Lee, H. : Successful use of squeezed-fat grafts to correct a breast affected by Poland syndrome. Aesthet Plast Surg. **35** : 418-425, 2011.
6) 大橋昌敬ほか：LIPOMAX-SC を用い遠心分離した自家脂肪を用いる豊胸術. 日美外会誌. **47**：111-119, 2011.
7) 緒方寿夫：4. 下眼瞼形成術　b)結膜アプローチ. PEPARS. **30**：37-43, 2009.
8) Ghabrial, R., et al. : Diplopia following transconjunctival blepharoplasty. Plast Reconstr Surg. **102** : 1219-1225, 1998.
9) 吉村浩太郎：脂肪注入術. 形成外科. **54**(増刊)：255-264, 2011.
10) 水野博司：脂肪注入と脂肪組織由来幹細胞. 日美外報. **34**：75-79, 2012.
11) Pu, L. L., et al. : The viability of fatty tissues within adipose aspirates after conventional liposuction : A comprehensive study. Ann Plast Surg. **54** : 288-292, 2005.
12) Kurita, M., Yoshimura, K., et al. : Influences of centrifugation on cells and tissues in liposuction aspirates ; Optimized centrifugation for lipotransfer and cell isolation. Plast Reconstr Surg. **121** : 1033-1041, 2008.
13) 尾郷　賢：脂肪吸引・注入術の合併症文献的考察. 日美外報. **19**：94-98, 1997.
14) 衣笠哲雄：脂肪注入術の実際―顔面への脂肪注入を中心に―. PEPARS. **77**：22-32, 2013.
15) Teimourian, B. : Blindness following fat injection. Plast Reconstr Surg. **82** : 361, 1988.
16) 市田正成：顔面への脂肪注入法. 形成外科. **51**：255-263, 2008.

ピン・ボード

第6回日本創傷外科学会総会・学術集会

会　期：平成26年7月24日（木）～25日（金）
　　　　（前日に理事会を開催します．）
会　長：田中嘉雄（香川大学医学部形成外科・美容外科）
会　場：かがわ国際会議場
　　　　〒760-0019　香川県高松市サンポート2-1 高松
　　　　シンボルタワー　タワー棟6階
　　　　TEL：087-825-5120　FAX：087-825-5129
　　　　サンポートホール高松
　　　　〒760-0019　香川県高松市サンポート2-1
　　　　TEL：087-825-5000　FAX：087-825-5040
メインテーマ：「創傷を仕上げる—What works, What doesn't—」
学会URL：http://www2.convention.co.jp/jsswc6/
プログラム（予定）：
1．特別シンポジウム：指定特別シンポジウム（指定）
　　「重症下肢虚血の治療 improving outcome：各科の取り組み」
2．主題演題（公募・一部指定）
　　1）顔面外傷・骨折の治療 improving outcome
　　2）頭頸部再建術後合併症の治療 improving outcome
　　3）口唇・外鼻軟部組織の再建 improving outcome
　　4）躯幹・胸壁の再建 improving outcome
　　5）四肢組織欠損の修復
3．Panel（公募・一部指定）
　　1）創傷と再生医療 what works, what doesn't
　　2）創傷と医療材料 what works, what doesn't
　　3）瘢痕の低侵襲治療 what works, what doesn't
4．一般演題（口演・ポスター）
5．日本創傷外科学会教育セミナー・専門医試験
6．手外科セミナー
7．Instructional course
8．共催セミナー
　　ランチョンセミナー

演題募集要項：UMINを利用したオンライン募集
演題募集期間：平成26年2月13日（木）～4月3日（木）正午

事務局：
　　香川大学医学部形成外科・美容外科内
　　事務局長：玉井　求宜
　　〒761-0793　香川県木田郡三木町池戸1750-1
　　TEL：087-891-2198　FAX：087-891-2199

運営事務局：
　　日本コンベンションサービス株式会社　神戸支社
　　〒650-0046　神戸市中央区港島中町6-9-1　神戸国際交流会館6階
　　TEL：078-303-1101　FAX：078-303-3760
　　E-mail：jsswc6@convention.co.jp

第9回瘢痕・ケロイド治療研究会

日　時：平成26年8月31日（日）
会　長：百束比古（日本医科大学形成外科教授）
場　所：日本青年館（東京）
　　　　〒160-0013　東京都新宿区霞ヶ丘町7番1号
　　　　TEL：03-3401-0101
　　　　http://www.nippon-seinenkan.or.jp/
プログラム（予定）：
　招待講演
　　Prof. Geoffrey Gurtner（Stanford University）
　パネルディスカッション
　　「JSW scar scale の改訂・治療ガイドライン作成に向けて」
演題募集（予定）：6月15日まで
　　一般演題，ポスター演題など広く募集します．
　　演題名，演者，所属，抄録（400字以内）を記載した上で事務局　小川（r.ogawa@nms.ac.jp）までメールにてご送付下さい．

他，詳細は下記ホームページをご覧ください．
URL：http://www.scar-keloid.com/

第9回研究会開催事務局：
　　日本医科大学形成外科
　　〒113-8603　東京都文京区千駄木1-1-5
　　TEL：03-5814-6208　FAX：03-5685-3076
　　小川　令，赤石諭史，青木雅代

第32回日本頭蓋顎顔面外科学会学術集会

会　期：平成26年11月6日(木)～7日(金)
会　長：楠本健司(関西医科大学形成外科教授)
会　場：大阪市中央公会堂
　　　　〒530-0005　大阪市北区中之島1丁目1番27号
　　　　TEL：06-6208-2002　FAX：06-6208-2003
学会HP：http://jsc2014.kenkyuukai.jp/about/
運営事務局：
　〒540-0033　大阪市中央区石町1-1-1
　天満橋千代田ビル2号館9階
　株式会社アカデミック・ブレインズ内
　第32回日本頭蓋顎顔面外科学会学術集会事務局
　TEL：06-6949-8137　FAX：06-6949-8138
　E-mail：info@jsc2014.org

第9回日本美容抗加齢医学会

日　時：平成26年11月16日(日)9時～17時(受付開始8時20分)
会　長：山下理絵(湘南鎌倉総合病院形成外科・美容外科)
会　場：横浜シンポジア
　　　　(横浜市中区山下町2番地　産業貿易センタービル)
会　費：
　＜事前登録＞
　　日本美容外科学会員・日本形成外科専門医：
　　　　　　　　　　　　　　医師　1万円
　　　　　　コメディカルスタッフ　6千円
　　非会員：医師，スタッフ　1万5千円
　＜当日登録＞
　　日本美容外科学会員・日本形成外科専門医：
　　　　　　　　　　　　　　医師　1万3千円
　　　　　　コメディカルスタッフ　8千円
　　非会員：医師，スタッフ　2万円
　　抄録集：2千円
　　振込み先：三菱東京UFJ銀行　大船支店(普通)
　　　　　　口座番号：5204308
　　　　　　日本美容抗加齢医学会
参加は，当日登録もできますが，同時通訳機の個数確認のため，事前登録をお願いしています．
お問い合わせ・申込先：
　第8回日本美容抗加齢医学会学術大会
　　担当：湘南鎌倉総合病院　広報：山地　開
　　〒247-8533：神奈川県鎌倉市岡本1370-1
　　TEL：0467-46-1717　FAX：0467-45-0190
　　E-mail：kouhou@shonankamakura.or.jp

PEPARS

好評バックナンバー特集

眼瞼の退行性疾患に対する 眼形成外科手術

2011年3月増大号
オールカラー　B5判
全168ページ
本体価格 5,000 円＋税

編集／日本医科大学武蔵小杉病院形成外科教授　　村上正洋
　　　東邦大学医療センター大橋病院眼科准教授　　矢部比呂夫

CONTENTS

Ⅰ．上眼瞼の退行性（加齢性）疾患

1）眼瞼下垂症

挙筋腱膜 (levator aponeurosis) の利用を主体とした眼瞼下垂症手術　　野間　一列
退行性眼瞼下垂に対する挙筋腱膜のみを前転する術式の限界，および腱膜の大量前転によって生じる眼科的問題点について述べた．

結膜円蓋部ミュラー筋の利用を主体とした眼瞼下垂症手術　　江口秀一郎
炭酸ガスレーザーの眼瞼下垂手術への導入と経皮的ミュラー筋タッキング手技の改良により，小切開，低侵襲で眼瞼組織同定の容易な眼瞼下垂症手術が可能となった．

挙筋腱膜とミュラー筋の両方を利用した眼瞼下垂症手術　　矢部比呂夫
退行性の眼瞼下垂においては，術前評価で手術すべき標的組織を確定した上で術式を選定することが筆者の眼瞼下垂へアプローチする基本的なスタンスである．本稿では筆者が開発した生体染色法やクロコダイルクランプを用いた挙筋腱膜分離法を含めて紹介する．手術に際しては顕微鏡下に確実にシート状の膜として眼窩隔膜やミュラー筋から剝離・分離する手技が重要である．

眼窩隔膜を利用した眼瞼下垂症手術　　杠　俊介ほか
加齢に伴う腱膜性眼瞼下垂症に対する挙筋腱膜の連続である眼窩隔膜と瞼板を固定する手術の詳細を述べた．

眼瞼下垂症における前頭筋吊り上げ術　　角谷　徳芳ほか
人工素材により一過性の経過観察を行うことは有効な手段である．自家組織移植は長期効果が期待される．

2）皮膚弛緩症

退行性上眼瞼皮膚弛緩症に対する眉毛下皮膚切除術　　村上　正洋
眉毛下皮膚切除術の本来の目的は整容的改善であるが，機能的障害を呈する高齢者の退行性上眼瞼皮膚弛緩症に対しても，本法は非常に有用性の高い術式であることを報告する．

重瞼部皮膚切除法　　矢吹雄一郎ほか
重瞼部皮膚切除法は眼瞼部の手術において最も一般的な手法の一つであるが，皮膚余剰の程度や部位は個人差が強く，安定した結果を得るのは難しい．また，術式も様々であり意見の分かれるところは多い．今回，我々が以前より行っている定量的な評価に基づいた手法を報告する．

うわまぶたのたるみを主訴とする症例に対する眉毛挙上術　　宇田　宏一ほか
―退行性皮膚弛緩症に対する眉毛挙上術―
顔面上 1/3 全体を 1 つのユニットとして捉え，皮膚弛緩の状況に応じて上眼瞼の形成に加えて眉毛挙上術を積極的に取り入れる．これが cosmetic outcome の向上，つまり自然で明るい表情を得る重要なポイントである．

（株）全日本病院出版会
http://www.zenniti.com

〒113-0033　東京都文京区本郷 3-16-4-7F
TEL：03-5689-5989　FAX：03-5689-8030

好評バックナンバー特集

II．下眼瞼の退行性（加齢性）変化
1）内反症

Hotz 法を主体とした内反症手術 　　　　　　　　　　　　　　　　　　鹿嶋　友敬

睫毛内反・眼瞼内反がどのような病態で発症するのかを述べ，各々の治療法を示す．具体的には皮膚弛緩を伴った睫毛内反に対して Hotz 変法を行い，睫毛の向き自体が変化している睫毛内反には瞼縁切開を併用した Hotz 変法を行う．

眼輪筋短縮術を主体とした内反症手術 　　　　　　　　　　　　　　　　矢部比呂夫

眼輪筋短縮術は退行性下眼瞼内反症に対するオプションの1つであり，他の手術手技と組み合わせて手術することで再発の少ない手術効果が期待できる．本稿では，眼瞼組織の前葉，後葉の水平・垂直方向の弛緩の状態を診断する方法につき述べ，手術適応となる症例選択，その術式と関連術式について述べる．

Lower eyelid retractors' advancement による下眼瞼内反症手術 　　　柿﨑　裕彦

Lower eyelid retractors' advancement は，下眼瞼の垂直方向だけでなく，その水平方向や眼輪筋隔膜前部の瞼板前部への乗り上げも同時に矯正する術式であり，再発率は 2％程度である．

牽引筋腱膜縫着術と眼輪筋短縮術を併用した下眼瞼内反症手術 　　　　村上　正洋

筆者は退行性下眼瞼内反症の治療に牽引筋腱膜縫着術を用いてきたが，長期観察では再発例をしばしば経験した．そこで，現在は本法に眼輪筋短縮術を追加し，長期成績の向上を試みている．

2）外反症

Lateral canthoplasty による下眼瞼外反症手術 　　　　　　　　　　　　柿﨑　裕彦

Lateral tarsal strip procedure は，lateral canthoplasty による下眼瞼外反症手術の gold standard として行われる術式である．

瞼板短縮術による外反症手術 　　　　　　　　　　　　　　　　　　　　野田　実香

瞼板短縮術は，眼瞼の横方向の弛緩によって生じる下眼瞼外反症に対して有効な術式である．外反の強い部位にポイントをしぼって治療できること，手技が比較的容易であることが利点である．

軟骨移植による外反症手術 　　　　　　　　　　　　　　　　　　　　板倉　秀記ほか

下眼瞼は眼表面に常に接触している組織であり，その再建は整容的のみならず，その解剖学的特徴に留意し，眼表面保護および視機能などの機能的側面も考慮した術式が選択されるべきである．

III．退行性（加齢性）眼瞼疾患の手術における注意事項

眼瞼手術におけるエステティックマインド 　　　　　　　　　　　　　佐藤　英明ほか

上下眼瞼手術は，眼瞼のみに捕われず，周囲組織の状態にも気を配るべきである．眼瞼の手術においては形態，機能の両方が改善しないと満足が得られにくいものであることを常に念頭に置いて手術に臨む必要がある．

オキュラーサーフェスからみた注意点 　　　　　　　　　　　　　　　　吉野　健一

眼瞼とオキュラーサーフェスの関係，およびドライアイの病態生理を理解し，手術時の注意点，眼瞼手術後の不定愁訴の予防と治療につき眼科医の立場から述べる．

眼瞼・眼窩周囲組織に対する手術時の注意点 　　　　　　　　　　　　柿﨑　裕彦

眼形成外科手術の合併症は，眼瞼・眼窩の解剖学的理解の無知から生じる合併症と，眼瞼と眼表面との関係の無理解に起因する合併症に大別される．

大好評発売中！！

（株）全日本病院出版会　　〒113-0033　東京都文京区本郷 3-16-4-7F
http://www.zenniti.com　　TEL：03-5689-5989　FAX：03-5689-8030

FAXによる注文・住所変更届け

改定：2012年9月

毎度ご購読いただきましてありがとうございます．

読者の皆様方に小社の本をより確実にお届けさせていただくために，FAXでのご注文・住所変更届けを受けつけております．この機会に是非ご利用ください．

◇ご利用方法
FAX専用注文書・住所変更届けは，そのまま切り離してFAX用紙としてご利用ください．また，注文の場合手続き終了後，ご購入商品と郵便振替用紙を同封してお送りいたします．**代金が5,000円をこえる場合，代金引換便とさせて頂きます．** その他，申し込み・変更届けの方法は電話，郵便はがきも同様です．

◇代金引換について
本の代金が5,000円をこえる場合，代金引換（ヤマト運輸）とさせて頂きます．配達員が商品をお届けした際に，現金またはクレジットカード・デビットカードにて代金を配達員にお支払い下さい（本の代金＋消費税＋送料）．（※年間定期購読と同時に5,000円をこえるご注文を頂いた場合は代金引換とはなりません．郵便振替用紙を同封して発送いたします．代金後払いという形になります．送料は定期購読を含むご注文の場合は頂きません）

◇年間定期購読のお申し込みについて
年間定期購読は，1年分を前金で頂いておりますため，代金引換とはなりません．郵便振替用紙を本と同封または別送いたします．送料無料，また何月号からでもお申込み頂けます．

毎年末，次年度定期購読のご案内をお送りいたしますので，定期購読更新のお手間が非常に少なく済みます．

◇住所変更届けについて
年間購読をお申し込みされております方は，その期間中お届け先が変更します際，必ずご連絡下さいますようよろしくお願い致します．

◇取消，変更について
取消，変更につきましては，お早めにFAX，お電話でお知らせ下さい．

返品は，原則として受けつけておりませんが，返品の場合の郵送料はお客様負担とさせていただきます．その際は必ず小社へご連絡ください．

◇ご送本について
ご送本につきましては，ご注文がありましてから約1週間前後とみていただきたいと思います．お急ぎの方は，ご注文の際にその旨をご記入ください．至急送らせていただきます．2〜3日でお手元に届くように手配いたします．

◇個人情報の利用目的
お客様から収集させていただいた個人情報，ご注文情報は本サービスを提供する目的（本の発送，ご注文内容の確認，問い合わせに対しての回答等）以外には利用することはございません．

その他，ご不明な点は小社までご連絡ください．

株式会社　全日本病院出版会　〒113-0033 東京都文京区本郷3-16-4-7F
電話03(5689)5989　FAX03(5689)8030　郵便振替口座00160-9-58753

FAX 専用注文書

皮膚・形成 1403　　　年　月　日

PEPARS 年間定期購読申し込み（送料弊社負担）
☐ 2014年1月〜12月（No.85〜96；年間12冊）（定価40,710円）

☐ バックナンバー No：	
☐ PEPARS No.75 ここが聞きたい！顔面のRejuvenation―患者さんからの希望を中心に―（定価5,250円）	冊
☐ PEPARS No.63 日常形成外科診療における私の工夫（定価5,250円）	冊
☐ PEPARS No.51 眼瞼の退行性疾患に対する眼形成外科手術（定価5,250円）	冊

Monthly Book Derma. 年間定期購読申し込み（送料弊社負担）
☐ 2014年1月〜12月（No.213〜225；年間13冊）（定価40,491円）

☐ バックナンバー No：	
☐ MB Derma. No.209 美容皮膚診療の工夫―わたしはこうしている―（定価5,670円）	冊
☐ MB Derma. No.203 皮膚科診療スキルアップ 30ポイント（定価5,040円）	冊
☐ MB Derma. No.197 ここが聞きたい 皮膚科外来での治療の実際（定価5,040円）	冊
☐ MB Derma. No.190 皮膚科最新治療のすべて（定価5,670円）	冊

Monthly Book OCULISTA 年間定期購読申込み（送料弊社負担）
☐ 2014年1月〜12月（No.10〜No.21；計12冊）（定価38,610円）

☐ 医療・看護・介護のための睡眠検定ハンドブック（定価3,150円）	冊
☐ イチからはじめる美容医療機器の理論と実践（定価6,300円）	冊
☐ 見落とさない！見間違えない！この皮膚病変（定価6,300円）	冊
☐ アトラスきずのきれいな治し方 改訂第二版（定価5,250円）	冊
☐ 図説 実践手の外科治療（定価8,400円）	冊
☐ 小児の睡眠呼吸障害マニュアル（定価7,350円）	冊
☐ 腋臭症・多汗症治療実践マニュアル（定価5,670円）	冊
☐ 匠に学ぶ皮膚科外用療法（定価6,825円）	冊
☐ 使える皮弁術―適応から挙上法まで―上巻（定価12,600円）	冊
下巻（定価12,600円）	冊
☐ 目で見る口唇裂手術 （定価4,725円）	冊
☐ 多血小板血漿(PRP)療法入門 （定価4,725円）	冊
☐ 見開きナットク！フットケア実践Q&A （定価5,775円）	冊
☐ 外来ですぐできる足にやさしいフットケア （定価3,990円）	冊
☐ すぐに役立つ日常皮膚診療における私の工夫 （定価10,500円）	冊
☐ 瘢痕・ケロイド治療ジャーナル No.	

お名前	フリガナ　　　　　　　　　　　　　㊞	診療科
ご送付先	〒　－　　　　　☐自宅　☐お勤め先	
電話番号		☐自宅 ☐お勤め先

バックナンバー・書籍合計 5,000円以上のご注文は代金引換発送になります

―お問い合わせ先―
㈱全日本病院出版会営業部
電話 03(5689)5989

FAX 03(5689)8030

FAX 03-5689-8030
全日本病院出版会行

年　月　日

住所変更届け

お名前	フリガナ
お客様番号	毎回お送りしています封筒のお名前の右上に印字されております8ケタの番号をご記入下さい。
新お届け先	〒　　　　　都道 　　　　　　府県
新電話番号	（　　　）
変更日付	年　　月　　日より　　　　月号より
旧お届け先	〒

※ 年間購読を注文されております雑誌・書籍名に✓を付けて下さい。
- ☐ Monthly Book Orthopaedics（月刊誌）
- ☐ Monthly Book Derma.（月刊誌）
- ☐ 整形外科最小侵襲手術ジャーナル（季刊誌）
- ☐ Monthly Book Medical Rehabilitation（月刊誌）
- ☐ Monthly Book ENTONI（月刊誌）
- ☐ PEPARS（月刊誌）
- ☐ Monthly Book OCULISTA（月刊誌）

FAX 03-5689-8030
全日本病院出版会行

PEPARS バックナンバー

2007 年
- No. 14　縫合の基本手技　【増大号】
  編集／山本有平

2009 年
- No. 27　実践 非手術的美容医療　【増大号】
  編集／百束比古
- No. 30　顔のアンチエイジング美容外科手術
  編集／大慈弥裕之
- No. 33　ケロイド・肥厚性瘢痕の最新治療
  編集／小川 令

2010 年
- No. 37　穿通枝皮弁マニュアル　【増大号】
  編集／木股敬裕
- No. 38　美容外科手術の前に決めること
  編集／大森喜太郎
- No. 40　手の外傷
  編集／石川浩三
- No. 41　褥瘡治療のチームアプローチ
  編集／川上重彦
- No. 43　眼瞼形成手技—私の常用する手技のコツ—
  編集／吉村陽子
- No. 44　爪治療マニュアル
  編集／大西 清
- No. 45　アンチエイジング美容医療 最前線
  編集／青木 律
- No. 46　体表悪性腫瘍の部位別治療戦略
  編集／橋本一郎
- No. 47　熱傷の初期治療とその後の管理の実際
  編集／仲沢弘明
- No. 48　日本のフットケア・下肢救済に必要な医療
  編集／上村哲司

2011 年
- No. 49　口唇部周囲の組織欠損
  編集／四ッ柳高敏
- No. 50　形成外科領域の臨床再生医学 update
  編集／水野博司
- No. 51　眼瞼の退行性疾患に対する眼形成外科手術　【増大】
  編集／村上正洋・矢部比呂夫
- No. 52　乳房再建術 私の方法
  編集／矢野健二
- No. 53　胸壁・腹壁欠損の再建
  編集／小林誠一郎
- No. 54　形成外科手術 麻酔パーフェクトガイド
  編集／渡辺克益
- No. 55　Craniosynostosis・先天性頭蓋顔面骨異常の治療
  編集／小室裕造
- No. 56　形成外科における私のオリジナルセオリー
  編集／永竿智久
- No. 57　下肢組織欠損の修復
  編集／田中克己
- No. 58　Local flap method
  編集／秋元正宇
- No. 59　会陰部周囲の形成外科
  編集／光嶋 勲
- No. 60　悪性腫瘍切除後の頭頸部再建のコツ
  編集／櫻庭 実

2012 年
- No. 61　救急で扱う顔面外傷治療マニュアル
  編集／久徳茂雄
- No. 62　外来で役立つ にきび治療マニュアル
  編集／山下理絵
- No. 63　日常形成外科診療における私の工夫
  —術前・術中編—　【増大号】
  編集／上田晃一
- No. 64　いかに皮弁をきれいに仕上げるか—私の工夫—
  編集／村上隆一
- No. 65　美容外科的観点から考える口唇口蓋裂形成術
  編集／百束比古
- No. 66　Plastic Handsurgery 形成手外科
  編集／平瀬雄一
- No. 67　ボディの美容外科
  編集／倉片 優
- No. 68　レーザー・光治療マニュアル
  編集／清水祐紀
- No. 69　イチから始めるマイクロサージャリー
  編集／上田和毅
- No. 70　形成外科治療に必要なくすりの知識
  編集／宮坂宗男
- No. 71　血管腫・血管奇形治療マニュアル
  編集／佐々木 了
- No. 72　実践的局所麻酔—私のコツ—
  編集／内田 満

2013 年
- No. 73　形成外科における MDCT の応用
  編集／三鍋俊春
- No. 74　躯幹の先天異常治療マニュアル
  編集／野口昌彦
- No. 75　ここが知りたい！顔面の Rejuvenation
  —患者さんからの希望を中心に—　【増大号】
  編集／新橋 武
- No. 76　Oncoplastic Skin Surgery—私ならこう治す！
  編集／山本有平
- No. 77　脂肪注入術と合併症
  編集／市田正成
- No. 78　神経修復法—基本知識と実践手技—
  編集／柏 克彦
- No. 79　褥瘡の治療 実践マニュアル
  編集／梶川明義
- No. 80　マイクロサージャリーにおける合併症とその対策
  編集／関堂 充
- No. 81　フィラーの正しい使い方と合併症への対応
  編集／征矢野進一
- No. 82　創傷治療マニュアル
  編集／松崎恭一
- No. 83　形成外科における手術スケジュール
  —エキスパートの周術期管理—
  編集／中川雅裕
- No. 84　乳房再建術 update
  編集／酒井成身

2014 年
- No. 85　糖尿病性足潰瘍の局所治療の実践
  編集／寺師浩人
- No. 86　爪—おさえておきたい治療のコツ—
  編集／黒川正人

各号定価 3,150 円。但し、No. 14, 27, 37, 51, 63, 75 は増大号のため、定価 5,250 円。
2014 年定期購読料（通常号 11 冊、増大号 1 冊）40,710 円
（2014 年 3 月現在）
本頁に掲載されていないバックナンバーにつきましては、弊社ホームページ（http://www.zenniti.com）をご覧下さい。

全日本病院出版会　検索　click

次号予告

コツがわかる！形成外科の基本手技
―後期臨床研修医・外科系医師のために―

No.88（2014年4月号）

編集／大阪医科大学教授・臨床研修室長　上田　晃一

顔面の創縫合法―きれいな縫合創を得るために―	冨士森良輔
ケロイドと肥厚性瘢痕の病態と治療法	野村　正ほか
熱傷の局所療法と植皮術	安田　浩
顔面骨骨折の骨固定	矢野　浩規ほか
顔面の局所皮弁	小川　豊
顔面の遊離植皮術	西野　健一ほか
組織拡張器を用いた皮膚再建術	磯野　伸雄ほか
初心者のためのマイクロサージャリー―基本技術と臨床上の注意点―	関堂　充
褥瘡の保存的治療と外科的治療	後藤　孝浩ほか
難治性潰瘍に対する陰圧閉鎖療法	赤松　順ほか

編集顧問：	栗原邦弘	東京慈恵会医科大学前教授
	中島龍夫	慶應義塾大学名誉教授
編集主幹：	百束比古	日本医科大学教授
	光嶋　勲	東京大学教授
	上田晃一	大阪医科大学教授

No. 87　編集企画：
野平久仁彦　蘇春堂形成外科院長

PEPARS　No. 87
2014年3月10日発行（毎月1回10日発行）
定価は表紙に表示してあります．
Printed in Japan

発行者　末 定 広 光
発行所　株式会社　全日本病院出版会
〒113-0033　東京都文京区本郷3丁目16番4号
電話（03）5689-5989　Fax（03）5689-8030
郵便振替口座 00160-9-58753

ⓒ ZEN・NIHONBYOIN・SHUPPANKAI, 2014

印刷・製本　三報社印刷株式会社　電話（03）3637-0005
広告取扱店　㈱日本医学広告社　電話（03）5226-2791

- 本誌に掲載する著作物の複製権・翻訳権・上映権・譲渡権・公衆送信権（送信可能化権を含む）は株式会社全日本病院出版会が保有します．
- JCOPY ＜(社)出版者著作権管理機構　委託出版物＞
本誌の無断複写は著作権法上での例外を除き禁じられています．複写される場合は，そのつど事前に，(社)出版者著作権管理機構（電話 03-3513-6969，FAX 03-3513-6979，e-mail: info@jcopy.or.jp）の許諾を得てください．
- 本誌をスキャン，デジタルデータ化することは複製に当たり，著作権法上の例外を除き違法です．代行業者等の第三者に依頼して同行為をすることも認められておりません．